疾病の成り立ちと回復の促進❼ 疾病と治療4
脳・神経

メヂカルフレンド社

まえがき

『疾病と治療』の目的

　教科書シリーズ「新体系看護学全書」の中の一角を占めることになった『疾病と治療』全10巻は，看護に必要な疾病と治療についての最新の知識を系統臓器別にまとめて，看護学生用の教材としたものである。看護基礎教育の位置づけで言えば，専門基礎分野の一つ「疾病の成り立ちと回復の促進」に含まれる。

なぜ疾病と治療を学ぶのか？

　医療者が相手にするのは，心をもち社会活動を行う多面的で複雑で興味尽きない「人間」であるが，人が医療の対象になるのは，主として身体に健康問題を生じたときである。

　人間の活動は，精神活動も社会活動もすべて身体を基礎としており，解剖生理学で学ぶ様々な身体の機能がなければ，いかなる活動も成り立たない。それだけに，疾病により身体の機能に異常が生じることは人間の生活に深刻な影響を及ぼす。そのような状態の人々が患者と呼ばれ，医療の対象となる。

　医療チームのメンバーは，医師，看護師，理学療法士など職種によって患者を見る角度は異なるが，共通して目指すのは，患者の希望に沿って，病気を治し，社会復帰を支援することである。

　疾病の治療という共通の目的のために最も重要なものが，「人体の構造と機能」についての理解と，その異常の理解，さらにその異常を克服して生命を維持し，生活を続けることを可能にするために，科学と試行錯誤によって人類が積み上げてきた，そして今も日進月歩で進歩している治療方法についての知識である。

　看護師は患者を「全人的にみる」職種であり，疾病と治療だけに目を向けるものではないが，疾病と治療についての知識は必須である。看護師が行う患者の療養上の世話，回復過程や異常の有無の観察，機能低下の予防，急変時の対応など多くの場面で，どのような行為，どのような見方が正しいのかを考える際に，人体，疾病，治療についての医学的知識こそが，確実な根拠を与え，看護師を助けるのである。

　このように人体，疾病，治療についての知識は，医療チームが共通の目的を果たすために共有していなければならない知識，いわば共通言語であるとともに，看護師が独自の業務を行っていくうえでも必要な知識なのである。

編集方針

　『疾病と治療』全10巻の編集において私たちが最も重要だと考えたのは，レベル感をどこに置くかであった。看護師に疾病と治療についての知識が必要な理由は述べたとおりであるが，ではどのレベルの医学的知識が看護師に求められるのか。

それは医療現場の変化とともに変化してきている。

　近年，看護師の活躍の場は多様化し，その役割は顕著に拡大し，これに伴い求められる知識・技能も高度専門的なものになってきた。特定行為研修が制度化されたこともその一環であり，この傾向はさらに強まっていくものと予想される。このような時代の看護基礎教育の教材に必要なことは，卒業後もさらにその上に積み上げていけるだけの，しっかりした基礎を据えることだけでなく，記述内容も臨床での傾向に合わせレベルアップすることである。そのため，卒業後のレファレンスとしての使用にもある程度耐えるレベル感を目指すこととした。

　なお，学生の一つの指針となるよう，また教育にあたる医師講師の便宜ともなるよう，各章末に当該章で学んだ事項がどのように看護師国家試験に出題されているかの実例を示すこととした。これは看護師として備えるべき最低限のレベルを示すものであり，その意味で参照されたい。

『疾病と治療』の構成

　『疾病と治療』各巻（各診療科）の基本的な構成は下記のとおりとした。また，診療科によっては，その特性に合わせて理解しやすい構成とした。

　第1章＝当該系統臓器の構造と機能のおさらいである。もちろんただのおさらいでなく，スムーズに以下の章の学習ができるよう，また以下の章の学習から戻って参照できるよう，根拠とつながりを意識してまとめた。

　第2章＝その症状が起こるメカニズムに焦点を当て当該疾患群の症状をまとめた。メカニズムを理解することは，看護を考えるうえでも大切である。

　第3章＝当該疾患群に関する今日の診断と治療についての共通事項をまとめた。

　第4章＝主な疾患の病態・診断・治療などについてまとめた。看護師国家試験出題基準で特に名指しされている疾患については，その疾患の記述箇所の冒頭で「疾患Digest」と称する要点まとめを掲載したので，お役立ていただきたい。

＊＊＊

　看護師として学ぶべきことは多い。求められる事項を求められるレベルで身につけることは，相応に困難を伴うであろう。しかし，困難の大きい学びは見返りも大きい。学んだ知識は必ずや，医療チームの一員としての活動の基礎として生き続けるはずである。本書『疾病と治療』が，そのための学習の一助になれば幸いである。

2018年11月
編者ら

執筆者一覧

編集

黒岩　義之	財務省診療所所長, 横浜市立大学名誉教授

執筆（執筆順）

船越　健悟	横浜市立大学大学院医学研究科教授
工藤　洋祐	横浜市立脳卒中・神経脊椎センター神経内科医長
黒岩　義之	財務省診療所所長, 横浜市立大学名誉教授
井田　雅祥	虎の門病院リハビリテーション科
武田　克彦	文京認知神経科学研究所所長
阿部　隆志	医療法人あべ神経内科クリニック院長
佐々木　一裕	盛岡市立病院診療部長・神経内科長
栗田　正	帝京大学ちば総合医療センター神経内科教授
玉岡　晃	筑波大学大学院人間総合科学研究科教授
髙橋　裕秀	みどり野リハビリテーション病院神経内科パーキンソン病治療センターセンター長
吉田　啓介	横浜市立大学医学部放射線診断学講師
伊藤　賢一	横浜市立大学付属病院放射線科
小澤　幸彦	ゆうあいクリニック院長
小島　進	赤枝病院副院長
大竹　敏之	東京都保健医療公社荏原病院神経内科医長
児矢野　繁	横浜南共済病院神経内科部長
北野　邦孝	松戸神経内科院長
田邉　豊	横浜新緑総合病院脳神経外科部長
水落　和也	神奈川県立がんセンターリハビリテーション科部長
山口　滋紀	横浜市立市民病院神経内科部長
藤井　聡	東京朝日会あさひ病院副院長
髙橋　竜哉	国立病院機構横浜医療センター神経内科部長
関　要次郎	東京共済病院脳神経外科
鈴木　ゆめ	横浜市立大学附属市民総合医療センター一般内科教授・部長

目次

第1章 脳・神経の構造と機能　001

I 脳・神経系の役割　船越健悟　002
1. 情報の受容と伝達　002
2. 情報の受容と伝達のための器官　002
3. 中枢神経の働き　002
4. 中枢神経の障害とその影響　003

II 神経組織の構造と機能　003
A 神経組織の構造　003
1. ニューロン（神経細胞）　004
2. 支持細胞　004
3. 神経線維　005

B 刺激伝達のしくみ　005
1. 興奮の伝導　005
2. 情報の伝達　005

III 部位別にみた脳・神経系の構造と機能　006
A 中枢神経系　006
1. 大脳半球　006
2. 間脳　009
3. 小脳　009
4. 脳幹　010
5. 脊髄　011
6. 脳, 脊髄を包む髄膜, および支持構造としての脊柱, 頭蓋骨　011

B 末梢神経系　014
1. 脳神経系　014
2. 脊髄神経系　016

C 神経筋接合部　018

D 筋肉　018
1. 横紋筋　018
2. 平滑筋　020

IV システムとしてみた神経系の構造と機能　工藤洋祐・黒岩義之　020
A 神経系のネットワーク　020
1. 運動神経系のネットワーク　020
2. 感覚神経系のネットワーク　022
3. 自律神経系のネットワーク　025
4. 反射系のネットワーク　025

B 循環系のネットワーク　井田雅祥　026
1. 脳・脊髄血管系　027
2. 脳脊髄液循環系　029

第2章 脳・神経の症状と病態生理　033

I 意識障害, 失神　武田克彦　034
A 意識障害　034
1. 意識障害の診療　034
2. 植物状態と脳死　038

B 失神　038

II 高次脳機能障害　040
1. 高次脳機能障害とは　040
2. 高次脳機能障害の症状　040

III 運動機能に関連する異常　阿部隆志　046
A 運動麻痺　046
1. 運動経路　046
2. 麻痺の分布様式による分類　047

B 筋萎縮　048

C 痙攣　049

D 不随意運動　049
1. 大脳基底核障害による不随意運動　050
2. 小脳障害による不随意運動　050
3. 脳幹・脊髄障害による不随意運動　051
4. 大脳皮質障害による不随意運動　051
5. 末梢神経障害による不随意運動　052

E 運動失調　052
1. 小脳性失調　052
2. 脊髄性失調　052
3. 前庭性失調　053

F 歩行障害　053

G 構音障害　054

H 嚥下障害　056

IV 頭痛　児矢野繁　056
A 頭痛の発症機序と頭痛にかかわる痛覚受容器　056

B 頭痛の分類　057
1. 1次性頭痛　057
2. 2次性頭痛　058

V 髄膜刺激症状　059

VI 頭蓋内圧亢進症状と脳ヘルニア　059
1. 頭蓋内圧亢進症状　059
2. 脳ヘルニア　061
3. 頭蓋内圧亢進に対する治療　063

VII めまい（眩暈）　063
1. めまいとは　063
2. めまいの分類とその性状　064
3. めまいの原因疾患　065

VIII 視力・視野障害，複視，眼瞼下垂，瞳孔異常　佐々木一裕　065
A 視力・視野障害　065
1. 視力障害　065
2. 視野障害　066
B 複視　067
1. 複視とは　067
2. 眼球運動の神経支配と複視の原因　068
3. 複視を生じる主な疾患　068
C 眼瞼下垂　074
1. 交感神経路の障害による眼瞼下垂　074
2. 動眼神経麻痺による眼瞼下垂　075
3. 筋疾患などによる眼瞼下垂　075
D 瞳孔異常　075
1. 瞳孔の神経支配　075
2. 瞳孔異常と病因　076

IX 感覚異常　076
A 感覚障害　076
1. 感覚障害としびれ　076
2. 感覚障害の分布と責任病巣　077
3. 感覚障害としびれの治療　079
B 痛み　079
1. 脳神経領域の痛み　079

2. 神経痛　080
3. 脊髄痛　081
4. 視床痛　081
5. 痛みの治療　081

X 自律神経障害　栗田正　082
1. 立ちくらみ・失神　082
2. 呼吸の異常　082
3. 便秘・便失禁　083
4. 排尿の異常　083
5. 性機能に関する症状　085
6. 発汗の異常　085
7. 瞳孔に関する症状　085

XI 睡眠障害　085
1. ナルコレプシー　085
2. 睡眠時無呼吸症候群　086
3. レム睡眠行動異常症（REM sleep behavior disorder；RBD）　086

第3章 脳・神経疾患にかかわる診察・検査・治療　089

I 病歴聴取と診察の方法　高橋裕秀　090
A 病歴聴取（症状のとらえ方）　090
1. 主訴　090
2. 現病歴　091
3. 個人歴　091
4. 既往歴　091
5. 家族歴　092
B 診察の方法　092
1. 全身診察法　092
2. 神経学的診察法　092

II 検査の方法　098
A 検体検査（血液，脳脊髄液）　玉岡晃　098
1. 血液検査　098
2. 脳脊髄液検査　102
B 生理学的検査　栗田正　104
1. 脳波検査　104
2. 筋電図検査，末梢神経伝導検査　105
3. 誘発電位検査，事象関連電位検査　108
4. 自律神経機能検査　109

C 画像診断 吉田啓介・伊藤賢一・小澤幸彦 110
　1 単純X線撮影（頭部, 脊椎） 110
　2 CT 111
　3 MRI 112
　4 血管造影 115
　5 脊髄造影 116
　6 超音波検査 116
　7 核医学検査 117

D 神経心理学的検査 武田克彦 120
　1 認知症の心理検査（記憶の検査を含めて） 120
　2 失語症の検査 121
　3 視覚性認知機能の検査 122
　4 遂行機能障害の検査 123

E 生検, 病理検査 小島進 123
　1 筋生検 123
　2 末梢神経生検（腓腹神経生検） 124
　3 皮膚生検 125
　4 大脳生検 125

III 脳・神経疾患の主な治療法 125

A 薬物療法 大竹敏之 125
　1 頭蓋内圧降下薬（脳浮腫の治療） 125
　2 血栓溶解療法, 抗血小板薬, 抗トロンビン薬, 抗凝固薬, 脳保護療法（脳梗塞の治療） 126
　3 抗てんかん薬（てんかんの治療） 127
　4 錐体外路系疾患の治療薬（パーキンソン病治療薬, 振戦治療薬, 異常運動治療薬） 127
　5 筋弛緩薬, 抗攣縮薬 129
　6 中枢神経系感染症の治療薬 129
　7 免疫療法薬 130
　8 神経筋接合部作用薬（重症筋無力症治療薬） 130
　9 頭痛治療薬・鎮痛薬 131
　10 抗めまい薬 131
　11 自律神経系作用薬（排尿障害治療薬を含む） 132
　12 抗不安薬, 睡眠薬, 抗うつ薬, 抗精神病薬 132

B 栄養管理 児矢野繁 133
　1 食事療法 133
　2 中心静脈栄養 134
　3 経管栄養法 134
　4 慢性期の栄養管理法の選択 135

C 透析療法 135
　1 血漿交換療法・免疫吸着療法 135
　2 リンパ球除去療法 136

D 放射線療法 137

E 低体温治療法 137

F その他の内科的治療（呼吸管理, 肺炎・褥瘡・拘縮の予防） 137

G 救急治療 北野邦孝 138
　1 神経系の救急とは 138
　2 救急蘇生法のABC 139
　3 まず患者の観察を 140

H 手術療法 田邉豊 141
　1 術前の準備 141
　2 手術 142
　3 開頭術 142
　4 定位脳手術 145
　5 脊髄・脊椎の手術 145
　6 定位放射線治療 147
　7 血管内治療 147

I リハビリテーション 水落和也 148
　1 リハビリテーション治療の特徴 148
　2 リハビリテーションの目標 148
　3 リハビリテーション治療計画 148
　4 リハビリテーション医療の内容 149
　5 リハビリテーション医療におけるチーム医療の構成メンバーと役割分担 150

J 脳・神経疾患の地域医療ネットワーク 150
　1 在宅療養の背景 150
　2 在宅障害者に対する各種支援制度 151
　3 在宅療養を行う際の留意点 153

第4章 脳・神経の疾患と診療 157

I 脳・脊髄の循環障害 160

A 脳血管障害と危険因子 Digest 山口滋紀 160
　1 高血圧 160
　2 糖尿病 162
　3 脂質異常症 162
　4 心房細動 162

B 脳梗塞（脳血栓, 脳塞栓） 162
　1 無症候性脳梗塞・白質病変 163
　2 アテローム血栓性脳梗塞 165
　3 ラクナ梗塞 167
　4 心原性脳塞栓症 169
　5 ESUS (embolic stroke of undetermined sources) 173

C 一過性脳虚血発作 174

D 脳出血 176
1 脳出血の概要 176
2 脳出血の内科的治療 178
3 脳出血の外科的治療 〈藤井聡〉 178

E クモ膜下出血（脳動脈瘤,脳動静脈奇形） 180
1 脳動脈瘤 180
2 脳動静脈奇形 183

F その他の脳血管障害 〈山口滋紀〉 184
1 高血圧性脳症 184
2 脳静脈洞血栓症 185
3 脳血管性認知症 187
4 もやもや病（ウィリス動脈輪閉塞症） 189
5 脊髄血管障害 191

II 脳・脊髄の感染症・炎症性疾患
〈井田雅祥・藤井聡〉 193

A 総論 194

B 各論：感染症・炎症性疾患の診療 195
1 髄膜炎, 髄膜脳炎を主体とする感染症 195
2 脳炎, 脊髄炎を主体とする感染症 198
3 中枢神経系炎症性脱髄疾患 Digest 205
4 非感染性炎症性疾患 208

III 脳・脊髄の変性疾患
〈高橋竜哉・田邊豊〉 209

A アルツハイマー病, ピック病 210
1 アルツハイマー病 Digest 210
2 ピック病 212

B パーキンソン病, パーキンソン症候群 212
1 パーキンソン病 Digest 212
2 パーキンソン症候群 215

C 多系統萎縮症 216

D ハンチントン病 217

E チック 217

F 脊髄小脳変性症 218

G 運動ニューロン疾患 219
1 筋萎縮性側索硬化症 Digest 219
2 球脊髄性筋萎縮症 220
3 脊髄性筋萎縮症 220

IV 脳・脊髄の機能性疾患
〈児矢野繁〉 221

A てんかん, 失神 221
1 てんかん（外傷性てんかんを含む） Digest 221
2 失神 225

B 片頭痛, 神経痛 226
1 片頭痛 226
2 神経痛 227

C ナルコレプシー 228

D メニエール症候群 228

E 自律神経失調症, 心身症 Digest 229

V 脳・脊髄の腫瘍性疾患
〈関要次郎〉 230

A 脳腫瘍 230
1 脳腫瘍総論 Digest 230
2 脳腫瘍各論 231

B 脊髄腫瘍 235

VI 脳脊髄液の圧・還流障害 236

A 正常圧水頭症 236

B 脳ヘルニア切迫症 238
1 テント切痕ヘルニア 239
2 大後頭孔ヘルニア（小脳扁桃ヘルニア） 239

VII 頭部・脊髄の外傷性疾患 Digest 239
1 頭皮の外傷 240
2 頭皮部の血腫 240
3 頭蓋骨骨折 240
4 脳損傷 241
5 外傷性頭蓋内血腫 242
6 脊髄損傷 Digest 244

VIII 末梢神経の疾患
〈小島進〉 246

A 多発ニューロパチー（多発神経炎） 247
1 糖尿病性ニューロパチー 248
2 炎症性脱髄性多発根神経炎 Digest 248
3 遺伝性ニューロパチー 250

B 単ニューロパチー, 多発単ニューロパチー 251
1 単ニューロパチー Digest 252
2 多発単ニューロパチー 256

C 神経叢における障害 256

IX 神経筋接合部の疾患　鈴木ゆめ 257
- 1 重症筋無力症 (myasthenia gravis) Digest　258
- 2 ランバート-イートン症候群　261

X 筋肉の疾患　261
A 進行性筋ジストロフィー　262
- 1 デュシェンヌ型筋ジストロフィー　263
- 2 ベッカー型筋ジストロフィー　263
- 3 肢帯型筋ジストロフィー　264
- 4 顔面肩甲上腕型筋ジストロフィー　264
- 5 エメリ・ドレフュス型筋ジストロフィー　264
- 6 先天性筋ジストロフィー　265

B 遠位型ミオパチー　265
C 筋緊張症候群　265
- 1 筋強直性ジストロフィー　265
- 2 先天性筋強直性ジストロフィー　266
- 3 先天性ミオトニア, 先天性パラミオトニア　266

D 先天性ミオパチー　266
- 1 中心核病　266
- 2 ネマリンミオパチー　266
- 3 セントラルコア病　267

E ミトコンドリア異常によるミオパチー　267
F 炎症性疾患　267
- 1 多発筋炎, 皮膚筋炎, 小児皮膚筋炎, 封入体筋炎　267
- 2 膠原病, そのほかの疾患に伴う筋炎　268
- 3 感染性筋炎　268

G 代謝性ミオパチー　268
H 薬物, 栄養障害によるミオパチー　268
I 内分泌・代謝性疾患を原因とするミオパチー　268

XI 神経系の代謝疾患　工藤洋祐・黒岩義之 269
A 遺伝性代謝障害　269
B 後天性代謝障害　271

XII 神経系の中毒性疾患　272

XIII 一般内科疾患に伴う脳・神経障害　玉岡晃 275
A 循環器内科疾患に伴う脳・神経障害　275
B 呼吸器内科疾患に伴う脳・神経障害　276
C 代謝・内分泌内科疾患に伴う脳・神経障害　277
- 1 糖尿病に伴う脳・神経障害　277
- 2 内分泌疾患に伴う脳・神経障害　278

D 血液内科疾患に伴う脳・神経障害　280
- 1 貧血に伴う脳・神経障害　280
- 2 多血症に伴う脳・神経障害　280
- 3 白血病に伴う脳・神経障害　280
- 4 その他の障害　281

E 消化器内科疾患に伴う脳・神経障害　281
- 1 肝脳疾患　281
- 2 肝性脊髄症　282
- 3 肝性ニューロパチー　282
- 4 吸収不良症候群　282

F 免疫・アレルギー・膠原病内科疾患に伴う脳・神経障害　282
G 腎臓内科疾患に伴う脳・神経障害　284

XIV 神経系の先天奇形・形成障害　玉岡晃 285

XV 認知症　武田克彦 288
- 1 認知症とは　288
- 2 認知症の原因疾患と分類　290
- 3 認知症の診断と鑑別　290
- 4 認知症の代表的疾患 Digest　292

国家試験問題　解答・解説　297
略語一覧　299
索引　301

> 本書では, 看護師国家試験出題基準に掲載されている疾患について, 当該疾患の要点をまとめた Digest を掲載しました。予習時や試験前の復習などで要点を確認する際にご活用ください。

脳・神経

第 1 章

脳・神経の構造と機能

この章では

- 脳はどのような部位によって構成されているか,その概要を図で説明できる。
- 中枢神経系の成り立ちを図にまとめられる。
- 末梢神経系を2つに分類し,要点を説明できる。
- 神経筋接合部と筋肉について図を使ってポイントをまとめられる。
- 神経系の構造をネットワークの視点から説明できる。
- 循環系の構造をネットワークの視点から説明できる。

I 脳・神経系の役割

1. 情報の受容と伝達

　ヒトは，外界からの様々な情報を絶えず受容している。においをかぎ，風景を見て，音を聞き，味を感じる。また，物に触れれば，形や硬さ，温度がわかる。このような外部の環境についての情報は脳や**脊髄**に伝わり，意識されるだけでなく，脳や脊髄からその環境に適した指令が全身に伝えられる。たとえば，危険なものを見れば，逃げるために筋を動かし，消化管の運動を抑制する。一方で食物を見つければ，食べようと手を伸ばし，消化管の運動は活発になる。

　外部環境の情報に加えて，からだの内部の状態についての情報も脳や脊髄に伝えられる。運動すればおなかが空き，食べすぎれば胃が痛む。また，汗をかけばのどが渇く。そうして，内部環境を一定に保とうとする。つまり脳・神経系は，情報を受容し，脳・脊髄を介して指令を伝達する役割を担っている。

2. 情報の受容と伝達のための器官

　からだの各部で情報を受容する働きをもつ器官は**受容器**，脳や脊髄からの指令を受け取る器官は**効果器**とよばれる。脳や脊髄と，全身の受容器・効果器の間をつなぐ神経のことを**末梢神経**という。これには，脳から出ている**脳神経**と，脊髄から出ている**脊髄神経**とがある。末梢神経には，情報を受容器から**中枢神経**に伝達する**感覚神経**（**求心性神経**）と，中枢神経から効果器へ情報を伝達する**運動神経**（**遠心性神経**）が含まれる。また，末梢神経は，皮膚や筋などの体性器官に分布する**体性神経**と，内臓器官に分布する**臓性神経**に分けられる。したがって，末梢神経には，体性求心性，体性遠心性，臓性求心性，臓性遠心性の4つの成分が存在する。一般に，臓性遠心性神経は**自律神経**といわれ，消化管に分布し，消化活動をコントロールしたり，呼吸や心臓の拍動を調節している（図1-1）。

3. 中枢神経の働き

　脳と脊髄は合わせて中枢神経とよばれる。脳はさらに**大脳半球**，**間脳**，**小脳**，**脳幹**（**中脳**，**橋**，**延髄**）の4つに分かれ，お互いが連絡しながら異なった役割を果たしている。たとえば，物を見たり聴いたりして得た感覚情報とそれまでに蓄積した情報から，身体の運動を決定するのは大脳半球であり，感覚情報が大脳皮質へ伝わるのを中継するのが間脳である。間脳はほかにも，水分の過不足を感知して尿の量を決めたり，空腹や満腹を感じさせる役割，体温調節も担っている。小脳は運動の協調などにかかわり，呼吸や血圧，心拍数を調整するのは脳幹である。各部の詳細な働きについては後述する。

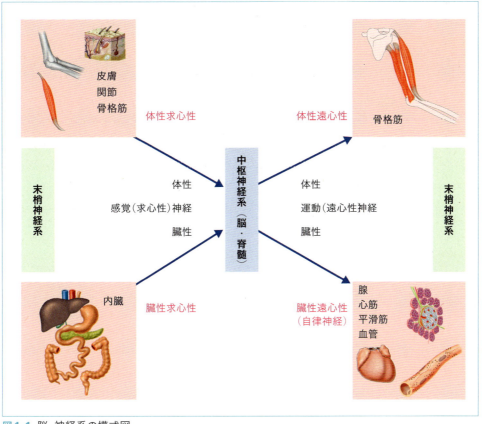

図1-1 脳・神経系の模式図

4. 中枢神経の障害とその影響

　中枢神経が外傷や腫瘍，血流障害を抱えると様々な症状を引き起こす。たとえば脳の血管が詰まり脳梗塞を起こすと大脳半球の機能が障害され，記憶障害や言語障害が生じ，感覚情報がうまく得られなくなったりする。間脳が障害されれば，大脳への情報伝達を中継できなくなり，小脳に病変があれば運動の障害が生じる。植物状態の患者では，大脳や間脳，小脳は機能しないが脳幹の機能は無事であり，呼吸と血液循環は保たれている。

II 神経組織の構造と機能

A 神経組織の構造

　神経組織はニューロン（神経細胞）と，それを支える支持細胞とからなる。

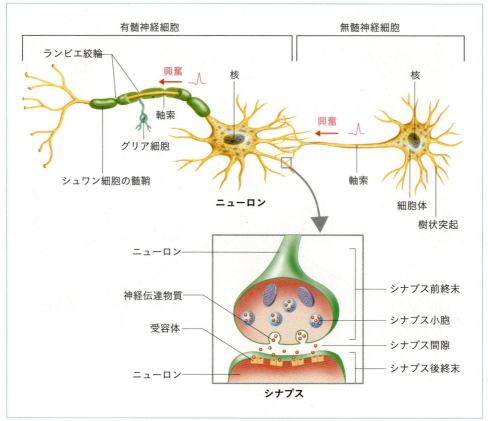

図1-2 ニューロンの構造

1. ニューロン（神経細胞）

ニューロンは細胞体と，そこからのびる**樹状突起**，**軸索**という2種類の突起をもつ。細胞体の大きさと形は多種多様であり，樹状突起の発達も細胞の種類により異なる。軸索は長く，細胞体から1本だけ出ている（図1-2）。

2. 支持細胞

中枢神経における支持細胞は，神経膠細胞（グリア細胞）であり，星状膠細胞（アストロサイト），希突起膠細胞（オリゴデンドロサイト），小膠細胞（ミクログリア）などが含まれる。神経膠細胞は，ニューロンの興奮，伝導，伝達といった機能をサポートするほかに，神経組織の構造を支持し，中枢神経が損傷した場合の修復にも重要な役割を担っている。

末梢神経における主な支持細胞は，シュワン（Schwann）細胞であり，軸索を取り囲んでいる。また，感覚神経節や自律神経節においては外套細胞が神経節細胞の細胞体を取り巻いている。

3. 神経線維

希突起膠細胞やシュワン細胞によって形成された髄鞘（ミエリン鞘）が，軸索を取り巻いたものを**有髄線維**（有髄神経）という。一方，髄鞘に取り巻かれていないものは**無髄線維**（無髄神経）とよばれる。

B 刺激伝達のしくみ

細胞外に対する細胞内の電位を膜電位といい，膜電位が上がることを**脱分極**，下がることを**過分極**という。この膜電位の差が刺激伝達に関与する。

1. 興奮の伝導

一つの神経細胞において信号が軸索を伝わることを興奮の伝導という。神経細胞が刺激を受け，閾値まで脱分極すると細胞は興奮し，活動電位が発生する。発生した活動電位によって，局所電流とよばれる電流が流れて，隣接した部分にも活動電位が生じる。さらに次の隣接する部分に活動電位が発生する。これを繰り返して活動電位が終末まで伝わっていく。この際，活動電位を発生した部分は一時的に閾値が上昇した不応期の状態となるため，興奮の伝導が逆戻りすることはない。

有髄線維には絶縁体である**髄鞘**が存在し，髄鞘のつなぎ目の部分であるランビエ絞輪から次のランビエ絞輪へと興奮が電気的に伝導するが，この現象を**跳躍伝導**という。跳躍伝導が起きる有髄線維は無髄線維よりも神経の伝導速度が速い。

2. 情報の伝達

あるニューロンの終末（シナプス前終末）から相手のニューロンの樹状突起または細胞体（シナプス後終末）へ情報は伝達される。このニューロン間の接合部をシナプスという（図1-2）。シナプスは**化学シナプス**と**電気シナプス**に分けられるが，哺乳類のシナプスのほとんどは化学シナプスであるため，ここでは化学シナプスについて説明する。化学シナプスは電気シナプスに比べて速度は遅いが，情報の統合や分散，増幅が可能である。

1 シナプス伝達のしくみ

シナプス前終末に活動電位が伝導によって到達すると，終末が脱分極することで，電気依存性 Ca^{2+} チャネル*が開き，Ca^{2+} が流入する。その結果，終末内のシナプス小胞が膜に近づき融合，開口し，シナプス小胞内にあった神経伝達物質がシナプス間隙に拡散される。この神経伝達物質の受容体は後膜に埋め込まれているので，結合すると後終末でイオ

＊ Ca^{2+} チャネル：Ca^{2+} を選択的に通すイオンチャネル。神経細胞では電位依存性の Ca^{2+} チャネルが発現しており，神経伝達物質の放出などにかかわっている。

ンの流入または流出が起こり，それに応じて脱分極や過分極が生じる。

2 興奮性シナプスと抑制性シナプス

シナプスの作用によってシナプス後細胞が活動電位を発生しやすくなる場合は興奮性シナプスといい，逆に発生しにくくなる場合，そのシナプスを抑制性シナプスという。

3 神経伝達物質

神経伝達物質には様々な種類があり，アセチルコリン，ノルアドレナリン，グルタミン酸，ガンマ－アミノ酪酸（gamma amino butyric acid；GABA），ドパミン，セロトニンなどがあげられる。

III 部位別にみた脳・神経系の構造と機能

A 中枢神経系

中枢神経系は脳と脊髄からなる。脳は，終脳（大脳半球），間脳，脳幹（中脳，橋，延髄），小脳に分けられる。

1. 大脳半球

終脳は大脳半球ともよばれ，大脳縦裂によって左右に分かれる。終脳の表面には脳溝という溝が数多く存在している。このうち特に重要なものとして，**中心溝，外側溝，頭頂後頭溝**がある。中心溝によって前頭葉と頭頂葉が，頭頂後頭溝によって頭頂葉と後頭葉が境界される。外側溝は側頭葉を前頭葉・頭頂葉から分けている。脳溝と脳溝との間の膨らんだ部分は脳回とよばれる。

1 大脳皮質

大脳皮質とは終脳の表層にある 2～5mm の灰白質の層で，大部分が 6 層構造をなしている。ブロードマン（Brodmann, K.）は層構造の違いに基づいて大脳皮質を 47 の領野に分類した。次にあげるように，ブロードマンの分類は大脳皮質の機能の局在にある程度対応している（図 1-3）。

前頭葉

前頭葉は中心溝の前にあり，外套（大脳皮質とその直下の白質層のこと）表面の約 1/3 を占める。中心溝と中心前溝との間に挟まれた脳回を**中心前回**というが，この中心前回にある 1 次運動野（4 野）は，反対側の身体各部に対する運動の中枢である。1 次運動野では，下

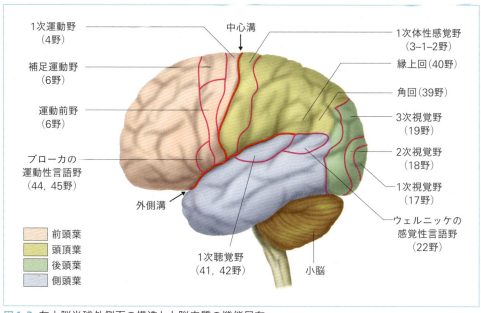

図1-3 左大脳半球外側面の構造と大脳皮質の機能局在

半身の筋の運動に関する領域は上内側に、上半身の筋の運動に関する領域は下外側にといったように、身体部位局在性が存在する。1次運動野のすぐ前の領域は6野とよばれ、下外側の運動前野と上内側の補足運動野に分かれる。これらは運動の意図や計画に関係する。また、優位半球の下前頭回に位置する44，45野はブローカ（Broca）の運動性言語野として知られており，90％の人で左側に局在している。最も前方に位置する前頭前野は，前頭連合野ともよばれ，観念的思考，判断，意志，社会行動などを含む高次の脳機能にかかわっている。

❷頭頂葉

頭頂葉前部にあって，中心溝と中心後溝との間に挟まれた脳回を**中心後回**とよぶが，この中心後回にある1次体性感覚野（3-1-2野）には，視床を介して反対側の皮膚や筋肉などの体性器官からの感覚情報が身体部位局在性をもって入力されている。頭頂葉にはこのほか，縁上回（40野），角回（39野）など頭頂連合野が存在する。縁上回は立体認知や身体部位，空間の認知に関係し，優位半球の角回は読み書きなどの言語機能に関係する。

❸側頭葉

上側頭回とその続きで，外側溝に面した横側頭回（ヘッシュル［Heshl］の横回）には1次聴覚野（41，42野）が存在し，41野には聴覚情報が音階局在性をもって入力される。聴覚連合野（22野）は，1次聴覚野を取り囲むように上側頭回に存在する。22野の後部にはウェルニッケ（Wernicke）の感覚性言語野がある。また，側頭葉前内側部には，嗅覚の中枢が存在する。

❹後頭葉

頭頂後頭溝から後頭極に向かって後頭葉の内側面を走る脳溝を鳥距溝とよぶ。この鳥距

溝に沿って存在する17野は1次視覚野で，視覚情報が網膜部位局在性をもって入力される。17野の周囲には2次視覚野（18野），3次視覚野（19野）などの視覚連合野がある。

❺ 島

島には味覚などの内臓感覚の中枢や，平衡感覚の中枢がある。また，痛覚情報の一部も島に入力される。

❻ 辺縁葉

大脳半球内側面で，脳梁を囲む部分は辺縁葉とよばれ，海馬体（海馬），歯状回，海馬傍回，帯状回などが含まれる。この部位は典型的な6層構造を示さない。これに，扁桃体，中隔核などの皮質下核や，視床下部や中脳の一部など，辺縁葉と密接な連絡をもっている領域を加えて大脳辺縁系とよぶ。このうち，海馬は短期記憶を長期記憶に変換するのに重要な役割を果たしていると考えられている。長期記憶には，エピソードや意味の想起に必要な陳述的記憶と，運動や技能に関係する非陳述的記憶の2つがあるが，海馬は陳述的記憶に関係している。また，大脳辺縁系は情動の発現にも関係している。扁桃体は，特に恐怖に伴う逃避行動にかかわっている。

❼ 大脳皮質の左右差

大脳皮質の機能の一部は，左右どちらかの大脳半球に偏って存在している。これを優位半球といい，運動の制御や言語は，通常，左半球が優位である。これに対し右半球は，形や空間的位置関係の分析に優れている。

2 大脳基底核

大脳基底核とは，大脳の髄質中の白質の深部にある灰白質領域を指し，尾状核，被殻，淡蒼球などが含まれる。尾状核と被殻を総称して**線条体**とよび，被殻と淡蒼球を合わせて**レンズ核**とよぶ（図1-4）。これらは間脳の視床下核（ルイ［Luys］体）や中脳の黒質と密接に連絡して錐体外路系を構成し，姿勢・運動の調節にかかわる。

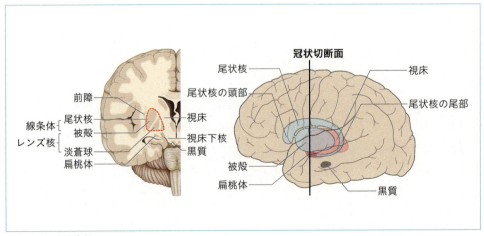

図1-4 大脳基底核

2. 間脳

間脳は，視床，視床下部，視床上部に分かれる。

1 視床

視床は複数の核を含み，大脳皮質に向かう様々な情報を中継する。外側膝状体と内側膝状体はそれぞれ視覚情報，聴覚情報を受け，1次視覚野，1次聴覚野に投射する。後外側腹側核・後内側腹側核は，脳幹や脊髄などから体性感覚情報を受け，1次体性感覚野に投射する。外側腹側核は小脳や大脳基底核からの入力を受け，運動野などに投射している。

2 視床下部

視床下部は視床の腹側にあり下垂体に連続する。視床下部も複数の核を含んでおり，視索前核，腹内側核，室傍核，視索上核，弓状核などにはホルモン分泌細胞がある。抗利尿ホルモン（バソプレシン）とオキシトシンは，視索上核と室傍核で産生され，下垂体後葉で血中に分泌される。

視索前核，腹内側核，弓状核で産生されたホルモンは，下垂体門脈から下垂体前葉に運ばれ，副腎皮質刺激ホルモン（ACTH），甲状腺刺激ホルモン（TSH），成長ホルモン（GH），プロラクチン（PRL），卵胞刺激ホルモン（FSH），黄体形成ホルモン（LH）などの下垂体ホルモンの放出を促進ないし抑制する。

視交叉上核は，網膜から入力を受け，覚醒－睡眠リズムの調節にかかわる。乳頭体はパペッツの回路に属し，海馬からの情報を受け，記憶にかかわる。また，外側核は摂食中枢，腹内側核は満腹中枢として，ともに摂食行動の調節にかかわる。視床下部は，ほかにも自律神経活動，体温調節，飲水，情動，性欲にかかわっている。

3 視床上部

視床上部は松果体と手綱を含む。松果体は，メラトニンというホルモンを分泌し，性成熟を抑制するはたらきをもつ。

3. 小脳

❶小脳の位置と構造

小脳は脳幹の背側にあり，上・中・下の3つの小脳脚によって脳幹と連絡している。小脳に入力する線維は，主に中小脳脚と下小脳脚を通る。小脳からの出力線維は，主に上小脳脚を通る。

小脳は解剖学的に，左右の小脳半球と中央の小脳虫部に分けられる。小脳の表面には小脳溝とよばれる溝が水平方向に並んでおり，第一裂という溝を境に前葉と後葉に分けられる。さらに，後外側裂という溝を境に片葉小節葉が区別される。小脳の表層には小脳皮質

という灰白質があり，その下には白質がある．深部には歯状核，中位核（栓状核と球状核），室頂核といった小脳核が存在する．

❷ 小脳の機能

小脳は機能的に3つの部分に分けられる．①大脳皮質からの入力を受け，随意運動の調節に関係する大脳小脳（橋小脳），②脊髄を経由して体性感覚情報を受け，体幹や四肢の運動調節に関係する脊髄小脳，③平衡感覚情報を受け，前庭眼反射に関係する前庭小脳，がそれである．

4. 脳幹

脳幹（図1-5）は大脳に近いほうから，中脳，橋，延髄と続き，脊髄に続いている．

1 中脳

中脳は，間脳と橋の間に挟まれており，背側の**中脳蓋**は視覚性反射の中枢である上丘と，聴覚の中継核である下丘を含む．**中脳被蓋**は中脳水道を取り囲み，①動眼神経や滑車神経に関連した脳神経核，②網様体，③赤核や黒質などの錐体外路系の核，④内側毛帯，脊髄視床路などの線維束を含む．腹側の**大脳脚**は，錐体路や皮質橋路などの線維束を含む．

2 橋

背側の**橋被蓋**は，①三叉神経，外転神経，顔面神経，内耳神経に関連した脳神経核，②

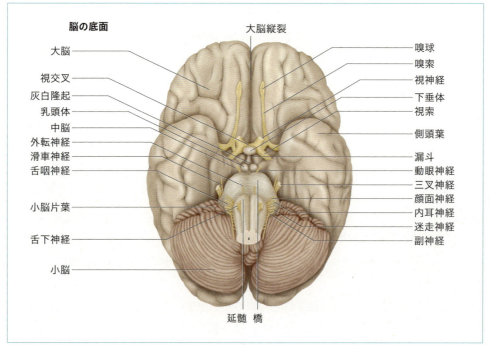

図1-5 大脳半球，脳幹，小脳の腹側概観と脳神経

網様体，③内側毛帯，脊髄視床路などの線維束を含む。腹側の**橋底部**は，①錐体路や皮質橋路などの線維束，②橋核を含む。

3 | 延髄

延髄は，①舌咽神経，迷走神経，副神経，舌下神経などに関連した脳神経核，②網様体，③内側毛帯，脊髄視床路などの線維束を含む。延髄の腹側部にはオリーブという膨らみが左右にあり，内部に下オリーブ核を含んでいる。腹側正中部には錐体路を入れる錐体があり，延髄下部の錐体交叉で左右が交叉する。

4 | 脳幹網様体

網様体は灰白質と白質が混在する領域で，脳幹の全長にわたって存在する。網様体には様々な神経核が存在しているが，機能的には，①歩行中枢，排尿調節中枢，呼吸調節中枢，血管運動中枢などの体性運動や内臓運動の調節にかかわる核，②対光反射，嚥下反射，咀嚼反射，嘔吐反射，咳嗽反射などの脳神経の反射にかかわる核，③セロトニンやノルアドレナリンなどのアミン作動性ニューロンを含み，覚醒，睡眠，意識，気分の調節にかかわる核，に大きく分けられる。

5. 脊髄

❶ 脊髄の構造

脊髄は，**頸髄**，**胸髄**，**腰髄**，**仙髄**，**尾髄**に分けられる（図1-6）。頸髄下半と腰髄は太く，それぞれ頸膨大，腰膨大とよばれる。また，脊髄神経に対応して頸髄は8，胸髄は12，腰髄は5，仙髄は5，尾髄は1，計31の髄節という単位に分けられる。

❷ 灰白質と白質

脊髄の横断面ではH字状をした灰白質が内部に位置し，白質は灰白質のまわりに存在している（図1-7）。灰白質は背側の**後角**，腹側の**前角**と，それらに挟まれた**中間質**の3つの部分に分けられる。後角のニューロンは，後根経由で**後根神経節**に細胞体のある1次感覚ニューロンからの入力を受ける。後角のニューロンの一部は上行性伝導路をつくり，視床などに投射する。前角には運動ニューロンが存在し，軸索は前根を経由して出ていく。胸髄の中間質の外側部には側角があり，交感神経節前ニューロンの集団が存在している。

脊髄の灰白質は，さらに細かく10層に分けられる。また，白質は**前索**，**側索**，**後索**の3つの部分に分かれている。頸髄では後索は，内側の薄束と外側の楔状束に分かれる。

6. 脳，脊髄を包む髄膜，および支持構造としての脊柱，頭蓋骨

脳と脊髄は，外側から**硬膜**，**クモ膜**，**軟膜**の3層からなる髄膜とよばれる膜によって包

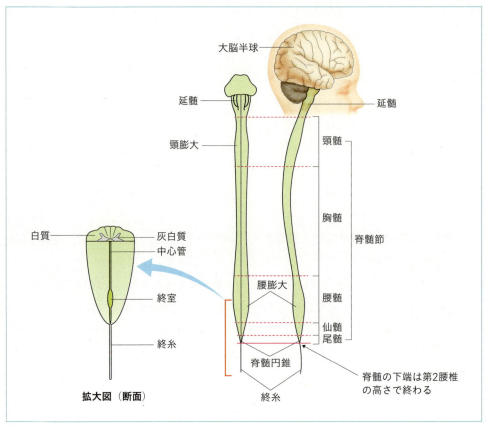

図1-6 脊髄全体像

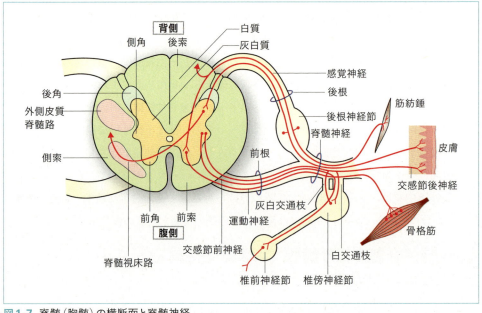

図1-7 脊髄（胸髄）の横断面と脊髄神経

まれている。さらにその外側を脊柱あるいは頭蓋骨によって覆われている。つまり脳のまわりには，内側から順に脳軟膜，脳クモ膜，脳硬膜，頭蓋骨が存在し，脊髄のまわりには，脊髄軟膜，脊髄クモ膜，脊髄硬膜，脊柱が存在する。

また，脳硬膜と脊髄硬膜，脳クモ膜と脊髄クモ膜は大後頭孔を経てそれぞれつながっている。

❶ 脊髄の髄膜

脊髄硬膜は強靱な線維性の膜で，外葉と内葉の2層からなり，外葉は脊柱管の内面を覆い，内葉は脊髄を包んでいる。外葉と内葉の間にあるすき間は脂肪組織で満たされ，硬膜上腔とよばれている。

脊髄クモ膜は，硬膜の内側にある薄い膜である。硬膜とクモ膜の間を硬膜下腔，クモ膜と軟膜の間をクモ膜下腔とよぶ。硬膜下腔が狭いのに対してクモ膜下腔は広く，脳脊髄液で満たされている。

脊髄軟膜は，脊髄の表面を覆っている薄い膜である。軟膜の一部は，脊髄前根と後根の間から左右に伸びて硬膜に付着しているが，これは歯状靱帯とよばれ，20対ほど存在する。

❷ 脊柱管

脊柱管は椎孔が重なってつくられたものであり，内部に脊髄を入れている。

❸ 脳の髄膜

脳硬膜は，脊髄硬膜と同様に強靱な線維性の膜である。脳では外葉と内葉が癒合して1枚の膜となっているが，硬膜静脈洞の部分では分離している。脳硬膜は板状に内方に向かって突き出すことで脳を固定し，移動を防いでいる。こういった突出には，大脳鎌，小脳テントなどがある。

脳クモ膜は，脊髄クモ膜と同様に薄い膜で，硬膜下腔とクモ膜下腔も同様であるが，脳クモ膜は上矢状動脈洞などの硬膜静脈洞内にクモ膜顆粒とよばれる突起を出していて，クモ膜下腔の脳脊髄液を静脈洞に排出する働きがある。

脳軟膜は，脳の表面を覆っている薄い膜である。脳軟膜は，第4脳室，第3脳室の背側面および側脳室の内側面で，脳室内腔を覆う上衣と密着して脈絡組織をつくる。脈絡組織の一部は血管を伴って脳室内に突き出し，脈絡叢となり，脳脊髄液を産生している。

❹ 頭蓋骨

頭蓋骨は前頭骨，頭頂骨，後頭骨，側頭骨，蝶形骨，篩骨，下鼻甲介，涙骨，鼻骨，鋤骨などの15種23個の骨からなる。頭蓋の上半部では半球状となり，脳を入れる部分を頭蓋腔という。

＊「ずがいこつ」との読みもある。

B 末梢神経系

末梢神経系は，脳から出る**脳神経**と脊髄から出る**脊髄神経**とに分かれる。

1. 脳神経系

脳神経（図1-8）は12対あり，それぞれ運動成分と感覚成分のいずれか，または両方を含む。運動成分は，骨格筋を支配する体性運動成分と，内臓などの臓性器官を支配する臓性運動成分（**自律神経**）に分かれる。脳神経に含まれる臓性運動成分はすべて**副交感神経**である。

❶嗅神経
嗅神経は，嗅覚を伝達する感覚神経で，嗅粘膜に存在している嗅細胞から嗅球に至る。

❷視神経
視神経は，視覚を伝達する感覚神経で，網膜神経節細胞から大部分は外側膝状体に至る。

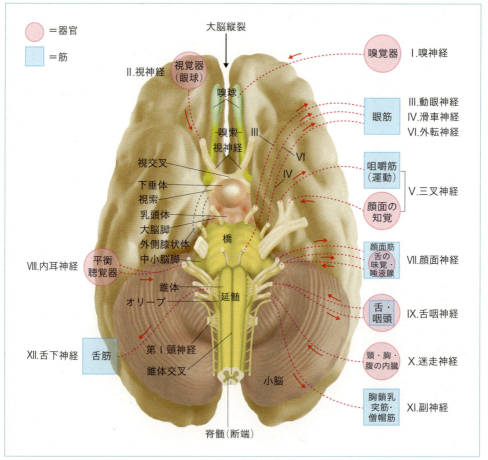

図1-8 脳神経

❸ 動眼神経

　動眼神経は，眼球運動を司る。動眼神経核から外眼筋（内直筋，上直筋，下直筋，下斜筋），上眼瞼挙筋を支配する。副交感神経成分は，動眼神経副核（エディンガー－ウェストファル［Edinger-Westphal］核）から出ており，毛様体神経節の節後ニューロンを介して，瞳孔括約筋，毛様体筋を支配する。

❹ 滑車神経

　滑車神経は，眼球運動を司り，滑車神経核から出て，上斜筋を支配する。

❺ 三叉神経

　三叉神経は，第1枝（眼神経），第2枝（上顎神経），第3枝（下顎神経）に分かれる。その感覚成分は，顔面，口腔，鼻腔，眼窩などからの体性感覚を伝達し，三叉神経脊髄路核，三叉神経主感覚核，三叉神経中脳路核に至る。運動成分は，三叉神経運動核から出て咀嚼筋群などを支配する。

❻ 外転神経

　外転神経は，眼球運動を司る。外転神経核から出て外側直筋を支配する。

❼ 顔面神経

　顔面神経の運動成分は，顔面神経核から出て，表情筋や舌骨上筋群の一部とアブミ骨筋を支配する。副交感神経成分は上唾液核から始まり，翼口蓋神経節の節後ニューロンを介して，涙腺や口蓋腺に至る経路と，顎下神経節の節後ニューロンを介して，顎下腺や舌下腺に至る経路がある。

　感覚成分は舌前2/3からの味覚を伝え，孤束核に至る。

❽ 内耳神経

　内耳神経には蝸牛神経と前庭神経とがあるが，聴覚を伝える蝸牛神経は，蝸牛の有毛細胞から蝸牛神経核に至り，平衡覚を伝える前庭神経は，半規管と卵形嚢・球形嚢の有毛細胞から前庭神経核に至る。

❾ 舌咽神経

　舌咽神経の運動成分は，疑核から出て上咽頭収縮筋などの咽頭の筋肉を支配する。副交感神経成分は下唾液核から出て，耳神経節の節後ニューロンを介して耳下腺に至る。

　感覚成分は舌後1/3からの味覚や，咽頭，耳管，鼓室，頸動脈小体などからの感覚を伝え，孤束核に至る。

❿ 迷走神経

　迷走神経の運動成分は，疑核から出て咽頭収縮筋を支配するほか，反回神経を経て食道や喉頭の筋肉を支配する。副交感神経成分は，迷走神経背側運動核（一部は疑核）から出て，心臓や気管支，胃など様々な胸腹部臓器の近傍にある神経節を介して，おのおのの臓器に分布する。

　感覚成分は咽頭，喉頭，気管，食道のほか胸腹部臓器からの感覚を孤束核に伝える。

⓫副神経

　副神経は運動成分のみを含む神経で，疑核から出た線維は延髄根を経由して咽頭筋を支配し，脊髄前角から出た線維は脊髄根を経由して胸鎖乳突筋，僧帽筋を支配する。

⓬舌下神経

　舌下神経は，舌の運動を司る。舌下神経核から出て，舌筋を支配する。

2. 脊髄神経系

1　運動線維（前根）と感覚線維（後根）

　運動線維からなる前根と，感覚線維からなる後根は合流して脊髄神経になる（図 1-7）。脊髄神経（図 1-9）に含まれる臓性運動成分（自律神経）には，胸腰髄に始まる**交感神経**と，仙髄に始まる**副交感神経**がある（図 1-10）。

　脊髄神経は，頸神経 8 対（C_1 ～ C_8），胸神経 12 対（Th_1 ～ Th_{12}），腰神経 5 対（L_1 ～ L_5），仙骨神経 5 対（S_1 ～ S_5），尾骨神経 1 対（Co）の計 31 対からなる。このような脊髄神経の

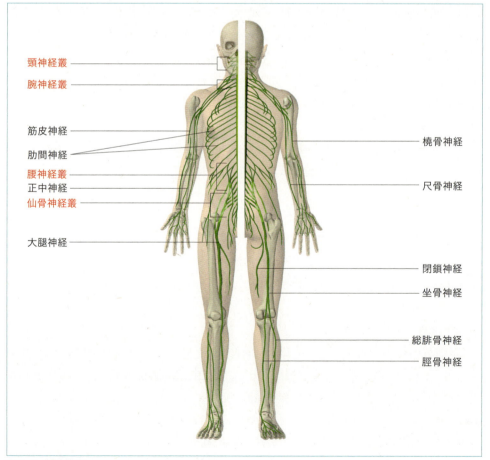

図 1-9　脊髄神経

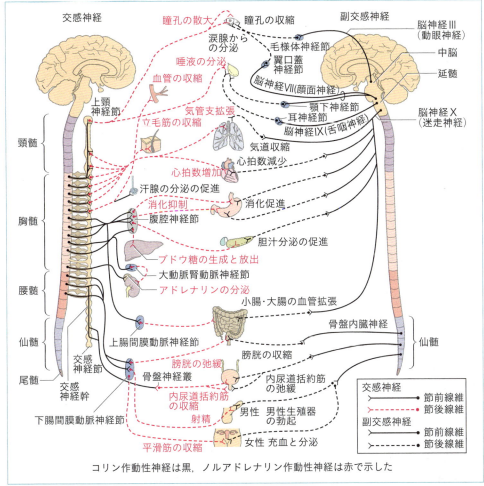

図1-10 交感神経と副交感神経

分節性は，発生期の体節に基づいている。脊髄神経は脊柱管を出た後すぐに，前枝，後枝，硬膜枝に分かれる。

前枝は，胸神経を除いて上下のものが連絡し合い，頸神経叢，腕神経叢，腰神経叢，仙骨神経叢を形成する（**図1-9**）。胸神経のみは分節性を保ち，**肋間神経**となる。後枝は，分節性を保ったまま，背部の筋や皮膚を支配する。

前枝の各神経叢の構成は以下のようになる。

①頸神経叢：C_1〜C_4 よりなる。小後頭神経，大耳介神経，横隔神経などに分かれる。
②腕神経叢：C_5〜Th_1 よりなる。腋窩神経，筋皮神経，正中神経，尺骨神経，橈骨神経などに分かれる。
③腰神経叢：Th_{12}〜L_4 よりなる。閉鎖神経，大腿神経などに分かれる。
④仙骨神経叢：L_4〜S_4 よりなる。坐骨神経（総腓骨神経と脛骨神経に分かれる），上殿神経，下殿神経，陰部神経などに分かれる。

2 交感神経節の分布

❶ 交感神経節前線維

Th_1〜L_2の前根には胸腰髄の側角ニューロンなどに始まる交感神経節前線維が混じっている。これらは白交通枝を経由して**交感神経幹**に入り，**交感神経節**の節後ニューロンに接合する。交感神経節には交感神経幹に沿って鎖状に存在する椎傍神経節と，大動脈の前部に位置する椎前神経節がある。椎傍神経節は，胸部より下では基本的に各脊髄神経に対応して1対ずつあるが，頸部では上頸神経節，中頸神経節，下頸神経節（星状神経節）の3つしかない。椎前神経節には腹腔神経節，上腸間膜神経節，下腸間膜神経節などがある。これらは内臓神経経由で交感節前線維を受ける。交感神経節から出た節後ニューロンは血管に沿って内臓の平滑筋・腺・血管などに分布する。椎傍神経節から出た節後ニューロンの一部は灰白交通枝を経由して脊髄神経に再び入り，皮膚の汗腺・立毛筋・血管や筋肉の血管などの体性器官の効果器に分布する。

❷ 副交感節前線維

S_2〜S_4の前根には仙髄の側角ニューロンに始まる副交感節前線維が混じっている。これらは骨盤内臓神経をつくり，膀胱，子宮，直腸などの骨盤内臓器の近傍または壁内にある神経節を介して，それぞれの臓器に分布する。

C 神経筋接合部

骨格筋の収縮は，脳や脊髄から出る運動神経の指令によってもたらされる。

運動神経は骨格筋に達すると枝分かれして，1本の神経線維と1本の筋線維の間でシナプスをつくるが，これを**神経筋接合部**または**運動終板**という（図1-11）。ここでは神経線維はシュワン細胞のつくる髄鞘を失い，終末部分は何本かに枝分かれしてやや膨大している。神経終末の中には，神経伝達物質であるアセチルコリンを含んだ多数のシナプス小胞が含まれており，刺激によって放出される。対する筋線維側のシナプス後膜の表面はやや凹んでいて，その中に神経終末の膨大部がはまり込むようになっている。シナプス後膜には多数のヒダがあり，アセチルコリンの受容体（ニコチン受容体）が存在している。シナプス間隙にはアセチルコリンの分解酵素であるアセチルコリンエステラーゼが存在している。

D 筋肉

1. 横紋筋

❶ 横紋筋の構造

骨格筋と心筋はよく発達した横紋構造をもち，横紋筋とよばれる。横紋筋を構成してい

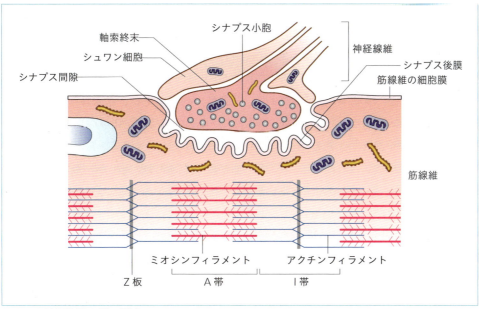

図1-11 神経筋接合部の構造

る細胞は筋線維とよばれ，長さ数 cm に達する。筋線維は筋形質という細胞質のほか，多数の筋原線維を含んでいる。筋原線維には**ミオシン**を含む太いフィラメント（ミオシンフィラメント）と，**アクチン**を含む細いフィラメント（アクチンフィラメント）が規則正しく配列しており，A帯，I帯，Z板を構成し，特有の横紋構造を呈している（図1-12）。

❷興奮の伝わり方

　筋線維の細胞膜は筋線維と垂直の向きで中に入り込んでおり，これをT管という。また，筋線維の中には，筋小胞体とよばれる滑面小胞体が多数存在し，中にカルシウムイオンを入れている。筋線維膜の興奮はT管から筋小胞体に伝わり，筋小胞体から放出された

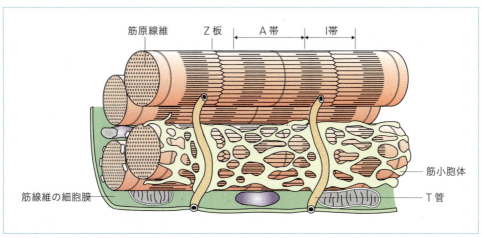

図1-12 横紋筋の筋線維の構造

カルシウムイオンによりアクチンが活性化され，アクチンフィラメントがミオシンフィラメントの間を滑走することによって，筋線維の収縮を引き起こすと考えられている。

2. 平滑筋

平滑筋は消化器（食道，胃，腸，胆嚢など），呼吸器（気管，気管支），泌尿器（尿管，膀胱），生殖器（子宮，卵管，精管，陰茎，前立腺，精嚢など），皮膚の立毛筋，虹彩，毛様体と，脈管壁に存在する。平滑筋ではアクチンフィラメントとミオシンフィラメントの配列が規則正しくないため，横紋がみられない。平滑筋の収縮は自律神経系やホルモンによって調節されているが，これらの影響がなくても自動的な律動能をもっているものもある。

IV システムとしてみた神経系の構造と機能

本章III「部位別にみた脳・神経系の構造と機能」で，各部位別に神経系の構造と機能をみてきた。それからもわかるとおり，それぞれの部位のもつ機能は重要であるものの，それらの機能が適正に働き，人間の生命や生活を維持していくためには，神経系のもつシステム，つまりネットワークが正常に機能し，それぞれの機能が統合される必要がある。たとえば，外界からの刺激や身体内部の情報などが中枢神経には伝えられても，その後のシステムに障害があれば，身体上の運動や反応が起こらないといった例がそれである。

したがって，神経系の構造や機能を知る場合には，このシステムとしてのネットワークに関する知識をもつことが不可欠となる。そこで本項では，ネットワークという視点からみて重要な神経系の構造について整理する。

神経系のネットワーク[1]

1. 運動神経系のネットワーク

骨格筋の円滑な運動に関与する神経系には，大脳皮質，大脳基底核，小脳の間の神経伝導路，筋紡錘や腱受容器などがあるが，なかでも錐体路は基本的な役割を果たしている。

1 錐体路

錐体路は，前頭葉にある運動野（ブロードマン［Brodmann］の4野），運動前野（ブロードマンの6野），頭頂葉にその起源がある。これらの1次運動ニューロンは，放線冠を形成しながら集合し，内包後脚を下行し，脳幹または脊髄にある2次運動ニューロンとシナプスをつくる。2次運動ニューロンは，それぞれが支配する骨格筋に分布している。2次運動ニューロンが脳幹にある錐体路を皮質延髄路とよび，脊髄前角にある錐体路を皮質脊髄

路とよぶ。

❶ 皮質延髄路

皮質延髄路は，皮質運動中枢→内包後脚→脳幹（中脳，橋，延髄）の運動ニューロン（例：舌下神経など）→頭部，顔面，咽頭，喉頭の骨格筋（例：舌筋など）という経路を通る。

顔面下半分の筋を支配する顔面神経核と舌下神経核は，主に反対側の皮質運動中枢からの神経支配を受けている（一側性支配）。それ以外の脳神経核（例：迷走神経疑核）は，両側の皮質運動中枢からの神経支配を受けている。

❷ 皮質脊髄路

皮質脊髄路は，皮質運動中枢→大脳放線冠→内包後脚→中脳大脳脚→橋底部→延髄錐体の経路を構成する。大部分の錐体路線維は，延髄で交叉し（錐体交叉），交叉線維は脊髄の外側皮質脊髄路（側索路）→脊髄前角細胞→四肢，体幹の骨格筋の経路を通る（図1-13）。

延髄で交叉しなかったわずかの非交叉線維は，脊髄前皮質脊髄路（前索路）を通り，同側または反対側の前角細胞を経て骨格筋に分布する。

2 大脳基底核

❶ 線条体

大脳基底核に含まれる線条体は，大脳皮質と視床から興奮性求心路を受け，淡蒼球と黒

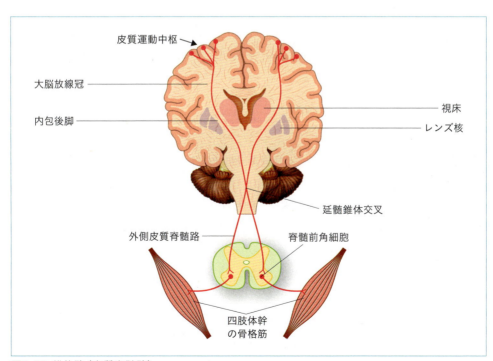

図1-13 錐体路（皮質脊髄路）

質網様層に抑制性遠心路（ガンマーアミノ酪酸［GABA］が関与）とを送る。黒質網様層は線条体から求心路を受け，黒質緻密層から線条体にドパミン作動性遠心路を送る。視床下核は淡蒼球外節から求心線維を受け，淡蒼球内節に遠心性線維を送っている。

❷ 大脳皮質・視床

線条体に遠心性線維を送っている大脳皮質や視床は，小脳歯状核，赤核，視床系を介して小脳からの情報を受けている。したがって，大脳基底核は間接的に筋腱関節位置覚の受容器や前庭器官からの情報も受け，随意運動や姿勢の制御に重要な役割を演じている。

3 小脳

一方，小脳表面は，古小脳，旧小脳，新小脳からなり，皮質下には4つの小脳核（歯状核，栓状核，球状核，室頂核）がある。このうち古小脳は，前庭神経核からの線維を受け，頭位やからだの平衡運動，眼球運動に関与する。また，旧小脳は前葉と虫部を含み，歩行に関与する。

新小脳は後葉に相当し，四肢の協調運動と関係する。小脳皮質は分子層，プルキンエ（Purkinje）細胞層，顆粒層からなる。

小脳は結合腕（上小脳脚），橋腕（中小脳脚），索状体（下小脳脚）によってそれぞれ中脳，橋，延髄と連絡している。

小脳への求心性伝導路には，皮質，橋，小脳路（大脳皮質→橋→橋で交叉→中小脳脚→対側の小脳），脊髄小脳路（筋腱関節の固有感覚受容器→脊髄小脳路→小脳虫部），前庭小脳路がある。

小脳からの遠心性伝導路はプルキンエ細胞（抑制性のGABAが神経伝達物質）→同側の歯状核→上小脳脚→中脳で交叉→対側の赤核→対側の視床（腹外側核）→大脳皮質の経路を通る。

2. 感覚神経系のネットワーク

1 表在感覚，深部感覚

❶ 四肢，体幹

四肢，体幹の表在感覚と深部感覚は，脊髄後根神経節→脊髄→視床（後外側腹側核）→視床放線→皮質感覚野の経路で伝えられる（図1-14）。

四肢，体幹の深部感覚と触覚の一部は，後根神経節→後索→延髄薄束核・楔状束核→（交叉）→内側毛帯→視床→皮質感覚野の経路を通る（図1-14a）。

四肢，体幹の温・痛覚と触覚の一部は，後根神経節→後角の神経細胞→（脊髄内で交叉）→脊髄視床路→視床→皮質感覚野の経路を通る（図1-14b）。

❷ 頭頸部

頭頸部の表在感覚と深部感覚は，三叉神経，舌咽神経，迷走神経の神経節→脳幹→視床（後内側腹側核）→視床放線→皮質感覚野の経路で伝えられる。

顔面の深部感覚と触覚の一部は，三叉神経節（半月状神経節）→三叉神経主知覚核→（交

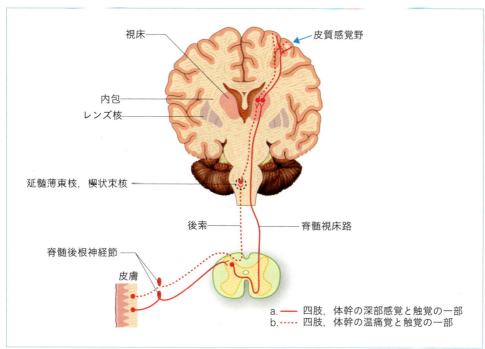

図1-14 感覚神経系のネットワーク

叉）→視床→皮質感覚野の経路で伝えられる。

　顔面の温・痛覚と触覚の一部は，三叉神経節（半月状神経節）→三叉神経脊髄路核→（交叉）→三叉神経視床路→視床→皮質感覚野の経路で伝えられる。

2 視覚

❶ 視覚の経路

　網膜には杆状体と錐状体という光を感受する特殊な細胞がある。また，網膜黄斑は中心視の視力の発現に関与する。網膜細胞の軸索が集合する視神経乳頭部は生理的なマリオット（Mariotte）盲点に対応する。

　左右の視神経は視神経交叉部で交叉し，その後は左右の視索が形成され，視索→外側膝状体→視放線→後頭葉の視覚野（ブロードマンの17野）の経路で視覚情報が伝達される（図1-15）。

❷ 視覚野の機能

　左半分の視野は，右の視索→右の視覚野に伝えられ，右半分の視野は左の視索→左の視覚野に伝えられる。

　上半分の視野の情報は，外側膝状体の外側部を経て，鳥距溝より下の視覚野に伝えられる。下半分の情報は，外側膝状体の内側部を経て，鳥距溝より上の視覚野に伝えられる。

　中心視野の情報は，視覚野の後極部に，そして周辺視野の情報は視覚野の前方にそれぞれ伝達される。

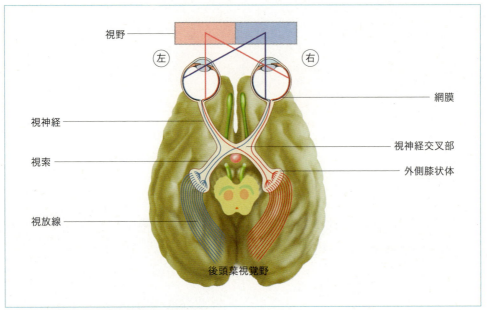

図1-15 視覚路（左右の視野の情報伝達）

　視索の線維の一部は外側膝状体を通らず，ブロードマンの18, 19野に到達するといわれている。

　視覚連合野では，形，色，パターンの識別，顔の識別，動きや立体視覚の認知，読字などの機能が営まれる。

3 │ 聴覚

　聴覚刺激能の受容器の役割を果たすのは，蝸牛管の中の基底膜の上に並んでいるコルチ（Corti）器官の有毛細胞である。有毛細胞の感覚毛はコルチ器官の蓋膜に付着しており，音波によって基底膜が振動すると感覚網が蓋膜によって刺激される。有毛細胞の軸索はラセン神経節を経て蝸牛神経となり，内耳道に入る。

　蝸牛神経は橋の蝸牛神経腹側核と蝸牛神経背側核に終わる。蝸牛神経背側核からの線維と腹側核からの一部の線維は，橋で交叉して対側の外側毛帯を上行する。蝸牛神経腹側核からの一部の線維は，対側の上オリーブ核または同側の上オリーブ核を経て，それぞれの側の外側毛帯を上行する。

　外側毛帯を上行する線維は，下丘でのシナプス→下丘腕→内側膝状体でのシナプス→内包→側頭葉上側頭回の聴覚野（ブロードマンの41, 42野）の順序で聴覚路を完成する。聴性脳幹誘発反応＊のⅠ，Ⅱ，Ⅲ，Ⅳ，Ⅴ波は，それぞれ蝸牛神経，蝸牛神経核，上オリーブ核，外側毛帯，下丘に対応する。

＊**聴性脳幹誘発反応**：クリック音などの聴覚刺激により，聴覚神経系を興奮させることによって誘発される脳幹部での電位を頭皮上で記録する検査。

3. 自律神経系のネットワーク

内臓の機能調節に主に関与する自律神経系を，神経系のネットワークという視点でみた場合には，末梢神経の機能に関する理解が必要である。

1 末梢神経の機能

自律神経系の末梢神経は節前線維と節後線維からなる。節前線維の神経細胞体は，脳幹の動眼神経核，すなわちエディンガー－ウェストファル（Edinger–Westphal）核，上唾液核，下唾液核，迷走神経核（すべて副交感神経系），第1胸髄〜第2腰髄側角（交感神経系），第2仙髄側角（副交感神経系）にあり，これらのニューロンは，大脳皮質，辺縁系，視床下部からの中枢支配を受けている。

節前線維の神経伝達物質は，交感神経系，副交感神経系ともにアセチルコリンである。一方，交感神経節後線維の神経伝達物質はノルエピネフリン（例外として汗腺の場合はアセチルコリン）であり，副交感神経系節後線維の神経伝達物質はアセチルコリンである。

脳幹由来の副交感神経系は，瞳孔括約筋，毛様体筋，唾液分泌腺，心臓，気管，肺，消化管を支配し，仙髄由来の副交感神経系は，膀胱，直腸，性器を支配する。交感神経系節後線維の神経細胞体は，内臓神経節にあるものと交感神経幹にあるものの2種類がある。前者は全身の内臓に分布し，後者は，血管壁，汗腺，立毛筋に分布する。

2 副腎髄質ホルモン

自律神経系は，上記の神経支配のほかに，副腎髄質ホルモンによる液性支配によっても調節されている。また自律神経系は，内分泌系，免疫系，認知神経系との相互作用ももっている。

4. 反射系のネットワーク

1 反射とは

反射とは，刺激によって受容器に生じた興奮が，意識とは無関係に中枢に伝えられ，その結果として効果器に反応が現れることをいう。それには，腱反射，表在反射，そして自律神経系を介した反射がある。

2 反射の種類

❶ 腱反射

筋の伸展に伴い，筋紡錘からのⅠa群線維の求心性反射が生じ，単シナプス性に脊髄または脳幹の運動ニューロンが興奮する筋伸張反射である（図1-16）。これには，下顎反射（三叉神経運動核），眼輪筋反射（顔面神経核），口輪筋反射（顔面神経核），上腕二頭筋反射（第

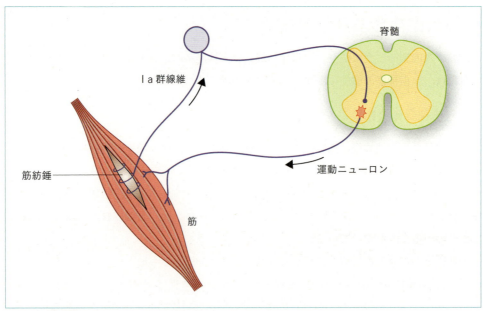

図1-16 腱反射

5, 6頸髄), 上腕三頭筋反射（第6～8頸髄）, 膝蓋腱反射（第2～4腰髄）, アキレス腱反射（第1, 2仙髄）などがある（カッコ内は反射に関与する運動ニューロンの部位を示す）。

❷ **表在反射**

皮膚または粘膜の刺激により筋の反射性収縮が生じるのが表在反射である。これには角膜反射（三叉神経第一枝→橋→顔面神経）, 咽頭反射（舌咽神経→延髄→迷走神経）, 第6～12胸髄を介する腹壁反射, 第1, 2腰髄を介する挙睾筋反射, 仙髄を介する足底反射や肛門反射がある。

❸ **自律神経系を介する反射**

自律神経を介する反射としては, 対光反射（視神経→中脳のエディンガー－ウェストファル核→動眼神経→毛様体神経節→縮瞳筋）, 輻輳調節反射, 血圧調節反射（大動脈弓や頸動脈洞の圧受容器→舌咽・迷走神経→延髄→胸髄交感神経中枢→血管壁平滑筋）, 排尿反射（膀胱壁の伸展受容器→骨盤神経→第2～4仙髄→骨盤神経→膀胱壁平滑筋）などがある。

B 循環系のネットワーク

脳・神経系の正常な活動には酸素や栄養が欠かせない。同時に, 老廃物の速やかな排除も必要である。必要な酸素と栄養を脳・脊髄にくまなく行き渡らせるために動脈があり, 老廃物を運び去るために静脈がある。そして常時還流している。ある動脈の血流が途絶えれば, その還流域の神経組織は死滅する。これが脳梗塞である。主要な動脈, 静脈の走行はほぼ決まっているので, 死滅した脳の部位がわかれば, 閉塞した動脈も推定できる。また, 脳・脊髄の環境を良好に保つために脳脊髄液が循環している。脳脊髄液には脳・脊髄

を保護する役目もある。

1. 脳・脊髄血管系

1 脳血管系

❶動脈系

人体の血管系のうち，脳・脊髄にかかわる主な動脈系を図1-17に示す。

脳は2つの動脈系，すなわち左右の**内頸動脈**と左右の**椎骨動脈**から血液の供給を受けている。内頸動脈系は前方循環系として大脳の前方部分へ，椎骨脳底動脈系は後方循環系として大脳の後方部分（後頭葉，側頭葉，間脳）と脳幹，小脳，脊髄の一部に血液を送っている。これらの血管からは，さらに細い分枝が出て，脳内にくまなく分布している。

(1) 内頸動脈系

内頸動脈から，眼動脈，後交通動脈，前脈絡叢動脈が分かれる（図1-17）。その後，2本に分かれて前大脳動脈と中大脳動脈となる。2本の前大脳動脈の間は前交通動脈によって

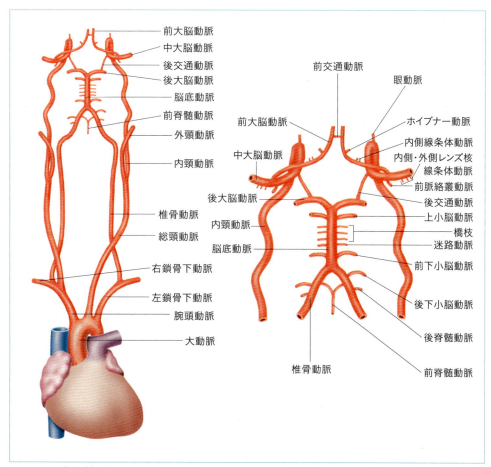

図1-17 人体上部の主な動脈系

吻合されている。前大脳動脈は主に脳梁と前頭葉・頭頂葉の内側領域を還流するとともに，深部の基底核，内包への穿通枝としてホイブナー（Heubner）動脈（回旋枝）と内側線条体動脈を分枝する。中大脳動脈は主に大脳半球の外側面を中心に中央領域を還流しており，線条体と内包には内側および外側レンズ核線条体動脈を送る（図1-18）。

（2）椎骨脳底動脈系

左右の椎骨動脈は，頸部では第6頸椎から環椎（第1頸椎）まで横突孔の中を通って上行し，延髄上縁の高さで左右が合流して脳底動脈となる。脳底動脈は橋の前縁で2つに分かれ，左右の後大脳動脈となる。椎骨動脈からは脊髄を栄養する脊髄枝，前脊髄動脈，後脊髄動脈，小脳を栄養する後下小脳動脈が分かれる。脳底動脈からは小脳を栄養する前下小脳動脈，内耳に至る迷路動脈，穿通枝動脈として脳幹部を栄養する橋枝，小脳を栄養する上小脳動脈を分枝する。後大脳動脈は大脳半球の後方内側（側頭葉，後頭葉，頭頂葉など），間脳（視床，視床下部，第3脳室脈絡叢）に血液を送る。

（3）ウィリス動脈輪

内頸動脈系と椎骨脳底動脈系は独立した動脈系だが，内頸動脈と後大脳動脈を吻合する後交通動脈を介して連絡している。さらに左右の前大脳動脈の間は前交通動脈でつながり，頭蓋底部で動脈がリング状につながっている。これを**ウィリス（Willis）動脈輪**とよぶ。

❷ 静脈系

毛細血管を通過した血液は静脈に入り，吻合を繰り返しながらしだいに太くなって脳表に集まり，硬膜に包まれた**硬膜静脈洞**（上矢状静脈洞，横静脈洞，海綿静脈洞，直静脈洞など）となる（図1-19）。これらの静脈洞からS状静脈洞を経て，内頸静脈→腕頭静脈→上大静脈をたどり，心臓へ戻る。脳の静脈系の閉塞が起こると脳脊髄液の貯留を生じて，頭蓋内圧が亢進する。

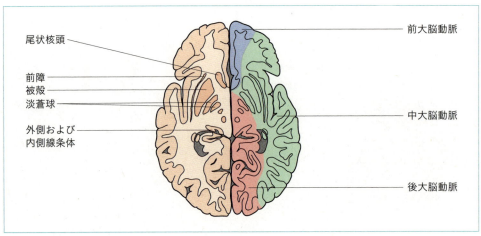

図1-18 内頸動脈系の脳への還流

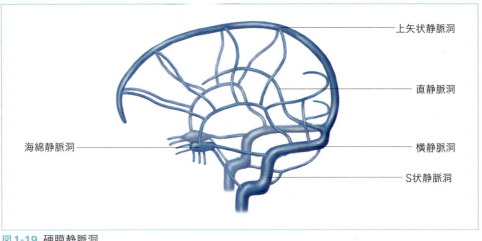

図1-19 硬膜静脈洞

2 脊髄血管系

❶動脈系

脊髄の腹側には1本の前脊髄動脈があり，背側に2本の後脊髄動脈がある。両者ともに，第4胸髄付近を境に，これより上では椎骨動脈，鎖骨下動脈，それ以下では下行大動脈に由来する脊髄枝から血液の供給を受けている。前後の脊髄動脈の間には連絡があるが，個人差が大きい。腹側のおよそ2/3が前脊髄動脈から，背側のおよそ1/3が後脊髄動脈から供給されている。

❷静脈系

脊髄内部の静脈血は前脊髄静脈，後脊髄静脈に集まり，さらに静脈叢を形成しながら椎間静脈を経由して最終的に大静脈に至る。

2. 脳脊髄液循環系

　脳脊髄液すなわち**髄液**（cerebrospinal fluid；CSF）は，硬膜に包まれた脳と脊髄の周囲を埋めている体液である。髄液は脳室（側脳室，第3脳室，第4脳室）内の脈絡叢で血液から産生され，脊髄，脳表をめぐって，主に頭頂に分布するクモ膜顆粒から吸収され，静脈に戻る（図1-20）。

1 脳脊髄液の産生と性状

　髄液は主として側脳室の脈絡叢においてつくられている。髄液の量は130〜150mLであり，1日に400〜500mLが産生される。したがって，日に3〜4回入れ替わっている計算になる。正常髄液の性状は水様・透明で，ごくわずかな細胞（0〜5個/mm³），たんぱく質（15〜40mg/dL），糖（血糖値の1/3〜1/2）および電解質を含む。

　脈絡叢内の毛細血管中の血液は，血液−髄液関門により髄液と区別されている。この

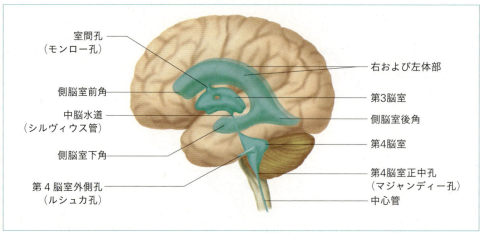

図 1-20 脳脊髄液の循環系

関門は血管内皮，基底膜，脈絡叢上皮で形成されている。水，酸素，二酸化炭素は通過させるが，他の物質はほとんど通さない。すなわち，髄液は血液の濾過物質ではなく，脈絡叢により独自に産生されているのである。

2　脳室の構造

側脳室は前角，体部，後角，下角からなり，透明中隔によって左右に仕切られている。側脳室はモンロー（Monro）孔とよばれる室間孔により第3脳室に連絡している。第3脳室は間脳を貫き，中脳水道を介して第4脳室に連絡している。第4脳室は橋から延髄の背側で広がり，後方で3か所の出口からクモ膜下腔に連絡している。両側にある2つは第4脳室外側孔（ルシュカ[Luschka]孔）とよばれ，中央は第4脳室正中孔（マジャンディ[Magendie]孔）とよばれる。

3　脳脊髄液の循環

側脳室で産生された髄液は，脳室間孔を通り第3脳室，さらに中脳水道を経て第4脳室へと流れる。次いで第4脳室から3か所の出口を通ってクモ膜下腔へ向かう。その後，脳と脊髄の表面を循環する。頭頂のクモ膜下腔には，静脈洞や頭蓋内の板間静脈の中に絨毛状に入り込んでいるクモ膜顆粒が存在する。髄液は主にクモ膜顆粒から吸収されて血液に還るが，これ以外にも，大脳白質の毛細血管や末梢神経周囲鞘からも吸収されると考えられている。

国家試験問題

1 中枢神経系で正しいのはどれか。 (95回 PM5)

1. 大脳の表面は白質と黒質とからなる。
2. 小脳の下端に下垂体が位置する。
3. 脳幹は延髄と脊髄とからなる。
4. 間脳は視床と視床下部とからなる。

2 脳神経とその機能の組合せで正しいのはどれか。 (103回 PM29)

1. 顔面神経 ——————— 顔の感覚
2. 舌下神経 ——————— 舌の運動
3. 動眼神経 ——————— 眼球の外転
4. 三叉神経 ——————— 額のしわ寄せ

▶答えは巻末

文献
1) 鈴木秀郎，他編著：ガイドライン内科小事典，中外医学社，1987，p.436–443（黒岩義之，東儀英夫：神経系の解剖と機能）.

脳・神経

第2章

脳・神経の症状と病態生理

この章では

- 脳・神経疾患で生じる多様な症状を説明できる。
- 高次脳機能障害について知る。
- 各症状の原因疾患,原因となる障害部位を理解する。
- 各症状について,分類方法,評価方法を理解する。
- 各症状の誘発因子・増悪因子を理解する。

脳・神経疾患の診断や治療には，症状を観察して，その現象が何を意味するかを知ることが必要である。現在は，CT，MRI（磁気共鳴画像［magnetic resonance imaging：MRI］）をはじめとする様々な診断法が出現したことによって，症状の有無にかかわらず，画像診断により，病気であるという診断がなされることもしばしばである。しかしながら，患者の症候を引き起こしている病態の理解が重要である。患者の示すある症候がどのように引き起こされているかを知らないと，実際には，画像で調べていない別の部位の損傷によって引き起こされているのにもかかわらず，たまたま見つかったある画像の異常と単純に結びつけてしまうことになりかねない。

　様々な病気が痛みを生じる。たとえば四肢末端のびりびりする痛みを訴えてきた患者に，脳のMRI検査をするのは，無意味と断定はできないものの，そこでみられた異常とその痛みとを結びつけるのには慎重であるべきである。また，四肢の震え，筋強剛などは，脳の器質的な病変によって生じるのだが，そういう症候について知っていないと，脳の画像に異常がないので様子をみましょう，ということになってしまいかねない。

　以下，上に述べたような視点から，意識障害，高次脳機能障害などをはじめとする脳・神経の障害による症状について説明する。

I　意識障害，失神

A　意識障害

1. 意識障害の診療

　意識という言葉は，単に覚醒している状態だけを指すのではなく，あることに気づいている（しばしばアウェアネス［awareness］と表現される），さらに自分が自分であることがわかるという自己意識までをも含む。しかし臨床場面では，それほど複雑に考える必要はない。検査する側は十分に覚醒しているのに比して，相手がそれと同じ状態かどうかを主観的に判断して，意識がない，あるという表現をしている。ただ，意識障害があるということを，できるだけ客観的に表現しないと，医療スタッフが共通の考えをもつことができない。

1　意識を支えるシステム

　意識は，上行性網様体賦活系の働きによって支えられている。
　脳幹に網様体という構造がある。ネコなどでその部位を破壊すると昏睡状態になることがわかり，麻酔したネコなどでその部位を電気刺激すると，覚醒反応が得られることがわ

かった。さらに研究が進み，主に中脳の網様体から両側の視床へ至る経路（これが上行性網様体賦活系とよばれる）を経て大脳皮質に投射するシステムが，意識を覚醒させるには重要な経路であることがわかったのである。その後，この覚醒の機構では，アセチルコリン，ドパミンなどの様々な神経伝達物質が関与していることが明らかになった。

2 意識障害が生じる原因

意識障害が生じるのは，脳幹の網様体から視床（ただし両側）へと至る経路の障害か，そこからの情報を受け取る大脳皮質が全般性（び漫性）に障害されることによる。

意識障害が生じる機序として考えられるのは，①脳幹網様体を含む脳幹そのものが大きく障害された場合，②小脳などの病変によって脳幹が圧迫された場合，③両側の視床に障害がある場合，④大脳半球が両側・び漫性に障害された場合，などがあげられる。通常，片側の大脳半球の病変では意識障害は生じないが，その片側の病変が大きく，脳幹にも病変を生じる場合などは意識障害が生じる。さらに精神疾患などによっても意識障害が生じるが，それについては成書を参照されたい。

3 意識障害をきたす疾患

意識障害をきたす中枢神経系の疾患としては，脳血管障害，頭部外傷，脳炎，脳腫瘍，てんかん，などがある。

そのほか，代謝疾患，内分泌疾患などによって，上行性網様体賦活系および大脳皮質が全般性に機能障害を生じた場合にも意識障害を生じる。それらには，低血糖，ケトアシドーシスなどの糖代謝の異常，低ナトリウム血症などの電解質異常，肝性脳症，尿毒症，甲状腺疾患などがある。ビタミン B_1 欠乏症，肺炎などの低酸素脳症，CO_2 ナルコーシスなどによっても意識障害は生じる。さらに，アルコール，麻薬，向精神薬などの中毒性疾患などが原因で生じることもある。

4 意識障害患者の評価

従来，意識状態の評価には，清明，傾眠，混迷，半昏睡，昏睡などの表現のしかたがあるが，これらはいずれも，十分に科学的に定義されているとは言い難い。したがって，意識状態をより客観的に観察し，それを反映した以下のようなスケールが提唱されているので利用するのがよい。

❶ ジャパン・コーマ・スケール (JCS)

わが国では，ジャパン・コーマ・スケール（Japan Coma Scale：JCS。3-3-9度方式ともいう）がよく利用されている（表2-1）。JCSでは，「意識レベル1桁の3」などと表現される。このスケールでは点数が高くなるほど意識レベルが低いことになる。1桁は「覚醒しているが，それは十分ではない」，2桁は「覚醒していないが，覚醒させることができる。ただ，すぐに元の状態に戻る」，3桁は「覚醒していない」と判断できる。そして，そのなかを

表2-1 ジャパン・コーマ・スケール（JCS, 3-3-9度方式）

レベル	評点	反応
Grade I		覚醒している（confusion, delirium, senselessness）
	1	だいたい清明だが，今ひとつはっきりしない
	2	見当識障害（時，場所，人）がある
	3	名前，生年月日が言えない
Grade II		刺激で覚醒する*（stupor, sopor, lethargy, hypersomnia, somnolence, drowsiness）
	10	普通の呼びかけで容易に開眼する
	20	大きな声または，からだを揺さぶることにより開眼する
	30	痛み刺激を加えつつ呼びかけを繰り返すとかろうじて開眼する
		*覚醒後の意識内容は考慮しない
Grade III		刺激しても覚醒しない（deep coma, coma, semicoma）
	100	痛み刺激に払いのける動作をする
	200	痛み刺激で手足を少し動かしたり，顔をしかめる
	300	痛み刺激にまったく反応しない

さらに3つに分けている。

❷ グラスゴー・コーマ・スケール（GCS）

　国際的にはグラスゴー・コーマ・スケール（Glasgow Coma Scale；GCS）が用いられている（表2-2）。このスケールは，開眼，言語反応，運動反応の3つに分けてそれぞれをスケール化している。「E4V5M6」などと表現される。GCSは，JCSでもそうだが，最も反応の良い状態（最良）でその判断を行う。また，点数が高いほど覚醒レベルが高いことになる。

　これらのスケールは臨床的に用いられていて有用ではあるが，クモ膜下出血などの患者の，あくまでも急性期の状態の把握を目的に作成されている。そのため，慢性期の患者な

表2-2 グラスゴー・コーマ・スケール（GCS）

観察項目	反応	評点
開眼 （E：eye opening）	自発的に開眼する（spontaneous）	4
	呼びかけにより開眼する（to speech）	3
	痛み刺激により開眼する（to pain）	2
	まったく開眼しない（nil）	1
最良言語反応 （V：best verbal response）	見当識あり（orientated）	5
	混乱した会話（confused conversation）	4
	混乱した言葉（inappropriate words）	3
	理解不明の音声（incomprehensible sounds）	2
	まったくなし（nil）	1
最良運動反応 （M：best motor response）	命令に従う（obeys）	6
	疼痛部へ（localizes）	5
	逃避する（withdraws）	4
	異常屈曲（abnormal flexion）	3
	伸展する（extends）	2
	まったくなし（nil）	1

どについては，これらのスケールでは十分に把握できないというきらいがある．その場合には，より具体的に，どのように話しかけたら反応はどうであったか，あるいは目前で，光を当ててみたときの眼の動きはどうであったか，などの具体的な記述が必要である．

5 意識障害の検査と治療

意識障害では検査と治療を並行して行う．検査・治療にあたっては，意識障害が一過性のもので，診察場面ではすでに意識障害がなくなっているか，あるいは診察場面でも意識障害があるかで変わってくる．

一過性の場合は，次の本節-B「失神」の項目で述べる．

意識障害があり，呼吸循環に問題があれば，蘇生の処置や気道の確保を行う．意識レベルを判断しつつ，採血する，ビタミンB_1を投与する，ブドウ糖を投与するなどが必要である．次に，この患者の意識障害の原因が，脳幹障害にあるのか，大脳皮質の全般性の障害によっているのか，あるいは，片側の大脳に大きな病巣があって脳ヘルニアを起こしていて，脳幹が押されているのか，などを考えながら診察する．この場合，呼吸のリズム，眼球運動，麻痺が片側にないか，などの判定が重要となる．さらに補助診断としては，放射線学的検査，血液検査，心電図，脳波などの検査法がある．

ここで脳ヘルニアについて簡単に述べる．脳の組織はまわりを硬い骨によって囲まれている．脳に病変が起き，脳組織が浮腫などによって腫脹した場合には，比較的抵抗の少ないほうへと脳組織が押される．脳幹が押されることがあるが，その場合には呼吸状態が悪化し，片側の瞳孔が散大して，肢位などが変化してくる．それを観察で見逃さないことが大事である．

6 特殊な意識障害

開眼して，一見，覚醒しているようにみえるが，言葉を発することがなく，自発的な運動がない状態として，無動性無言と失外套症候群がある．

❶ 無動性無言

無動性無言は本来，視床ないし視床下部から上部脳幹の損傷によって生じ，自発運動はなく（無動），自発的な発語がなく無言のままでいる．ただ，眼は対象物を注視したり，食物が入れば嚥下するなどがみられる．

❷ 失外套症候群

失外套症候群では，両上肢を屈曲させ，また両下肢は伸展させる肢位をしており（これを除皮質硬直とよぶ），注視などの動きがないものを指す．

7 意識障害かどうかの判定で重要な病態

閉じ込め症候群（locked in syndrome）という状態を知っておく必要がある．この症候群は，橋の障害によって生じることが知られているが，これのみではない．重症のギラン-

バレー（Guillain-Barré）症候群などの末梢性疾患でも，このような状態にはなりうる。四肢麻痺，眼球運動の障害，顔面の麻痺などがあって，随意運動が障害されたために，外見上は意識障害があるようにみえる。

橋の障害による閉じ込め症候群では，随意運動としては垂直眼球運動が保たれるのが特徴であり，この垂直性の眼球の随意運動が保たれていることを利用して，患者から「はい，いいえ」の意思表示が確認できる。それにより，意識障害がないことが確認できる。末梢性の疾患では，この垂直性の眼球運動までが麻痺してしまうために，意識障害かどうかの判断が難しい。

2. 植物状態と脳死

植物状態と脳死の違いを図2-1に示す。

植物状態は，大脳皮質機能が廃絶しているが，脳幹は保たれている状態である。意識は障害されるが，自発呼吸や嚥下運動もみられ，生命は維持される。栄養が補給されれば，人工呼吸器は必要なく，長期に生存ができる。しかし，いわゆる精神活動はみられない。

脳死は，わが国では全脳死をもって定義される。脳死では，大脳皮質の活動のみならず，脳幹機能も廃絶している。自発呼吸や対光反射などの種々の脳幹反射もみられない。

B 失神

失神とは，一過性の脳虚血による脳代謝の障害が原因で一時的に意識を失う現象である。原則として，脳に器質的障害がない状態だが，てんかん，頭部外傷でも一過性意識消

Column わが国における脳死の問題について

わが国では1997（平成9）年に「臓器の移植に関する法律」が施行された。生前の意思表示のカード（ドナーカード）により，臓器を提供する意思を示している患者に対してだけ，脳死の判定は行われる。臓器を提供しない患者は，従来どおり，心臓死（呼吸の停止，心拍停止，瞳孔散大）をもって死亡判定がなされる。

脳死の診断には前提とされる条件がある。それは，器質的な脳障害があって，深い昏睡の状態である，無呼吸をきたしている，脳障害について回復の可能性がないということである。脳死の判定では，JCSは300，GCSは3点である。瞳孔は固定していて，対光反射などの脳幹反射は消失している。脳波は平坦であることが必要とされている。脳死の診断をしてはならないとされる除外例としては，急性の中毒疾患，代謝内分泌障害，小児例，知的障害などで本人の意思表示が有効ではないと思われる例などがあった。しかし2010（平成22）年には改正臓器移植法が施行され，今までは15歳以上でないと脳死の判定ができなかったが，その年齢制限が撤廃された。また，大人であって本人の生前の意思表示がない場合も，家族の承認で臓器提供が可能となった。

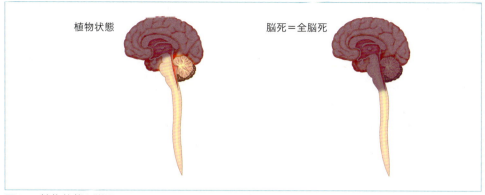

図 2-1 植物状態と脳死

失を呈することがあり，失神とは異なる状態ではあるが，鑑別診断上は考慮していく必要がある。

失神の3大原因は以下のとおりである。

❶ 心血管性失神

不整脈，心筋梗塞などによるものであり，見逃した場合の1年後死亡率は21〜30%といわれる。頻度は高くないが，慎重に鑑別する必要がある。

❷ 起立性低血圧による失神

出血，脱水などの治療しうる病態がある場合が多く，消化管出血，腹腔内出血を見逃さないようにする。反射性の交感神経系刺激により頻脈を伴う。起立性のバイタルサインの変化，すなわち起立時の収縮期血圧の20mmHg以上の低下，脈拍の20以上の増加，ふらつき，眩暈，悪心などの症状出現により診断する。

❸ 血管迷走神経反射性失神

失神のうち，最も頻度が高く予後良好である。精神・心理的ストレス（強い痛み，精神的ショック，過労など）により急激な末梢血管拡張が起こり，血圧が低下するが，迷走神経刺激により，❷と異なって徐脈をきたす。

なお，一過性脳虚血発作（transient [cerebral] ischemic attack；TIA）では，意識消失を起こす頻度は極めて低いことに留意すべきである。意識消失を起こすには，①両側のびまん性大脳皮質障害，②脳幹の上行性網様体賦活系の障害，のどちらかが起こっているはずである。①は通常，脳血管障害ではほとんど起こり得ず，また，②をきたす場合は，椎骨脳底動脈領域の神経局所症状（めまい［眩暈］，失調，感覚・運動障害，構音障害など）が意識消失の前後に出現する。こうした神経症状なしに失神発作の原因を安易にTIAに求めることは，心血管性失神などの予後に影響を与える疾患を見逃すことにつながる。

II 高次脳機能障害

1. 高次脳機能障害とは

　高次脳機能障害とは，後天的な中枢神経系の損傷によって，言語，思考，記憶，行為，学習，注意などの機能に障害が起きた状態を指す。たとえば，言語の障害である失語は，年齢や社会文化的にみて，言語学的にコミュニケーション能力をもっている，すなわち言語を正常に活用している人に，脳の損傷が起きたために生じる。これらの精神・心理的症状が出現すると，周囲の状況に合った適切な行動が選べなくなり，生活に支障をきたす。

　ここで一言，注意が必要である。わが国では，同じ「高次脳機能障害」という用語が2つの意味で用いられている。1つは失語，失行，失認を含んでいるもので，本書ではそれを踏襲する。もう1つの用いられ方を知るには，ある背景を知る必要がある。主に若年例であるが，交通外傷などによる前頭葉の障害によって，明らかな失語，失行，失認などの障害がないにもかかわらず，社会復帰ができない例があることが知られていた。この患者が，福祉行政の谷間に置かれ，社会福祉の対象となってこなかったため，厚生労働省が高次脳機能障害支援モデル事業を立ち上げた。そこでは前頭葉と関係の深い，記憶障害，意欲障害，注意障害，そして遂行機能障害だけを高次脳機能障害としており，前述のように，失語，失行，失認を含んでいない。

2. 高次脳機能障害の症状

1 失語

❶失語の病態

　失語は，いったん獲得された言語機能が，中枢神経系の損傷によって損なわれ，言語の理解と表出に障害をきたした状態と定義される。聴く，話す，読む，書くという言語機能が障害されている状態である。

　失語は，左半球の損傷によって起きることが多い。右利きの場合，そのほとんどが左半球の損傷後に，左利きの場合であっても，その約2/3が左半球の損傷後に失語症になるといわれている。

　失語は大きく次の2つのタイプに分けられる。
①**非流暢な失語**：ほとんど話をしない，努力して，つっかえつっかえ話し，句の長さは短く，しゃべり方が遅く，リズムや抑揚の障害がある失語である。
②**流暢な失語**：話す量はほぼ正常で，努力性は認められず，句の長さは正常，話す速度も正常だが，「とけい」を「めけい」という，あるいは「とけい」を「めがね」という言い誤り（錯語という）が多い失語である。

左半球の前頭葉下部を中心とした領域の損傷によって，非流暢なタイプの失語症（ブローカ［Broca］失語，運動性失語ともよばれる）が生じ，側頭葉を中心とした領域の損傷によって，流暢性の保たれた失語（ウェルニッケ［Wernicke］失語，感覚失語ともよばれる）が生じる。健常者では，話された言葉の理解には，左半球の側頭葉の一部が重要な働きをしており，また発話については，同じく左半球の前頭葉の一部が重要な役割をしている。このため，それぞれの部位が損傷されると，様相の異なる失語が生じるとされている。

❷ 失語の症状と調べ方

(1) 発話の障害

　「どうしましたか」，「今，何に困っていますか」などと，いつも患者に話しているように話しかける。そのようなとき，病歴が順序立てて話せる，また，長い文章を淀みなくすらすら話して誤りがない場合，これは失語ではない。言葉数が少なく，話す速度が遅く，つっかえつっかえ努力してやっと話をするような発話は，非流暢性発話とよばれ，失語の症状である。また，すらすらと速く話をすることができ，一息に長い文章を作り出せるが，誤った適切でない単語が混じるのを，流暢性の保たれた発話とよび，やはり失語の症状である。

(2) 話し言葉の理解障害

　たとえば，「左手で右の耳にさわってください」などと患者に言ってみる。このような命令に正しく応じられて，ただ，やはり失語があるかもしれないと思うときには，たとえば，時計と鍵を取り出してきて，患者の目の前のテーブルに置く。そして，「時計の上に鍵をのせて，その鍵を私にください」などと言って，そのとおりに実行できるかを調べてみる。

　さて，「右手で左の耳にさわってください」と言ったところ，それに応じられない，右の耳にさわるなどの誤りを示したとしたら，次にどうしたらよいか。その場合は，たとえば，「犬は4本足ですか」「あなたはお医者さんですか」などの，「はい」「いいえ」で答えられる質問をするのがよい。また，いくつかの物品を前に置いて，「時計はどれですか」などと質問し，正しい物品を選び出せるかを調べるのも一方法である（図2-2）。

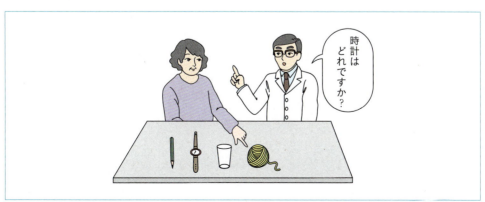

図2-2 話し言葉の理解の検査

(3) 物品呼称の障害

まず，検査する側が時計などを指差して，「これは何ですか」と問う（図2-3）。このときに，患者が「とけい」(正しい) を「めけい」(誤り) というような誤りがあれば，これを字性錯語ないし音韻性錯語という。また「とけい」を「めがね」と言い誤るのなら，これを語性錯語という。いずれも失語の症状である可能性が高い。

(4) 文字の音読や読解の障害

たとえば，「時計」「しんぶん」などと書かれた単語を音読させてみる。また，「毛糸」などと書かれた単語を見て，いくつかの物品のなかから正しい物品を選び出すことができるか調べる（図2-4）。「目を閉じてください」と書かれた文章を音読させ，その後に，その命令を実行できるかどうかをみる方法は，音読と読解の両方が検査できる。

(5) 書字の障害

書字の障害については，文字単語や文章を書くことができるかどうかが問題となる。「住所を書いてください」あるいは「とけいと書いてください」などと指示して調べる。

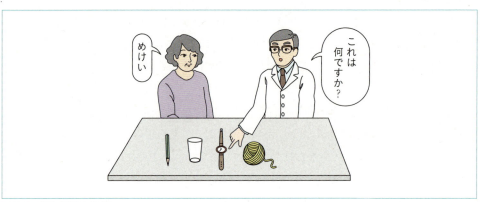

図2-3 字性錯語の検査

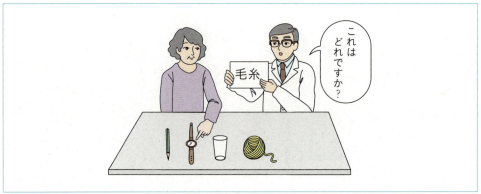

図2-4 読解の検査

2 失行

❶失行の病態

　指示された運動を誤って行ったり，渡された物品を誤って扱う場合を「失行がある」という。指示された運動や物品を扱おうとする側の上肢に，他の運動障害（麻痺，失調など）がないことが条件となる。

　失行は失語と同様に左半球との結びつきが強く，左半球の頭頂葉の損傷によって生じる。おそらくは，たとえば兵隊の敬礼などの運動のプログラムは左半球に蓄えられており，そのプログラム自体が障害されるか，あるいはそこは保たれていても，実際の運動を行う上肢の運動命令を司る部位との連絡が途絶えて生じると考えられている。

❷失行の症状

　患者は動作がうまくできないことを訴えないことが多い。まず，口頭命令に応じて以下のような動作を行うことができるか調べる（図2-5）。

　①慣習動作（例：バイバイ，敬礼，おいでおいで）
　②物品なしに物品を使う動作（例：かなづち，のこぎり，鍵）

　もし口頭命令が，失語の存在などのために理解できなかった場合には，検査者がこれら

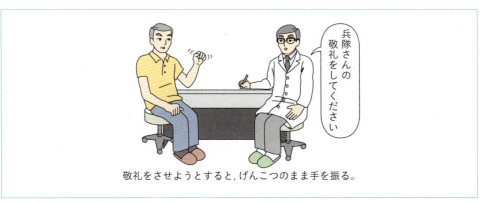

図2-5　失行の検査（口頭命令）

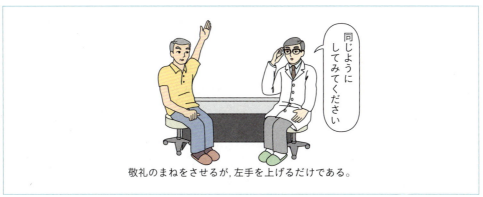

図2-6　失行の検査（模倣）

の動作を実際にしてみせて，検査者が行ったその動作をまね（模倣）させて調べる（図2-6）。

　口頭命令や模倣の検査に際して，ある動作を他の動作と取り違える誤りを示したり，無意味な反応（手をぐるぐる回すなど）を示したり，前に行った動作と同じ動作をしたり（保続）した場合，失行があると考えてよい。ただし，「運動を行わない」場合は，失行とは断定できない。

3 │ 失認

　失認とは，ある感覚を介して対象物を認知することができないことである。別の感覚を介してならば，それが何かは把握できる。視覚，聴覚，触覚などについて失認が存在すると考えられている。感覚低下や知能の低下，意識障害では説明できない障害である。ここでは視覚失認についてだけ述べる。

❶視覚失認の病態

　要素的な視覚機能（視力や視野など）と一般的な認知能力が保たれているのに，その対象物をひとまとまりとして把握できない（統覚型視覚失認）か，あるいは対象物をひとまとまりとして把握できるが，そのものが何であるかわからない（連合型の視覚失認）という状態である。

　やや詳しく述べると，視覚的に呈示された物の名前を言うように求められたときに，以下に示すような主に3つの段階が仮定できる。

- ①**第1段階**：視覚分析の段階とよばれる。物を正確に見る段階である。
- ②**第2段階**：認知のシステムの段階である。この段階は2つに分けることができる。前段は示された物品をひとまとまりとして把握する段階，後段は，そのひとまとまりが，それと関係の深い知識を呼び起こす段階である。
- ③**第3段階**：呼称の段階である。

この第2段階の障害が認知の障害すなわち失認ということになる。視覚失認は，両側後頭葉の損傷で生じる。

❷視覚失認の症状

　物品，物品の絵，幾何学図形が目の前に提示されても，患者は呼称することができない。しかし患者は，触覚，嗅覚，聴覚の手がかりがあれば，その物品の名前を言うことができる。統覚型の視覚失認では，形の弁別は，単純な形の場合でも障害されている。物が何であるかわからないのに，その形の模写が正確にできる場合は，連合型の視覚失認と考えられる。

4 │ 半側空間無視

❶半側空間無視の病態

　半側空間無視は，片側の刺激に気づかない，あるいは反応しない症状を指す。通常，こ

の症状は左半側空間無視であることが多い。すなわち，右大脳半球の損傷によって起きることが多く，左側の半球の損傷に伴って起きる右側の無視というのはまれである。主に，右半球頭頂葉（下頭頂小葉）を中心とする損傷によって生じる。半側空間無視は注意障害（空間に注意を向けることの障害）によって起きると考えている研究者が多い。脳内の注意の機構が障害されてこの症状が生じるという。

❷ 半側空間無視の症状

日常生活では，食事のときに皿の左半分を残したり，歩いていて左側の壁にぶつかったりする。常に首が右方向を向いている場合もある。

いくつかの机上の検査を行うとよい。患者の目の前に1本の線分が水平に書かれた白紙を置く。線分の長さは10〜30cmくらいが適当である。線の中心が患者の体軸の真ん中にくるようにして，この線分の真ん中と思われるところに鉛筆で印をつけるように患者に指示する。左半側空間無視があると，真の中点より右側に寄って2等分点をつける。

また，絵を模写させる。花の絵や家の絵がよく用いられている。このとき，見本を下に敷いて模写をさせるのがよく，見本の左側を省略した絵を描くことが多い。水平に書かれた文章を読ませると，左側に位置する単語を読み落としたりする。紙に文章を書かせると，左側を大きく残して，右側の端のほうにだけ文章を書くこともある。

5 記憶障害

❶ 記憶障害の病態

記憶はいくつかに分類される。まず短期記憶と長期記憶である。前者は，電話をかけるために電話帳を見て覚える程度の短い時間のもので，後者は，何日も何年にもわたって覚えているものである。この長期記憶には，さらに「意味記憶」と「エピソード記憶」がある。意味記憶とは，「日本の首都は東京である」などの世界に関する事実のことである。「先週，家族と一緒に遊園地に行った」などの日常生活の出来事の記憶を「エピソード記憶」という。エピソード記憶の障害を示すのは，認知症が基盤にあって，その一つの症状として記憶障害があることが多い。だが，そのエピソード記憶の障害だけが純粋に生じることもある。

純粋なエピソード記憶の障害（以下，記憶障害）の顕著な特徴は，新しいことを学習できないことである。しかし患者は，新しいことを学習できないだけでなく，発症以前に起こったことも思い出せない。この記憶障害を生じる重要な領域として，海馬などの側頭葉内側面，視床などが重視されている。特に海馬などは，記憶を呼び出すのに必要であって，その部位が損傷されると，覚えていることも思い出せないことになる。

❷ 記憶障害の症状

記憶障害が重度の場合には，病院の医師や看護師の名前が覚えられず，日付がわからなくなって，何度も同じことを尋ねたりする。したがって，かかりつけの病院の名前や主治医の名前，そこにいつ行ったかなどを問うとよい。そして，その日の朝，起きてからの行

動を尋ねて答えさせる。最近起こった大きな事件などについても質問してみる。

また，互いに関連のない3つの言葉（飛行機，緑色，名古屋城など）を復唱させて覚えさせ，その後に何か違う検査を行って，その3つの言葉を頭のなかで繰り返すことを禁じておく。これら3つの言葉を，5分後にはまったく覚えていない，あるいは，そのようなことがあったことすら忘れているのなら，これは記憶障害と考えられる。

患者の，記憶障害の発症前に起きた出来事などについても尋ねてみる。

6 遂行機能障害

❶ 遂行機能障害の病態

前頭葉は，人間において最も発達しており，運動機能をはじめとして，言語，感情，判断，創造などの重要な機能を受け持つ部分であるとされている。遂行機能とは，「自立し，目的にかなった行動を上手に実行できる能力」である。具体的には，プランを立て，その実行の際に現れる問題解決能力のことを指すといえる。前頭葉が損傷されると，この遂行機能が障害される。

❷ 遂行機能障害の症状

前頭葉に損傷をもつ患者は，知能検査などの成績からみると，特に仕事の遂行には問題がないと思われても，定職についてその職を継続していくことが難しいといわれている。無気力であり，アイデアが欠損していて，将来の行動を計画することが難しい。決断力の欠如や，思慮分別のない決断をしてしまう。会話の欠乏があり，順応性が欠如していて，精神的努力が足らず，自己修正ができないなどの症状がある。

III 運動機能に関連する異常

運動麻痺

運動麻痺とは，大脳運動皮質中枢から末梢神経，骨格筋に至る運動経路のどこかに障害が生じ，骨格筋の随意的な収縮が行えなくなった状態（筋力の低下）をいう。

1. 運動経路

運動経路は，以下の4つ（①〜④の順）よりなる。

①**上位（1次）運動ニューロン**：大脳運動皮質より脳幹運動神経核に至る経路，およびさらに下行し，最終的には交叉して対側脊髄前角細胞に終わる皮質脊髄路である。この皮質脊髄路は延髄の錐体を走行することから**錐体路**と名づけられている（図2-7）。

②**下位（2次）運動ニューロン**：脊髄前角細胞より前根を経由して末梢神経を通り，運動

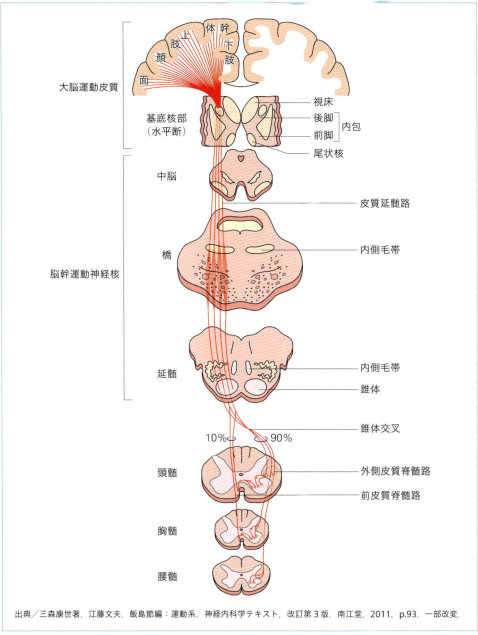

図 2-7 錐体路の解剖

神経終末に至るまでの経路である。
③**神経筋接合部**
④**骨格筋**

2. 麻痺の分布様式による分類

麻痺をその分布様式によって分類すると，以下の4つになる。

①単麻痺（monoplegia）：上・下肢のうち，一肢だけが麻痺している状態である。
②片麻痺（hemiplegia）：からだの一側の上・下肢にみられる麻痺の状態である。
③対麻痺（paraplegia）：両側の下肢にみられる麻痺の状態である。多くは脊髄障害による。
④四肢麻痺（tetraplegia）：上・下肢が両側性に麻痺した状態である。

B 筋萎縮

筋萎縮は，下位運動ニューロン以下の障害により，その神経の支配筋に萎縮が起こる状態，あるいは筋そのものの障害によって起こる筋のボリュームの減少をいう。

筋萎縮の有無は，座位および立位で，正面および背後から観察する。同時に線維束性収縮，ミオキミア，仮性肥大，翼状肩甲，ミオトニアなどの有無にも注意する。

1 線維束性収縮

線維束性収縮（fasciculation）は，1個の motor unit（1個の脊髄前角運動ニューロンとそれに支配されている筋線維群）が自発性に興奮することによるもので，単発性かつ限局性の筋収縮が起こる。皮膚が一過性に陥凹して戻るのが見え，患者はそれを感じる。関節の動きは生じない。

2 ミオキミア

ミオキミア（myokymia）は，もう少し持続の長い筋収縮が皮膚にさざ波を打つように，数回，ピクピクと動くが，運動の起きる範囲は線維束性収縮と同じく，ごく狭い部分である。ミオキミアは，1個の motor unit，または motor unit の一部が反復性に興奮することによって生じる。

3 仮性肥大

仮性肥大は，多くの場合，筋ジストロフィー（特にデュシェンヌ型ジストロフィー）患者の下腿三頭筋にみられるもので，筋は正常よりも腫大し，触れると硬い。

Column 頭頂葉の病変による筋萎縮

大脳半球の病変，特に頭頂葉の病変により，その部位にほぼ対応する反対側の身体に局所的な筋萎縮を呈する場合があり，中枢性の筋萎縮（central muscular atrophy），あるいは頭頂葉性の筋萎縮（parietal atrophy）とよばれている（腫瘍によることが多い）。

4 翼状肩甲

翼状肩甲は，主に前鋸筋の筋萎縮によって生じ，肩甲骨下面が胸郭から持ち上がる現象をいう。

5 ミオトニア

ミオトニア（myotonia）は，筋の随意収縮を容易に弛緩できない現象をいい，手を強く握ってもらい，手を開くように命じてもすぐには開けない（把握性ミオトニア）。また，母指球や舌をハンマーで叩くと持続的な筋収縮を生じ，ゆっくりと戻る現象（叩打性ミオトニア）が観察できる。

C 痙攣

痙攣とは，発作的に起こる骨格筋の不随意性の収縮のことであり，全身の痙攣から一部の筋の収縮まで種々のものが含まれる。その責任病巣は，脳から筋肉に至り（表2-3），原因も様々である。

一般に一過性の現象であり，直接観察することが困難な場合が多い。したがって，その内容について，十分に問診することも大切である。痙攣がどのように発現するか，分布はどうか，持続性か，意識障害の有無，発熱，筋肉痛，感覚障害，そのほか，随伴する神経徴候がないかを知る必要がある。

▶ **除脳硬直・除皮質硬直**　ここでは，脳ヘルニアなどの重篤な脳障害が起こったときにみられる肢位である除脳硬直・除皮質硬直を解説する。除脳硬直は，中脳や橋が障害されたときにみられる。上・下肢は，刺激により強く伸展し，全身が反り返る。除皮質硬直は，間脳や大脳皮質が障害されたときに，痛み刺激などを与えることでみられる。上肢の屈曲・内転，下肢の伸展・内旋，足の底屈がみられる。

D 不随意運動

不随意運動とは，自分の意志とは無関係に出現し，無目的に生じる運動のことである。

表2-3 痙攣の障害部位による分類

脳性	特発性（1次性）てんかん，症候性（2次性）てんかん 錐体外路性，ミオクローヌス 除脳硬直，除皮質硬直，熱性痙攣
脊髄性	ミオクローヌス，有痛性筋強直発作
末梢神経性	顔面スパスム，線維束性収縮，テタニー
主に筋性	ミオトニア

出典／豊倉康夫編：神経内科学書，朝倉書店，1987，p.96，一部改変．

大脳基底核（錐体外路系），小脳，脳幹，脊髄などの障害でみられる。

1. 大脳基底核障害による不随意運動

1 振戦

振戦（tremor）とは，手足や首が震えることであり，比較的規則的かつ単純な運動である。それがどういう姿勢で顕著になるかによって以下のように分類される。

❶静止時振戦
静止時振戦（resting tremor）は，主に手にみられる4〜6Hzの規則的で比較的粗大な震えである。座位で手を膝の上に置き力を抜いた姿勢で出現し，パーキンソン病でみられる。

❷姿勢時振戦
姿勢時振戦（postural tremor）は，一定の姿勢を維持したときに出現しやすく，手指にみられる8〜12Hzの不規則な細かい震えである。本態性振戦などでみられる。

❸動作時振戦
動作時振戦（action tremor）は，ある目的の運動をするときに，その過程で出現する震えで，小脳障害などでみられる。

2 アテトーシス

アテトーシス（athetosis）とは，ゆったりとした不規則的でくねるような，床をはうような運動で，四肢遠位部，特に手，指に好発するのが特徴である。

3 バリスム

バリスム（ballism）とは，一側上・下肢の投げ出すような，粗大で素早い運動のことである。

4 ヒョレア

ヒョレア（chorea）とは，不規則な速い運動で，顔面，四肢末梢優位に認めるのが特徴である。

5 ジストニア

ジストニア（dystonia）とは，ある姿勢（特に起立，歩行）をとったときに筋緊張の異常が現れ，頭や体幹が後ろに反り返り（捻転ジストニア），頭が一方に回転したり（痙性斜頸），肩を挙上させ，上腕が内転し，肘が伸びるなどの姿勢，肢位異常が現れる状態のことである。

2. 小脳障害による不随意運動

小脳障害による不随意運動としての**振戦**，特に**企図振戦**（intention tremor）は，手が目

標物に近づくに従って著明となる震えを特徴とする。

3. 脳幹・脊髄障害による不随意運動

ミオクローヌス（myoclonus）は，脳幹・脊髄障害による不随意運動であり，一般に不規則で迅速な，ピクッとするような動きで全身性に現れるのが特徴である。

4. 大脳皮質障害による不随意運動

てんかん（持続性，続発性），ミオクローヌスなどが，大脳皮質障害による不随意運動である。

てんかんとは，様々な原因により大脳皮質神経細胞が異常な興奮をきたし，発作性あるいは同期性に，かつ律動的な反復性の発作（精神または身体症状）を繰り返す病態をいう。

発作がからだの一部から始まるか，両側同時に起こるかによって，部分発作（partial seizure）と全般発作（generalized seizure）の2つに大別される。

❶てんかんの部分発作

てんかんの部分発作には次の3つがある。
①**単純部分発作**：意識障害を伴わない発作をいう。
②**複雑部分発作**：意識障害を伴う発作をいう。
③**2次性全般化発作**：単純部分発作または複雑部分発作で始まり，2次性に全般化し，全身痙攣に発展する発作である。

❷てんかんの全般発作

両側同時に始まる発作で，かつ脳波で両側同時に起こる同期性の棘・徐波複合（spike & wave complex）（図2-8）が特徴であり，以下のようなものがある。
①**欠神発作**：短い意識障害発作を基本とする発作をいう（小発作）。
②**ミオクロニー発作**：急激で短時間の，四肢，体幹の不規則な運動であり，感覚刺激により誘発されることがある。
③**間代発作**：意識障害と間代性痙攣を主体とする発作である。

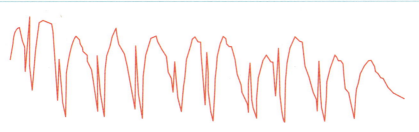

周期性にスパイクまたは鋭波とそれに続く徐波が複合した脳波で，棘波の始まりから徐波の終わりまでが1周期である。

図2-8 棘・徐波複合（spike & wave complex）

④**強直発作**：意識障害と強直性痙攣を主体とする発作である。
⑤**強直間代発作**：最初，強直性痙攣で始まり，次第に間代性痙攣に移行する発作をいう（大発作）。
⑥**脱力発作**：突然，筋トーヌスが低下して倒れる発作である。

5. 末梢神経障害による不随意運動

末梢神経障害による不随意運動としては，線維束性収縮，ミオキミア，顔面スパスム（facial spasm）などがある。

末梢神経障害による不随意運動については，前述の「Ⓐ運動麻痺」および「Ⓑ筋萎縮」を参照されたい。

E 運動失調

運動失調（ataxia）は，運動麻痺がないにもかかわらず，協調運動障害のため，複雑な運動が合目的かつ円滑に遂行できない状態をいう。責任病巣の違いにより，小脳性失調，脊髄性失調，前庭性失調の3つに区分される。

1. 小脳性失調

小脳性失調の症状は，指や足を思ったところへ正確に移動できなくなり（dysmetria），1～2回行きつ戻りつした後に目標に到達するような状態を示す。また，一つの運動がスムーズな連続的な運動として行われず，右へ行ったり左へ行ったりして，こま切れの運動（decomposition）の継続として行われる。これは，共同筋から拮抗筋への運動の変換がスムーズにいかない（adiadochokinesis）ために，前腕の素早い回内・回外運動の繰り返し，指タッピングなどが遅くなり，各周期がばらばらになることによる。

そのほか，筋緊張の低下（hypotonia），注視方向性の眼振（nystagmus），運動の遅さ（錐体外路性の動作緩慢と異なり，運動が小さくなることはあまりない）や言語が緩徐になる現象（bradylalia）がみられることがある。

歩行は失調性となり，バランスの崩れを防ぐためにスタンスを広く（広基性歩行，wide-based gait）とり，歩行のリズムも不良である。軽症でも，一直線上を歩行（つぎ足歩行：tandem gait）させると不安定さが出現することも多い。

2. 脊髄性失調

脊髄性失調は，脊髄後索を通る深部感覚を伝える線維の障害により起こる。深部感覚（位置覚，振動覚）障害を伴い，開眼していれば視覚と小脳で平衡を保つことができるが，閉眼時に症状が顕著となり，ロンベルグ（Romberg）徴候*が陽性となる。深部感覚障害の強い末梢神経障害でも同様の異常が生じうる。

3. 前庭性失調

　前庭器官の末梢受容器は，三半規管の膨大部稜と卵形嚢および球形嚢の平衡斑である。これらより前庭核を介して，小脳，前庭脊髄路を経て，脊髄前角運動ニューロンへの入力がある。それらの障害で失調症状を呈することがある。

　起立と歩行時の失調が主体で，歩こうとすると障害前庭側へと偏位する。急性期には回転性めまいがあることが多く，指鼻試験，膝踵試験などでは失調症状はほとんどみられないことが特徴である。

F 歩行障害

　歩行障害（表2-4）は，中枢神経，末梢神経，筋，骨のいずれかの機能障害で出現する。

1 動揺性歩行

　動揺性歩行とは，体幹を左右に揺すりながら歩く歩行で，近位筋に筋力低下があるときにみられる。多発性筋炎，各種の筋ジストロフィーなどでみられる。

2 鶏状歩行

　鶏状歩行では，歩くとき爪先が上がらず，爪先を引きずりながらパタッパタッと歩く。遠位型筋ジストロフィー（下肢腓骨筋群の障害）や各種の多発神経障害でみられる。

表2-4 障害部位による歩行障害

障害部位		歩行障害の種類
上位運動ニューロン	片側性	引きずり歩行，痙性片麻痺歩行，円書き歩行
	両側性	足尖歩行，はさみ歩行，アヒル歩行
両側大脳半球		小刻み歩行，歩行失行
下位運動ニューロン		引きずり歩行，鶏状歩行
神経筋接合部，骨格筋		よちよち歩行，鶏状歩行，トレンデレンブルグ歩行
錐体外路系	パーキンソン症候群	パーキンソン病様歩行，小刻み歩行，加速歩行，すくみ足歩行，ジストニー歩行
	その他	舞踏病様歩行，舞踏アテトーゼ歩行
小脳および小脳連絡路		広基性歩行，よろめき歩行，酩酊歩行
深部知覚系		踵打ち歩行
心因性		ヒステリー性歩行

出典／水野美邦編著：神経内科 Quick Reference，文光堂，1995，p.163，一部改変.

＊ロンベルグ徴候：患者を直立させた状態で閉眼させると動揺が激しくなり，立っていられなくなる現象をいう。

3 痙性歩行

痙性歩行とは，両下肢の痙直による歩行障害で，膝は突っ張っており，屈伸が減少した歩行である。変形性頸椎症などでみられる。

4 痙性片麻痺歩行

痙性片麻痺歩行とは，一側の錐体路障害による歩行をいう。患肢は痙直が強く，棒のように突っ張る。内包付近の血管障害などでみられる。

5 パーキンソン病様歩行

パーキンソン病様歩行は，前傾前屈姿勢で，上肢と下肢は屈曲し，腕の振りは小さく，歩幅も狭いといった点に特徴がある。また，歩き始めに足がぶるぶる震えるだけで，なかなか1歩目が踏み出せず（すくみ足歩行），いったん歩き出すと比較的スムーズに歩くが，何かの拍子にまたその場で細かい足踏みをするだけになる歩行がみられることもある。パーキンソン病をはじめ，種々のパーキンソン症候群を呈する疾患でみられる。

G 構音障害

1 構音の意義

構音とは，発語器官である舌，下顎，口唇，口蓋帆などを動かすことにより咽頭，口腔の形態を変化させ，喉頭で発生した声に語声としての特性を与える過程である。

2 構音障害の病態

構音障害（dysarthria）とは，発語器官の障害により，言語の明瞭度の低下，音のひずみや省略，韻律すなわちプロソディー（prosody）の異常などをきたすことをいう。構音障害は，話そうとする言葉は正しく想起されているのに，実際の話し言葉が不明瞭になるもので，言葉の理解は正常であり，書字や読書にも障害はなく，言語機能そのものが障害される失語症とは区別される病態である。

3 構音障害の分類

構音障害の分類は表2-5のとおりである。

❶ 球麻痺による構音障害

球麻痺による構音障害は，延髄から出る下位運動ニューロン（第Ⅸ，Ⅹ，Ⅻ脳神経），あるいは構音筋そのものの障害により生じる。口唇音，舌音の障害が強く，軟口蓋麻痺が加われば鼻声となる。

表2-5 構音障害の各障害部位による特徴

障害部位	障害の特徴
球麻痺	一般的にゆっくりと単調なしゃべり方となり，下記の各部位障害による特徴がある 　舌　　　（脳神経XII）：舌音（タ行，ラ行，t，ch）の障害 　軟口蓋（脳神経IX，X）：口蓋音（ガ行，g）の障害，鼻声 　口唇　（脳神経VII）：口唇音（パ行，マ行，b）の障害 　喉頭　（脳神経X）　：嗄声，ささやき，母音の障害，片側性麻痺では無症状のこともある 　開口　（脳神経V）　：音，音節の区切りが明確でない
仮性球麻痺	ゆっくり不明瞭なしゃべり方となる。音，音節の明瞭さがない。時に音声が爆発的となる
錐体外路系	不随意運動によるリズムの乱れ（舞踏病など） 単調で小声，時に震える（パーキンソン病など）
小脳系	協調運動の乱れによる断綴性（とぎれとぎれ）言語
呼吸障害	呼吸困難による小声

出典／水野美邦編著：神経内科 Quick Reference，文光堂，1995, p.159，一部改変．

❷ 仮性球麻痺による構音障害

仮性球麻痺は，第Ⅸ，Ⅹ，Ⅻ脳神経を支配する上位運動ニューロン（皮質延髄路）が両側性に障害されて球麻痺と類似の症状が起こるものをいう。

❸ 小脳障害による言語障害

小脳の障害（脳幹部を含む）で生じ，構音諸筋の協調運動障害により起こるものである。音節ごとにとぎれ，発音不明瞭な運動失調性発語である。**断綴性言語**が特徴的とされているが，言語のスピードが低下し，ゆっくりと粘っこい発音でしか，しゃべれないという**緩徐言語**も認められる。

❹ パーキンソン症候群の構音障害

パーキンソン症候群の構音障害では，声量が小さく（小声），抑揚が乏しく，単調で一本調子になるのが特徴である。発語はゆっくりにはならず，むしろ早口になる。

❺ 不随意運動に伴う構音障害

不随意運動は一般に，随意運動により誘発されたり，増強したりする性質があるため，発声により構音筋群に不随意収縮を生じると，声音や声のピッチが急に変化したり，正常の抑揚とは異なったところにアクセントが現れた不自然な言語になる。

❻ ヒステリー性言語障害

ヒステリー性言語障害とは，上記のどの特徴にもあてはまらない言語で，非常にゆっくりであったり，小さいかすれたような発声であることもある。しかし，それに見合った器

球麻痺と仮性球麻痺

下部運動脳神経核である，第Ⅳ，Ⅹ，Ⅻ脳神経の核下性の障害，つまり脳神経核，末梢神経，それに支配される神経筋接合部，筋肉の障害で生じる臨床症状を球麻痺，それら脳神経核への核上性支配（皮質核路）の障害を仮性球麻痺とよんでいる。これらの脳神経はすべて構音障害，嚥下障害に関与している。

質的病変はなく，徴候もない。

H 嚥下障害

嚥下とは，食塊を口腔から胃に送り込む一連の運搬作業を指し，**口腔期，咽頭期，食道期**に分けられている。嚥下の動作は，開口，閉口，口唇を動かす，舌を動かすといった運動をつかさどる三叉神経，舌下神経，咽頭，喉頭部での反射運動に関係する舌咽神経，迷走神経，副神経などが関与している。また，迷走神経背側核，下唾液核などによる唾液分泌，腸管の運動，気道の状態といった自律神経系も間接的に影響している。

嚥下障害（dysphagia）のなかでも特徴的なものの一つに，咽頭期での障害がある。嚥下運動の咽頭期は，非常に複雑な反射性の運動を行う。特に，舌下神経および舌咽神経，迷走神経の運動枝が重要な働きをする。これらの働きで，完全な障害が生じた場合は，有効な嚥下運動誘発自体が困難になる。また不完全な障害が生じた場合，たとえば後鼻口の閉鎖が不十分な場合は液体は鼻へ逆流し，また気管口を閉じることが不十分であると気管への誤飲を起こす。ひどくなると，口の中へ食物を入れても，それを咽頭部までもっていくことさえ困難となる。そうなると，唾液を自動的に飲み込むことも不可能となり，流涎を生じる。

前述の球麻痺，仮性球麻痺では嚥下障害がみられるが，初期の段階においては，球麻痺の場合は液体は何とか飲み込めるが，固形物のほうが飲み込みにくくなる。仮性球麻痺では固形物は飲み込めるが，液体が鼻から逆流して飲み込みにくくなることが多い。

IV 頭痛

A 頭痛の発症機序と頭痛にかかわる痛覚受容器

頭痛は，その発症機序から次のように分けられる。
①**血管性頭痛**：脳動脈の拡張により，血管周囲の感覚神経が刺激されて生じる。
②**緊張性頭痛**：頭頸部の筋の収縮により生じる。
③**牽引性頭痛**：頭皮や頭蓋骨，骨膜，硬膜の炎症性腫脹などによる機械的な刺激によって生じる。
④**神経痛**：末梢神経が刺激されて生じる。

脳実質は痛みを感じることはない。頭痛は，頭蓋内では，硬膜およびテント，静脈洞壁，硬膜動脈などの血管，脳神経（三叉神経，舌咽神経，迷走神経）から，頭蓋外では，頭蓋外の動脈，三叉神経，上位頸神経根，筋や筋膜，腱膜，頭皮に分布する痛覚受容器への刺

激から生じる。さらに，副鼻腔，眼，耳，歯などの病変による関連痛が，三叉神経，舌咽神経，迷走神経ならびに上位頸神経根によって伝えられて出現する頭痛がある。

B 頭痛の分類

頭痛の分類には，頭痛を症候学的にとらえ，それぞれの頭痛に詳しい診断基準を記した国際頭痛学会の分類が広く用いられている（表2-6）。国際頭痛学会の分類は大きく14項目に分けられ，1〜4が1次性頭痛，5〜12が2次性頭痛，そして，13，14が神経痛である。

1. 1次性頭痛

1 片頭痛

片頭痛は，「生活に支障をきたす頭痛に，悪心や嘔吐などの自律神経症状と，脳の感作現象の結果としての音過敏，光過敏などを伴う発作が反復性に出現する疾患」である。

片頭痛では，未治療もしくは治療が無効の場合，持続時間が4〜72時間の頭痛発作を繰り返す。頭痛は拍動性であり，歩行や階段昇降などの日常的な動作で増悪する。痛みは片側前頭側頭部に生じることが多いが，両側性のこともある。

全片頭痛患者の10〜15％に前兆を伴う。前兆としては，視覚性前兆が最も典型的であり，きらきらした光や線が見えるといった閃輝性暗点などがある。原因として，三叉神経

表2-6 国際頭痛分類（ICHD-3βによる頭痛の分類）

第1部：1次性頭痛
 1．片頭痛
 2．緊張型頭痛
 3．三叉神経・自律神経性頭痛
 4．そのほかの1次性頭痛疾患

第2部：2次性頭痛
 5．頭頸部外傷・傷害による頭痛
 6．頭頸部血管障害による頭痛
 7．非血管性頭蓋内疾患による頭痛
 8．物質またはその離脱による頭痛
 9．感染症による頭痛
 10．ホメオスタシス障害による頭痛
 11．頭蓋骨，頸，眼，耳鼻，副鼻腔，歯，口あるいはそのほかの顔面・頭蓋の構成組織の障害による頭痛あるいは顔面痛
 12．精神疾患による頭痛

第3部：有痛性脳神経ニューロパチー，他の顔面痛およびそのほかの頭痛
 13．有痛性脳神経ニューロパチーおよび他の顔面痛
 14．そのほかの頭痛性疾患

とその周囲の血管の異常な収縮拡張がかかわっていると考えられている。片頭痛の病態生理はいまだ不明な部分が多く残されているが，皮質拡延性抑制（CSD）が前兆をきたし，脳実質を包む脳膜，特に硬膜の炎症と血管の収縮拡張による疼痛刺激が三叉神経を介して頭痛を呈すると考えられている。

治療には，トリプタン，鎮痛薬，酒石酸エルゴタミン製剤などが用いられる。

2 緊張型頭痛

緊張型頭痛は主に両側性の頭痛で，軽度〜中等度の非拍動性の圧迫感または締め付け感が 30 分〜7 日持続する。日常的な動作による増悪はなく，悪心・嘔吐はない。その発症には，後頸筋の持続的な収縮や筋血流の低下などの末梢因子，疼痛閾値の低下や三叉神経の感作などの中枢性の因子，または両者の関与が考えられている。

治療には，鎮痛薬，抗うつ薬，筋弛緩薬などが使用される。

3 群発頭痛

群発頭痛は，一側の眼窩部・側頭部に，耐え難い持続性の短い痛みが出現し，頭痛とともに，流涙，結膜充血，鼻漏，発汗，縮瞳などの自律神経症状を伴う。頭痛は通常，一定期間，ほぼ毎日，特に夜間から明け方にかけて出現し，1〜2 時間持続する。男性に多い。発症には三叉神経と副交感神経系の関連が考えられている。

2. 2次性頭痛

2 次性頭痛については**注意すべき症状や経過を伴うことが多い**。2 次性頭痛を疑うポイントとして，①突然発症の頭痛，②今まで経験したことがない頭痛，③いつもと様子の異なる頭痛，④頻度と程度が増していく頭痛，⑤50 歳以降に初発の頭痛，⑥神経脱落症状を有する頭痛，⑦がんや免疫不全の病態を有する患者の頭痛，⑧精神症状を有する患者の頭痛，⑨発熱・項部硬直・髄膜刺激症状を有する頭痛があげられる。

クモ膜下出血の頭痛は，突発する激しい頭痛である。ハンマーで殴られたような痛み，頭の割れるような痛みと表現される。内頸動脈の解離では，同側の頭痛，特に眼周囲の疼痛を訴える。

感染症による頭痛は，髄膜炎，脳炎などでみられる。多くは拍動性であり，悪心・嘔吐を伴うこともある。急性緑内障では，激しい眼痛，前頭部痛を伴う。

薬物乱用性頭痛は，1 次性頭痛の患者が鎮痛薬やトリプタンなどの急性期治療薬を乱用した場合に発症する連日性頭痛である。起床時から頭痛が出現することが多く，女性に多い。

V 髄膜刺激症状

髄膜刺激症状は，炎症や出血に伴って髄膜が刺激されたときに出現する。頭痛，悪心・嘔吐，羞明，項部硬直，ケルニッヒ徴候，ブルジンスキー徴候などがある。

以下に，その主なものをあげる。

①**項部硬直**：患者を仰臥位にし，枕をはずして頭部を前屈させたときの抵抗の増大として感じられる。

②**ケルニッヒ（Kernig）徴候**：仰臥位で膝関節を受動的に伸展させたときに制限が認められる。

③**ブルジンスキー（Brudzinski）徴候**：仰臥位の患者の頭を受動的に屈曲させたときに，自動的に股関節と膝関節の屈曲が起こることをいう。

④**ジョルトアクセンチュエイション（jolt accentuation）**：座位になってもらい，水平方向に頭を振ってもらうと頭痛が増強する。

⑤**ネック・フレクション・テスト（neck flexion test）**：直立した状態で頭部を前屈し，屈曲時に抵抗や疼痛があり，下顎が前胸部につかない場合は異常とする。

髄膜刺激症状を伴う頭痛は，クモ膜下出血や髄膜炎など，重篤な疾患に伴う症候性頭痛を示唆するため，画像診断や脳脊髄液検査などの適切な緊急検査を要する。

VI 頭蓋内圧亢進症状と脳ヘルニア

1. 頭蓋内圧亢進症状

1 頭蓋内圧亢進の原因

頭蓋内腔は，脳実質と血管床，そして脳脊髄液腔からなる。他の臓器とは異なり，頭蓋骨および硬膜という硬い構造に囲まれて保護されており，閉塞された頭蓋内腔の総合容積は一定である。通常，頭蓋内腔では，それぞれがバランスよく配置され，正常な頭蓋内圧が保たれており，その値は約 50 〜 200mmH$_2$O である。

頭蓋内圧が上昇する原因は，いくつかあげられるが，原因が不明のことも多い（表2-7）。

2 頭蓋内圧亢進による症状

❶頭痛

頭蓋内圧亢進症状のなかで最も高頻度にみられる症状である。頭蓋内で痛みを感じる部

表2-7 頭蓋内圧亢進の原因

❶頭蓋内占拠性病変
❷脳浮腫による脳容積の増大
❸脳脊髄液の通路の閉塞や吸収障害，過剰産生による頭蓋内腔脳脊髄液量の増加
❹静脈系の閉塞による頭蓋内の循環血液量の増加
❺良性頭蓋内圧亢進

位は，頭蓋底部の硬膜や硬膜動脈，脳底部やテント上の太い血管，三叉神経などである。高齢者では，痛みに対して鈍感であること，また脳萎縮による代償がきくため，若年者に比べると頭痛の頻度は低い。

　頭蓋内圧亢進に伴う頭痛は，起床時の強い頭痛であることが多い。早期に頭を下げたときに，きりきりするといった間欠的な痛み，あるいは鈍痛が生じるが，しだいに持続性になる。

❷悪心・嘔吐

　突然生じる嘔吐が特徴的で，噴出性，流動性と表現される。食事とは無関係で，消化器症状や悪心を伴わないことが多い。迷走神経運動核が頭蓋内圧亢進による圧迫を受けるためと考えられている。

❸うっ血乳頭

　頭蓋内圧亢進に伴う視神経周囲の静脈のうっ滞による症状で，視神経乳頭部にうっ血や怒張，出血が出現する。眼底鏡を用いて観察する（図2-11）。早い例では1日で出現する例もあるが，1週間以上かかって出現する例もある。視神経乳頭に相当する生理的盲点であるマリオット（Mariotte）盲点の拡大がみられるが，うっ血乳頭のみでは視力低下にはならない。2次的に視神経萎縮が生じると視力低下が出現する。

❹外転神経麻痺

　外転神経は頭蓋内での経路が長く，圧迫による障害を受けやすい。片側性のことが多いが，両側性のこともある。

❺クッシング現象

　頭蓋内の末梢血管抵抗が上昇すると，脳還流圧が低下し，脳血流が低下する。これに対して，代償的に全身血圧が上昇し，脈圧は増大して，緊張の強い徐脈となる。これをクッシング（Cushing）現象という。

　頭蓋内圧の上昇が続くと，脳への圧迫により脳循環が低下して脳虚血をきたし，脳浮腫が生じ，さらに頭蓋内圧が上昇する。その結果，逃げ場のなくなった脳組織の一部がテント切痕や大孔に落ち込み，脳ヘルニアとなる。そのため，意識障害，呼吸障害などを呈し，致命的な状態に至ることがあるので，頭蓋内圧亢進症状に対しては緊急の治療が必要となる。

❻頭蓋内圧亢進を助長する所見

　頭蓋内圧亢進症状を助長するのは，排便時の努責や低酸素血症による脳浮腫である。

2. 脳ヘルニア

脳組織は周囲を硬い頭蓋骨に覆われている。頭蓋内腔は，小脳テントによりテント上腔とテント下腔に分けられ，またテント上腔は，大脳鎌により左右に分けられている。頭蓋内圧の亢進に伴い，脳組織がこれらの区画から脱出した状態が脳ヘルニアである。ヘルニアが起こる部位および脱出する脳組織により，以下のとおりに分類される（表2-8，図2-9）。

1 脳ヘルニアの症状

脳ヘルニアの症状としては，前症状である頭蓋内圧亢進から徐脈となる。また，頭蓋内圧亢進が進行すると，瞳孔は瞳孔不同から散瞳へと変化する。さらに延髄まで圧迫されると呼吸は失調性呼吸（図2-33）となる。姿勢は大脳皮質や白質が広範囲に障害されると除皮質硬直姿勢となり，脳幹部まで及べば除脳硬直姿勢となる。

表2-8 脳ヘルニアの種類

❶テント切痕ヘルニア 　1）中心性テント切痕ヘルニア 　2）鉤ヘルニア 　3）上行性テント切痕ヘルニア ❷小脳扁桃ヘルニア ❸帯状回ヘルニア ❹蝶形骨縁ヘルニア

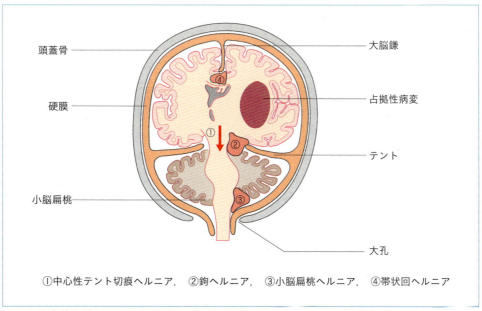

①中心性テント切痕ヘルニア，②鉤ヘルニア，③小脳扁桃ヘルニア，④帯状回ヘルニア

図2-9 代表的な脳ヘルニア

2 テント切痕ヘルニア

❶ 中心性テント切痕ヘルニア

前頭葉，頭頂葉，後頭葉など，テント切痕から比較的離れた場所に病変が存在するときにみられる下方性のヘルニアである。間脳，脳幹が下方に圧迫され，上部脳幹がテント切痕から後頭蓋窩内に嵌入する。臨床症状は間脳障害で始まり，その進行とともに，橋，延髄と機能障害が下方に進展し，症状が変化する。

①**間脳期**：間脳期の初期には，集中力低下や記憶障害が生じ，深いため息やあくびが増え，さらに，過呼吸と無呼吸のリズムを繰り返すチェーン-ストークス（Cheyne-Stokes）呼吸となる。両側の錐体路徴候がみられる。瞳孔は両側が縮瞳するが，対光反射は保たれる。頭部回転に伴う前庭動眼反射は保たれる。さらに進行し，間脳期後期になると，疼痛刺激に対して除皮質硬直姿勢をとるようになる。

②**中脳-橋上部期**：意識レベルはさらに低下しジャパン・コーマ・スケール（JCS，表2-1）200〜300となる。呼吸は中枢性神経原性過換気になる。瞳孔は3〜5mmとなり，対光反射は消失する。前庭動眼反射は消失する。疼痛に対して，両側除脳硬直姿勢を示すようになる。

③**橋下部-延髄上部期**：この時期になると，意識レベルはJCS300に低下し，呼吸はやや遅く浅い呼吸になる。弛緩性の四肢麻痺となり，痛み刺激に対する反応は消失する。延髄期になると失調性呼吸となり，瞳孔は高度に散瞳する。血圧は低下し，脈拍は不規則となり，最終的には呼吸が停止する。

❷ 鉤ヘルニア

占拠性病変が側頭葉や中頭蓋窩に存在し，鉤，海馬回が内側に押し出されて起こる水平方向の脳ヘルニアである。

動眼神経障害早期には同側の動眼神経麻痺が生じ，瞳孔不同が出現する。対光反射はゆっくりではあるがみられる。

動眼神経障害後期には瞳孔散大が著明となり，対光反射は消失する。圧迫が中脳に及ぶと急激に意識が低下する。両側の錐体路徴候，除脳硬直姿勢が出現する。

中脳-橋上部期，橋下部-延髄上部期は，中心性テント切痕ヘルニアと同様である。

❸ 上行性テント切痕ヘルニア

後頭蓋窩の占拠性病変に伴って，小脳虫部や脳幹がテント切痕を通り，上方に突出した状態である。意識障害，対光反射の消失と瞳孔不同，眼球の外転障害，上方注視麻痺などがみられる。

3 小脳扁桃ヘルニア

テント下，時にテント上の占拠性病変によって後頭蓋窩の圧が上昇し，大後頭孔を通って，小脳扁桃が脊柱管内に突出した状態である。第4脳室も圧迫閉塞され，閉塞性水頭

症となり，頭蓋内圧はさらに上昇する．陥入した小脳扁桃が延髄を圧迫し，呼吸障害が出現する．後頭蓋窩では，意識障害などの前駆症状はなく，突然，呼吸停止が起こる場合もある．

4 帯状回ヘルニア

一側大脳半球が腫脹することにより，大脳内側面の帯状回が大脳鎌の直下で対側へ突出する状態である．特徴的な臨床症状を呈することは少ない．

5 蝶形骨縁ヘルニア

前頭葉の病変により，前頭葉が蝶形骨陵を越えて中頭蓋窩に突出した状態である．

3. 頭蓋内圧亢進に対する治療

頭蓋内圧亢進に対する治療は，外科的治療法および保存的治療法に分けられる．
外科的治療法としては以下のものがある．
①**外減圧術**：頭蓋骨片を除去して骨窓を作る．
②**内減圧術**：非優位側の前頭葉や側頭葉先端などの脳組織の一部を切除する．
③**脳脊髄液ドレナージ**：脳脊髄液の通過または吸収障害が頭蓋内圧亢進の原因となっている場合，脳脊髄液を頭蓋外に排除して減圧する．

保存的治療法としては，マンニトールやグリセロールなどの脱水効果をもつ薬剤を用いた浸透圧治療や副腎皮質ホルモンによる治療，脳代謝を低下させて脳圧を下げる低体温療法やバルビツレート療法がある．

VII めまい（眩暈）

1. めまいとは

1 自覚症状と他覚的所見

めまい（眩暈）は，「身体の空間的位置づけの障害の自覚と，それに伴う不快感」と定義され，回転性めまい（vertigo）と非回転性めまい（dizziness）に分けられる．しかし実際には，からだに関する様々な不快感をめまいと訴えて受診することが多く，それは必ずしも医学的なめまいの定義にあてはまらないこともある．

一方，初めてめまいを経験した患者は，からだの空間的位置づけの障害の自覚を，めまい以外の表現で訴える場合もある．めまいはあくまでも自覚的な症状であり，訴えに比較して他覚的所見が乏しいことも多い．原因疾患が特定できないまま，対症療法に終始する

ことも少なくない。

2 めまいの発症にかかわる部位

からだの平衡(へいこう)を保つために重要な感覚器入力には，前庭感覚，視覚，および深部感覚（体性感覚）の3つがあり，これらは互いに協調して，平衡の維持にあたっている。めまいは，上記の3つの感覚器，あるいはそれらを統合する中枢前庭系の障害によって発症する。特に，末梢(まっしょう)前庭器や前庭神経の障害では強いめまいが生じる。深部感覚や視覚の障害では，めまい感は軽いことが多い。脳幹や小脳などの中枢前庭系に血管障害が生じた場合にも，強いめまいを生じる。

3 重篤な疾患の初発症状とその評価

めまいは重篤(じゅうとく)な疾患の初発症状であることがしばしばあり，その基礎疾患は，耳鼻科，脳神経外科，神経内科，循環器科の各領域にわたる。

特に脳血管障害では，めまいに引き続いて急速な意識障害に陥り，生命の危機へと進行する場合がある。患者の訴えるめまいが，具体的にどのような症状を表現しているのかを的確に把握(はあく)する必要がある（表2-9）。

2. めまいの分類とその性状

1 回転性めまい

患者の周囲の景色がぐるぐる回転する，または患者自身が回るという訴えである。回転性めまいをきたすのは，①前庭系の障害であること，②障害が一側性であること（あるいは障害の程度に左右差があること），③障害の発生が急激であること，の3つの条件がそろった場合である。末梢(まっしょう)前庭系（内耳や前庭神経など）の障害例が多いが，中枢前庭系の障害においても，上記の3条件を満たす場合には回転性めまいが発症する。特に脳幹や小脳の血管障害では回転性めまいが認められることが多い。末梢前庭系障害では，難聴や耳鳴，耳閉感といった蝸牛(かぎゅう)症状を伴うことが多く，中枢前庭系の障害では蝸牛症状を伴うことは少ない。

表2-9 めまいの問診のポイント

❶めまいの性状：回転性か非回転性か
❷発症時の状況：発症の時間，特定の頭位ではないか，発症前に誘因はなかったか
❸発症後の経過：持続性，一過性，反復性
❹めまい以外の随伴症状の有無：耳鳴・難聴などの蝸牛症状や，頭痛，意識障害，脳神経麻痺，眼振，四肢の麻痺，失調などの神経症状
❺既往歴：耳疾患，神経疾患，循環器疾患を中心とした既往

2 非回転性めまい

　非回転性めまいは，浮動感，動揺感，ふらつきを主とする**浮動性めまい**と，眼前暗黒感，失神感，立ちくらみを主とする**失神型めまい**に大別される。浮動性めまいの障害部位は前庭系に限らず，非特異的である。失神型めまいでは循環器系の疾患が基礎疾患にあることが多く，注意を要する。

3. めまいの原因疾患

　回転性めまいは，一側性の前庭系障害で生じる。末梢前庭系障害には，メニエール（Ménière）病，突発性難聴，内耳炎，前庭神経炎，良性発作性頭位性めまいなどがあり，中枢前庭系障害としては，小脳や脳幹の梗塞，出血，腫瘍などがあげられる。

　一方，非回転性めまいのうち，浮動性めまいは，聴神経腫瘍，脊髄小脳変性症，頸椎疾患，低血圧，貧血などの様々な原因で起こる。失神型めまいは，起立性低血圧やアダムス-ストークス（Adams-Stokes）症候群*などの循環器系の疾患が原因であることが多い。

VIII 視力・視野障害，複視，眼瞼下垂，瞳孔異常

A 視力・視野障害

1. 視力障害

　視力は物体の形や存在を認識する眼の能力で，視力の単位は 2 点を見分ける角度（**最小視角**）で示される（図 2-10）。

　視力の障害は，①水晶体などの透光体の混濁，②網膜の障害などの眼底疾患，③緑内障などの眼圧上昇，④屈折異常などで起きるが，神経疾患による視力障害は，視神経炎，球後視神経炎，網膜異常で生じる。

　診断には眼底所見が重要で，視神経炎では乳頭辺縁部は不鮮明（**うっ血乳頭**）だが（図 2-11），球後視神経炎の乳頭部は正常である。多発性硬化症，多発神経炎，髄膜炎，尿毒症などでは，視神経炎あるいは球後視神経炎が起きる。脳炎や脳腫瘍などにより頭蓋内圧亢進状態が持続すれば，うっ血乳頭が持続して視力が低下する。一過性黒内障は眼動脈虚

＊**メニエール病**：回転性のめまい発作を反復し，耳鳴，難聴などの蝸牛症状発作を伴う内耳疾患。
＊**アダムス-ストークス症候群**：洞房・房室伝導障害や心室細動などにより心拍動が起こらず，脳血流が停止して発作的に意識障害が生じる疾患。軽度ではめまい，時に失神・痙攣を起こすこともある。

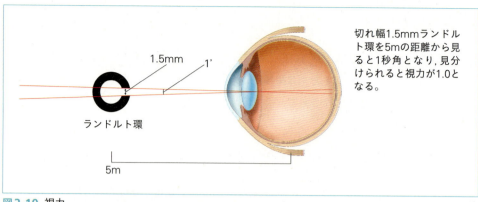

図2-10 視力

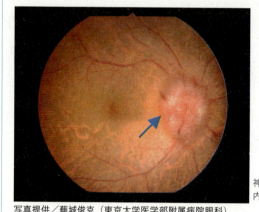

神経付近に円形の不鮮明な症候（→）があり，頭蓋内圧亢進状態を示す。

写真提供／蕪城俊克（東京大学医学部附属病院眼科）

図2-11 うっ血乳頭

血による網膜障害で，内頸動脈系の一過性脳虚血発作（transient cerebral ischemic attack；TIA）の徴候である。代謝性疾患では網膜色素変性症による**視力低下**を認める。

2. 視野障害

　視野とは眼を動かさないで見ることのできる範囲である。視野の異常としては**狭窄，半盲，暗点**がある。視覚の伝導路は網膜の視細胞→視神経→視交叉→視索→内膝状体→後頭葉の視覚野となっている。視野障害は対座法で大まかに確認できる（図2-12）。

　視野欠損の特徴から視覚の伝導路（網膜から視神経，後頭葉視覚領）の障害部位が推定される（図2-13）。網膜色素変性症で網膜が障害される場合，視野の狭窄から全視野の障害が起きる。また視神経が直接障害されると障害側の全視野障害となる（図2-13①）。下垂体腫瘍などで視交叉部が後方から圧迫されると両耳側半盲が生じる。これは，視交叉で神経線維が半分ずつ交叉をすることから，視交叉部で交叉する線維のみが障害されるため，右眼では右側（青色），左眼では左側の視野（赤色）が見えなくなるためである。いずれも耳側の視野が障害され，これを**両耳側半盲**とよぶ（図2-13②）。大脳を走行する視索（赤色）

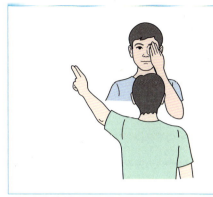

図 2-12 対座法

患者の片眼を覆って，検者の鼻先を注視させる。注視させながら検者が 2 本指を動かして視野内に見えているか確認する。

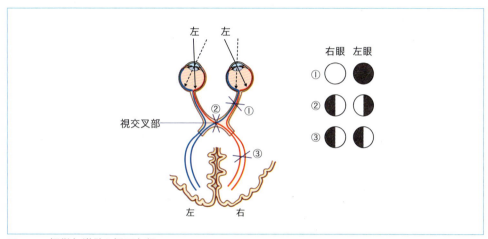

図 2-13 視覚伝導路と視野欠損

経路が障害されると両眼で視野半分（病変の反対側，図 2-13 ③では左半分）が欠損する**同名半盲**が起こる。

複視

1. 複視とは

　複視とは，固視している 1 つのものが 2 つに見えることで，眼位の異常で起こる。先天的あるいは乳幼児期に生じた斜視では複視を自覚しない。複視を訴えるときは眼筋麻痺によって生じた眼位の異常が最も疑われる。一般に複視は両眼で見ていて自覚される**両眼複視**を意味するが，乱視などでは片眼で見ていても複視を自覚することがあり，**片眼複視**とよばれる。ここでは両眼複視を複視として説明する。

　両眼視は，両眼で受け入れた感覚を，統合して生じる視覚である。複視の 2 つに見える像のうち，健眼に見える像を真像，麻痺眼に見える像を仮像とよぶ（図 2-14）。

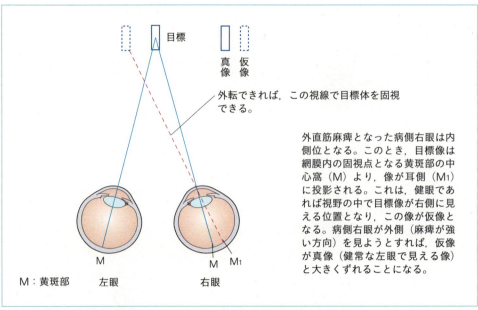

図 2-14 複視を自覚する機序

2. 眼球運動の神経支配と複視の原因

　眼球運動の神経支配は，大脳皮質（前頭葉または後頭葉）にある皮質の眼球運動中枢から，脳幹にある眼球運動の中間中枢を経て眼球運動神経核に伝えられる。眼球運動神経は神経筋接合部を経て外眼筋に達し，眼球運動を支配する（図2-15）。脳神経のうち，動眼神経（第Ⅲ脳神経），滑車神経（第Ⅳ脳神経），外転神経（第Ⅵ脳神経）の神経核が外眼筋を支配している。

　臨床的に複視は，①眼球運動の中間中枢の障害，②眼球運動の末梢性支配を受ける運動神経（動眼神経，滑車神経，外転神経）核の障害，③核からの末梢神経と眼筋の接する神経筋接合部の障害，により生じ，眼筋麻痺が起きて複視を自覚する。皮質中枢では一側を向き続けるなどの注視麻痺は起きるが，複視を自覚することはない。また眼球運動は，これ以外にも，腫瘍などの眼窩内病変で眼球自体が圧迫され，障害されることもある。

3. 複視を生じる主な疾患

　以下に複視を生じる疾患の例を提示する。

1 内側縦束症候群

　脳幹の眼球運動中間中枢である**傍正中橋網様体**（paramedian pontine reticular formation；PPRF）を経て外転神経核と内側縦束（medial longitudinal fascicle；MLF）が支配されている。MLFは眼球共同運動の中枢として水平・垂直方向の運動を調整している。またMLFは，両眼を共同運動させる側方注視中枢として動眼神経核や外転神経核と連絡して

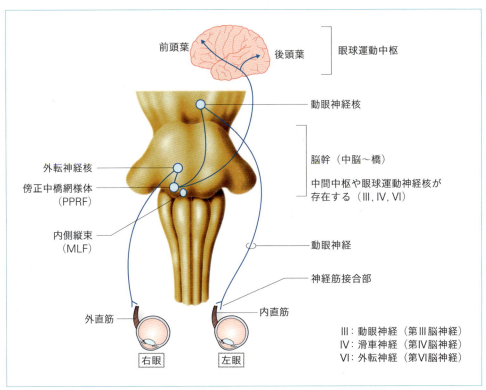

図2-15 眼球運動の神経支配

いる。

多発性硬化症や脳血管障害などでMLFが障害されると，患側の眼球内転が不能となり，病巣側と反対方向を向かせると複視を自覚する。この場合，輻輳（両眼を同時に内転させる）は保たれることから，動眼神経麻痺と区別でき，この病態を内側縦束（MLF）症候群（図2-16）とよんでいる。

2　動眼神経麻痺

動眼神経は眼球の**上直筋，下直筋，内直筋，下斜筋**を支配しており，上直筋と下直筋は眼球の上下運動を行う。内直筋は外直筋（Ⅵ）と共同して水平運動を行う。下斜筋は鼻側上方に眼球を回転させながら運動する（図2-17）。

上斜筋による内転下方視制限（滑車神経麻痺）と側方視制限（外転神経麻痺）以外の眼球運動障害は，動眼神経麻痺である。右内直筋の麻痺が起きた場合を，病側眼に赤メガネと健側眼に緑メガネをかけた状態で，光棒を使って視野内に赤と緑の光棒がどのように見えるかを示す（図2-18）。

動眼神経麻痺の病因や各眼筋障害の程度は個々の症例で異なる。したがって，実際の臨床では典型的な運動制限を示すことは少なく，複視の程度や見える方向も様々である。

動眼神経は，眼筋以外にも瞳孔や眼瞼を支配するので，麻痺により複視をはじめ瞳孔散

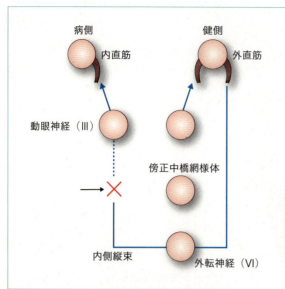

傍正中橋網様体は外転神経核から内側縦束を経由して対側の動眼神経核に作用し、共同注視を行う。内側縦束が障害されると、共同注視障害すなわち病巣側の内転が傷害される。動眼神経核自体は傷害されないので、輻輳などの内転運動は保たれる。

図2-16 共同注視と内側縦束（MLF）症候群

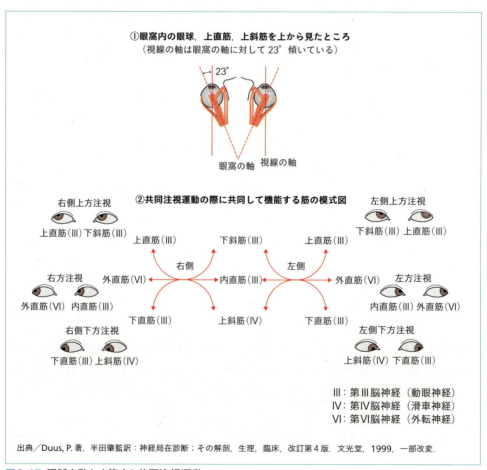

出典／Duus, P. 著、半田肇監訳：神経局在診断；その解剖、生理、臨床、改訂第4版、文光堂、1999、一部改変.

図2-17 眼球を動かす筋肉と共同注視運動

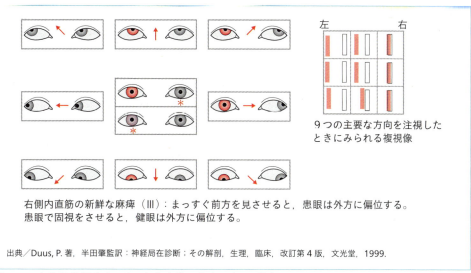

図2-18 右動眼神経麻痺による右内直筋の麻痺で生じた複視

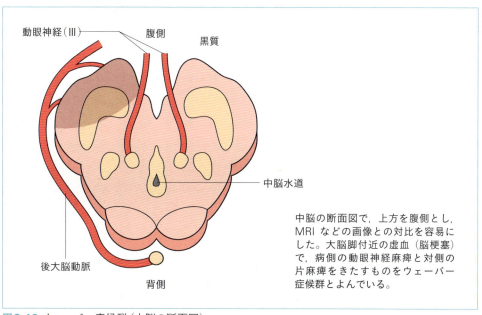

図2-19 ウェーバー症候群（中脳の断面図）

大や眼瞼下垂も生じるが，不完全な場合もある．中脳梗塞などで動眼神経核と大脳脚が障害されると動眼神経麻痺と片麻痺が起きる（ウェーバー［Weber］症候群．図2-19）．また，内頸動脈-後交通分岐部の動脈瘤による圧迫（図2-20），腫瘍病変，糖尿病による眼瞼下垂や瞳孔散大などの末梢性障害が一側性に生じる．

3 滑車神経麻痺

滑車筋は上斜筋を支配し，眼球を下転させる．滑車神経麻痺では，下方内方が見えにく

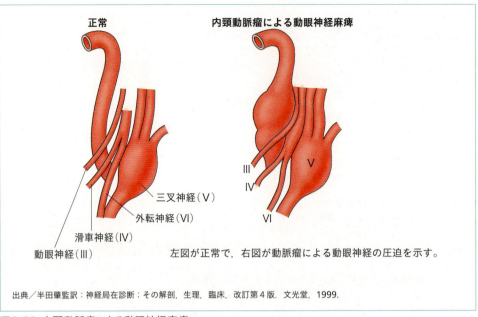

図 2-20 内頸動脈瘤による動眼神経麻痺

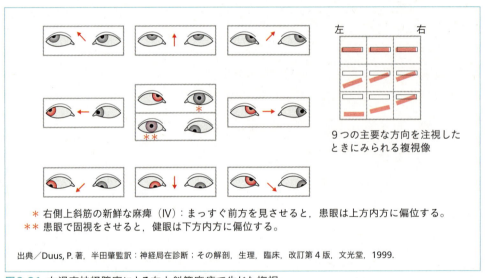

* 右側上斜筋の新鮮な麻痺（IV）：まっすぐ前方を見させると，患眼は上方内方に偏位する。
** 患眼で固視をさせると，健眼は下方内方に偏位する。

出典／Duus, P. 著，半田肇監訳：神経局在診断；その解剖，生理，臨床，改訂第 4 版，文光堂，1999.

図 2-21 右滑車神経障害による右上斜筋麻痺で生じた複視

くなる（図2-21）。下方視を維持するため，頭位を健側に傾けようとすることが多い。逆に患側に頭を傾けさせると，眼球は上転することで麻痺が明らかになる（ビールショウスキー［Bielschowsky］試験）。

4 外転神経麻痺

外転神経が麻痺すると，病巣側の眼が側方視できなくなる。そのため麻痺側に仮像が見

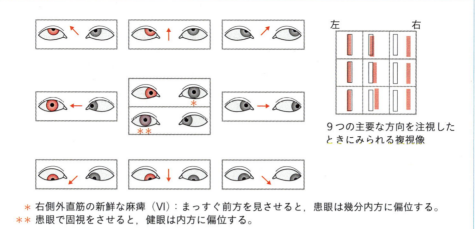

*　右側外直筋の新鮮な麻痺（Ⅵ）：まっすぐ前方を見させると，患眼は幾分内方に偏位する。
**　患眼で固視をさせると，健眼は内方に偏位する。

出典／Duus, P. 著，半田肇監訳：神経局在診断；その解剖，生理，臨床，改訂第4版，文光堂，1999.

図2-22　右外転神経麻痺による右側外直筋麻痺で生じた複視

え，外側に向こうとするほど複視を自覚する（図2-22）。外転神経核（第Ⅵ脳神経）は橋に存在するため，核性の障害では，麻痺があると顔面神経麻痺や内側縦束（MLF）症候群を合併することがある。また，外転神経は走行が長いため，頭蓋内圧亢進症状により麻痺を生じやすい。

5　全眼筋麻痺

トロザ‐ハント（Tolosa-Hunt）**症候群**＊では，動眼神経（第Ⅲ脳神経），滑車神経（第Ⅳ脳神経），外転神経（第Ⅵ脳神経）の麻痺で眼球運動が障害され，様々な方向で複視となる。また，三叉神経障害による眼痛や頭痛を伴う。

6　神経筋接合部および眼筋の障害

重症筋無力症（myasthenia gravis）は，筋接合部の障害で生じ，症状は日内変動し，易疲労性を認める。また，甲状腺機能亢進症で眼筋障害が生じ，複視を自覚することがある。

複視の原因を確定するためには，眼球運動がどの方向に制限されているかを他覚的に評価する（図2-23）。以上に述べたように特定方向に眼球運動制限があれば，病変のある脳神経を推定できる。

＊**トロザ‐ハント症候群**：眼痛または頭痛を伴う眼球運動障害（第Ⅲ，Ⅳ，Ⅴ［第Ⅰ枝］，Ⅵ脳神経による障害）を示し，海綿静脈洞の非特異的炎症性肉芽腫が原因とされる。脳血管造影撮影により，眼静脈や海綿静脈洞の造影不良を認める。ステロイド薬が著効する。

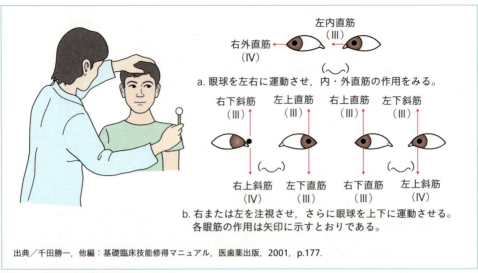

出典／千田勝一, 他編：基礎臨床技能修得マニュアル, 医歯薬出版, 2001, p.177.

図2-23 眼球運動障害（複視）の診察

C 眼瞼下垂

　眼瞼下垂（図2-24）とは，眼瞼が瞳孔辺縁まで下がった状態をいい，上方視で眼瞼が挙上しなければ眼瞼下垂は確実である。上瞼板筋を支配する交感神経路の障害か，眼瞼挙筋を支配する動眼神経麻痺により眼瞼下垂となる。

1. 交感神経路の障害による眼瞼下垂

　交感神経路は視床から始まり，脳幹（橋，延髄外側，中脳）を経て胸髄まで下行する。第1胸髄から節前線維となり，上頸神経節から節後線維となる。節後線維は内頸動脈付近から眼窩内に入り，瞳孔散大筋や上瞼板筋を支配する（図2-25）。中枢，節前，節後のいずれの交感神経路が障害されても，眼瞼下垂と瞳孔散大の障害による縮瞳が生じる。これは

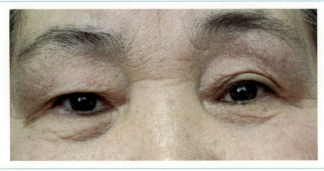

図2-24 眼瞼下垂

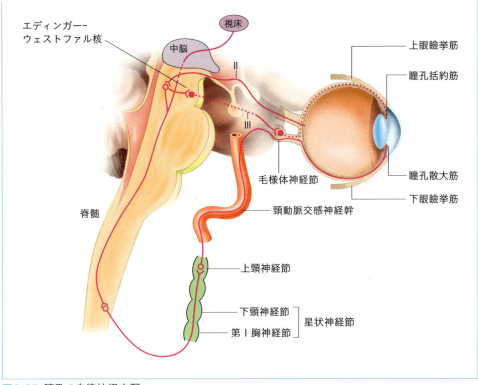

図 2-25 瞳孔の自律神経支配

ホルネル (Horner) 症候群とよばれ，眼瞼下垂を認める側に病変が存在することを示す。

2. 動眼神経麻痺による眼瞼下垂

眼瞼挙筋や瞳孔括約筋を支配する動眼神経が麻痺すると，眼瞼下垂とともに瞳孔が散大する（図 2-25）。糖尿病性ニューロパチーでは，瞳孔異常から始まり，病期の進行により，眼瞼下垂が起こる。

3. 筋疾患などによる眼瞼下垂

重症筋無力症では，眼瞼筋の筋力低下により眼瞼下垂が生じる。両側の眼瞼下垂を認め，疲労が蓄積する午後に悪化する日内変動を認めることが特徴である。ミトコンドリア脳筋症では，眼筋自体の障害で眼球運動制限や眼瞼下垂を認める。

D 瞳孔異常

1. 瞳孔の神経支配

瞳孔異常を判定するためには，瞳孔の大きさと形を確認し，左右差を比較する。瞳孔の

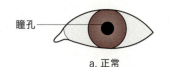
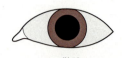
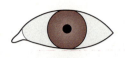

a. 正常
瞳孔が直径 2.5〜4.5mm

b. 散瞳
瞳孔が 5mm 以上

c. 縮瞳
瞳孔が 2mm 以下

図 2-26 瞳孔の診察

　大きさは正常では 2.5〜4.5mm であり，2mm 以下で**縮瞳**，明るいところで 5mm 以上であれば**散瞳**とする（図 2-26）。対光反射のため，周囲が明るいと縮瞳していることに注意する。瞳孔は，副交感神経系線維を含む動眼神経と頸部交感神経に支配されている。頸部交感神経に支配される瞳孔散大筋の作用で散大し，動眼神経（エディンガー - ウェストファル[Edinger-Westphal]核からの副交感神経）に支配された瞳孔括約筋の作用で縮瞳する。

2. 瞳孔異常と病因

　瞳孔異常は，眼球運動障害や眼瞼下垂を伴うことが多い。両側の縮瞳は，橋出血（梗塞），薬物の影響，中枢神経梅毒（アーガイル・ロバートソン[Argyll Robertson]症候群）などを考える。片側性で眼瞼下垂があればホルネル症候群である。片側の散瞳に対光反射が消失していれば，脳底部の動脈瘤，糖尿病などによる動眼神経麻痺が考えられる。瞳孔緊張症（**アディー[Adie]症候群**＊）では腱反射低下を認める。緑内障でも瞳孔は散大し形は不正である。緑内障が疑われれば緊急に眼圧測定が必要である。両側の散瞳は交感神経の亢進状態，薬物の影響，脳死状態で認める。

IX 感覚異常

感覚障害

1. 感覚障害としびれ

　皮膚の知覚は，末梢感覚神経から脊髄後根，脳幹，視床を経て大脳皮質感覚野に至る。感覚障害の分布により，末梢神経，脊髄，脳幹，視床，大脳の病変部位を推定できる。感覚障害を自覚している場合，他覚的な感覚障害の種類（表在覚か深部覚か）と程度（知覚低

＊**アディー症候群**：瞳孔は一側性に散大して，対光反射や輻輳反射がきわめて遅く，一見消失しているようにみえる。アキレス腱などの深部腱反射の消失を伴うが，瞳孔との関連は明らかではない。

下・消失や知覚過敏）を確認する。温痛覚，触覚の一部は表在覚であり，振動覚，位置覚，触覚の一部は深部覚で，それぞれの神経伝導路は異なる。痛み以外に「ピリピリ」や「ジリジリ」と自覚する異常感覚がしびれである。無刺激でも感じる異常知覚が**ジゼステジア**（dysesthesia）で，接触などの刺激による錯感覚が**パレステジア**（paresthesia）である。

2. 感覚障害の分布と責任病巣

感覚障害の分布と責任病巣の関係は図 2-27 のようになる。

1 末梢神経障害

末梢神経は感覚神経，運動神経，自律神経を含んでいるが，末梢神経障害はニューロパチー（neuropathy）と総称される。多発神経炎（polyneuropathy）では，四肢の遠位部に靴下・手袋状の感覚障害を呈する。単神経炎（mononeuritis）は単一神経の支配領域の障害である。多発単神経炎（mononeuritis multiplex）は 2 つ以上の神経障害が不規則かつ非対称性に現れる。病因としては，自己免疫疾患，感染性，血管炎性，代謝中毒，がん性，圧迫絞扼などがある。

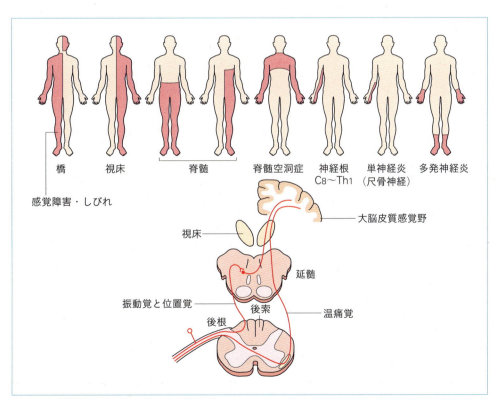

図 2-27　感覚障害・しびれの分布と責任病巣

2 脊髄障害

脊髄障害では，体幹に左右対称性の感覚障害が生じる。神経根の障害では支配領域にも感覚障害が及ぶ。外傷などによる急性横断性脊髄障害では，障害レベルに応じて知覚過敏帯が現れる。脊髄半切切断症候群（ブラウン・セカール［Brown-Séquard］症候群，図2-28）では，障害部位の反対側の表在感覚障害，患側の深部感覚低下，運動麻痺を認めるが，同時に病変レベルに一致して知覚過敏帯がみられることがある。

脊髄空洞症（syringomyelia，図2-29）では，空洞病変が頸髄に限局していると，宙吊り型知覚障害の分布を示す。また，深部感覚は保たれるが表在感覚のみ障害される解離性知覚障害を呈する。

3 中枢性感覚障害

非対称性の半身感覚障害や局所的な感覚障害は脳幹から視床，大脳皮質感覚野に病変がある可能性が高い。このような場合，感覚障害としびれを自覚することも少なくない。視床や橋の血管障害による手掌・口症候群では，突然，口周囲と手に同時に知覚障害やしびれを自覚する。

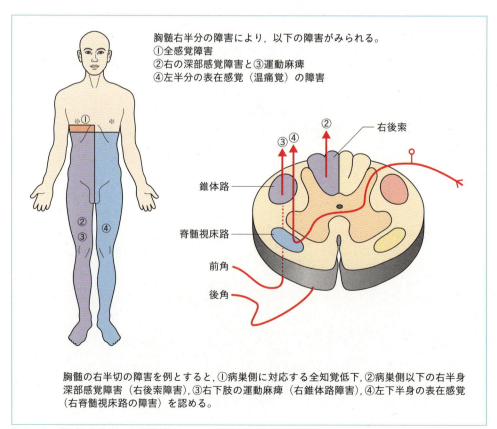

胸髄右半分の障害により，以下の障害がみられる。
①全感覚障害
②右の深部感覚障害と③運動麻痺
④左半分の表在感覚（温痛覚）の障害

胸髄の右半切の障害を例とすると，①病巣側に対応する全知覚低下，②病巣側以下の右半身深部感覚障害（右後索障害），③右下肢の運動麻痺（右錐体路障害），④左下半身の表在感覚（右脊髄視床路の障害）を認める。

図2-28 ブラウン・セカール症候群

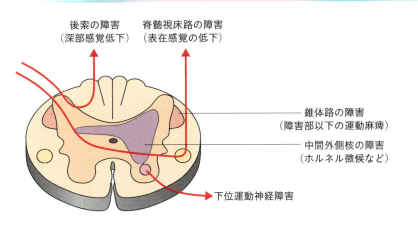

先天的要因と考えられる脊髄の空洞の拡大に伴い，①表在感覚低下（脊髄視床路の障害），②下肢の運動麻痺やバビンスキー反射などの病的反射陽性（錐体路障害），③上肢の運動麻痺，筋萎縮（前角障害），④ホルネル徴候，発汗障害などの自律神経障害（中間外側核の障害）などを認める．通常，障害の程度に左右差はあるものの両側性のことが多い．

図2-29 脊髄空洞症

3. 感覚障害としびれの治療

末梢神経障害による感覚障害に伴うしびれに対しては，神経圧迫，炎症，代謝障害，循環障害などの原因疾患に対する治療を行う．また，対症的にビタミン剤や抗うつ薬（保険適応外），メキシチール®などが用いられている．

中枢性または脊髄性感覚障害では痛みにしびれ感を伴うことが多いが，これについては本節-B「痛み」の項で解説する．

B 痛み

神経障害による痛みは，外傷，感染症，多発性硬化症，脳血管障害，膠原病などで生じる．痛みの部位により三叉神経痛，（大）後頭神経痛，脊髄痛，視床痛と称される．また，痛風，リウマチ，急性動脈閉塞，静脈血栓症などでも四肢に神経痛様の痛みが生じる．これらは神経痛と異なり他覚的知覚障害はないが，関節の腫脹や虚血徴候（虚血による皮膚色調の変化，動脈拍動の低下など）などを伴う．

1. 脳神経領域の痛み

脳神経領域の痛みには，**三叉神経痛**や**舌咽神経痛**がある．

三叉神経痛は三叉神経支配領域の電撃痛である（図2-30）．冷風に当たることや接触などの軽い刺激でも誘発され，痛みの始点をトリガーエリア（trigger area）とよぶ．頭頸部の腫瘍浸潤などでも起こりうるが，大部分は原因が不明とされてきた．近年，前下小脳動

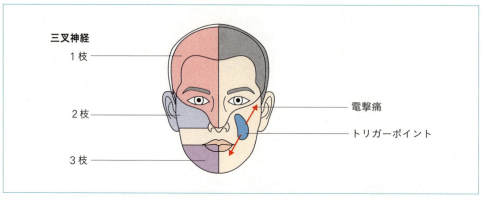

図2-30 三叉神経の支配領域と三叉神経痛

脈，後下小脳動脈などによる三叉神経への圧迫刺激が病因と考えられ，神経減圧術が試みられている。

舌の付け根，軟口蓋，咽頭に刺されるような鋭い痛みを感じるのは舌咽神経痛である。

2. 神経痛

末梢神経の走行に沿って放散する痛みが神経痛である。大（小）後頭神経に沿って生じる後頭神経痛は，後頭部全体の頭痛（頭重感）の原因である（図2-31）。頸椎ヘルニアなどによる頸腕神経痛は，頸髄や胸髄神経根の支配領域に痛みが放散し，他覚的な知覚障害や筋力低下を認める。正中神経痛や尺骨神経痛は神経の走行に沿って痛みが生じる。

手根管症候群では，手根管内の圧迫により正中神経麻痺が生じ，手指の痛みやしびれ，さらに筋力低下も認める。手関節靱帯部を叩くと痛みを指先に感じる（**チネル**［Tinel］**徴候**＊）。肋間神経痛は腫瘍や帯状疱疹などの炎症病変の浸潤，肋骨の打撲で生じる。糖尿病性多発神経炎やアルコール性多発神経炎は，しびれ以外にも灼熱感を伴うことがある。

坐骨神経痛では，大腿背側の坐骨神経に沿った放散痛や圧痛点がある。椎間板ヘルニアなどで神経根が圧迫されることが多い。腰髄から仙髄までの神経根に一致した知覚障害，筋力低下，反射低下（または消失）を示す。仰臥位で膝を曲げないよう下肢を持ち上げると，挙上の途中で坐骨神経に沿って痛みが生じる**ラセーグ**（Lasegue）**徴候**＊という腰神経刺激症状を示す（図2-32）。

＊ **チネル徴候**：手関節屈側の靱帯付近をハンマーなどで叩打すると，痛みやしびれが指先に放散する場合，チネル徴候は陽性である。手根管部（関節と横手根靱帯の間隙）の障害によって正中神経支配領域のしびれや知覚障害が生じていることを示す。

＊ **ラセーグ徴候**：下肢の膝を伸ばしたまま挙上すると，坐骨神経（神経根）への圧迫により神経走行に沿って痛みが走る。正常でも垂直近くに挙上すれば，痛みを訴えることもあり，角度45〜60°以下で痛みが起こる場合を，陽性（異常）と考える。

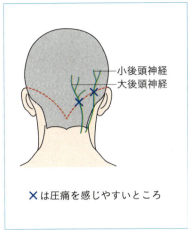

図2-31 後頭神経痛の機序

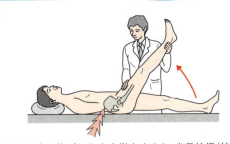

図2-32 ラセーグ徴候

3. 脊髄痛

多発性硬化症，頸髄外傷，腫瘍病変などでは脊髄後索痛として，頭を前屈させたとき電撃痛が背中の上から下へと全身に走る**レルミット**（Lhermitte）**徴候**＊を認めることがある。脊髄空洞症や脊髄癆でも電撃様の灼熱痛が下肢や体幹に生じることがある。

4. 視床痛

視床は末梢神経から大脳感覚野へ至る部位である。視床出血や梗塞で視床外側腹側核が障害されると，障害慢性期後遺症として，対側半身や顔面に激烈な痛みやしびれが生じることがある。

5. 痛みの治療

治療は原因に対して行うのが原則だが，原因が不明の場合，対症的に薬物療法，神経ブロックを選択する。鎮痛薬が無効の場合，四環系抗うつ薬，抗痙攣薬であるカルバマゼピン（テグレトール®），フェニトイン（アレビアチン®）などが投与される。カルバマゼピンは三叉神経痛に頻用されている。糖尿病性神経障害の自発痛としびれに対しては，抗不整脈薬のメキシレチン（メキシチール®）が使用されている。最近では帯状疱疹後神経痛を含む神経障害性疼痛にプレガバリン（リリカ®）が投与される。

＊**レルミット徴候**：多発性硬化症や頸髄への圧迫病変によって，頸髄の後根や後索に病変がある場合に生じるとされる。

X 自律神経障害

　自律神経は，循環器，呼吸器，消化器，泌尿器，皮膚，瞳孔などの全身に広く分布し，生体の**ホメオスタシス***維持に重要な役割を担っている。自律神経が障害されると，これら臓器別の症状が個別に，あるいは組み合わさって出現する。

　自律神経症状は，他の症状に隠れていたり，患者が言い出しにくい場合があるため，ていねいな問診で症状を拾い上げることが大切である。以下に代表的な症状を述べる。

1. 立ちくらみ・失神

　脳血流の低下により立ちくらみが生じる。失神は全般性の脳血流低下による一過性の意識消失で，短時間に完全に回復する。これらの症状がみられた場合，**起立性低血圧**（orthostatic hypotension）の有無を確認する必要がある。

2. 呼吸の異常

　呼吸に関する自律神経が障害されると，呼吸のリズムに異常が現れる。これは主に意識障害の際に観察されるものであり，患者からの訴えはない。

　正常な呼吸は1分間に15～17回である（図2-33 ①）。両側大脳皮質下および間脳が広範に障害されると**チェーン-ストークス**（Cheyne-Stokes）**呼吸**が出現する（図2-33 ②）。これは，数秒～十数秒の無呼吸の後，浅い呼吸が始まり，徐々に増大してピークに達した後，

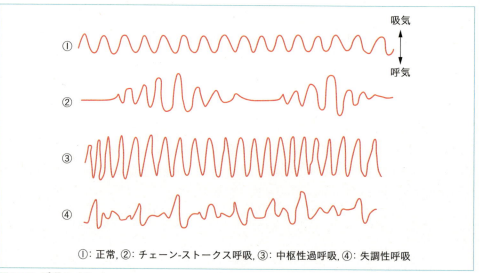

①: 正常, ②: チェーン-ストークス呼吸, ③: 中枢性過呼吸, ④: 失調性呼吸

図2-33 呼吸のパターン

---

* **ホメオスタシス**:「生体恒常性」と訳す。ホメオスタシスは生物がもつ重要な性質の一つで，外部環境や身体内部の変化にかかわらず生体の生理的状態が常に一定に保たれるという性質，あるいはその状態を示す。

徐々に縮小し，最後にまた無呼吸になる，というパターンを繰り返すものである。この呼吸は，心不全などの重篤な身体疾患においても観察される。

橋上部または中脳下部の障害により**中枢性過呼吸**が出現する（図2-33③）。これは，規則正しい深く速い呼吸である。橋下部ないし延髄上部が障害されると**群発呼吸**（cluster breathing）が出現する。これは，無呼吸期の後，突然，大きな呼吸が数回まとまって出現し，また不規則に無呼吸となるものである。さらに，延髄の障害により**失調性呼吸**（ataxic respiration）が出現する（図2-33④）。これは，呼吸のリズム，深さとも，まったく不定なもので，予後不良の兆しである。

3. 便秘・便失禁

排便は，便により直腸が伸展され，その求心性刺激が仙髄の反射中枢に伝わることから始まる。刺激はさらに大脳の上位中枢に伝わって便意を感じるとともに，仙髄より出る遠心性の副交感神経である骨盤神経が活動し，直腸の蠕動が促され，内肛門括約筋が弛緩する。ここに随意的な腹圧の上昇が加わり排便が起こる。私たちは，随意筋である外肛門括約筋（体性神経である陰部神経支配）を収縮させることでトイレまで排便を抑えることができる。

仙髄中枢より上位の脊髄障害では腹圧をかけられず，内肛門括約筋が痙性麻痺となり排便困難，便秘が生じる。仙髄障害では内・外肛門括約筋が弛緩し，便失禁を生じる。失禁は内・外肛門括約筋の筋トーヌス低下や直腸肛門部の感覚障害でもみられる。

4. 排尿の異常

膀胱や尿道は，交感神経である下腹神経と副交感神経である骨盤神経に支配されている。下腹神経の活動により，内尿道括約筋が収縮して尿道が閉じられ，膀胱の平滑筋（排尿筋）が弛緩して尿が貯留される（**蓄尿機能**）。反対に，骨盤神経の活動により，内尿道括約筋が弛緩して尿道が開かれ，排尿筋が収縮して膀胱内の尿を排出させることができる（**排出機能**。図2-34）。私たちは，尿がたまってくると，随意筋である外尿道括約筋（体性神経である陰部神経支配）を収縮させることで，トイレまで尿が漏れないように保つことができる。これら蓄尿，排尿に関する自律神経の中枢は仙髄に，さらにその上位中枢は脳幹部にあり，大脳の前頭葉に最高中枢がある。

泌尿器に関する症状は，以下の2つの障害に分けられる。

①**蓄尿機能障害**：頻尿，夜間頻尿，尿意切迫，尿失禁などを認める。
②**排出機能障害**：排尿開始困難，排尿時間延長，間欠性排尿，尿閉を認める。

問診では，排尿開始までの時間，排尿時間，残尿感の有無，排尿回数，1回の尿量，失禁の有無を確認する。

神経系の障害による**神経因性膀胱**（neurogenic bladder）には表2-10のような型がある。

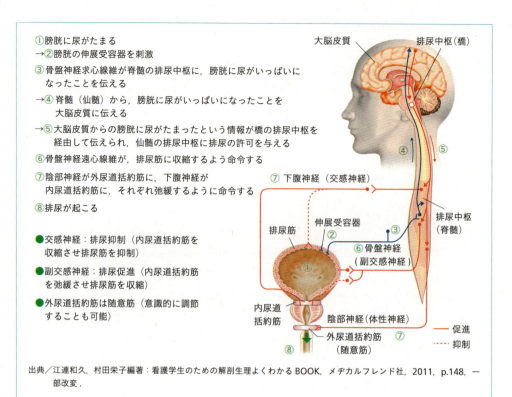

図2-34 排尿の調節

表2-10 神経因性膀胱の型,症状,障害部位と原因

型	尿意	症状	障害部位・原因
無抑制膀胱	有	随意排尿は可能だが,頻尿,尿意切迫,切迫性失禁をみる	大脳－仙髄間の核上性運動路の障害。脳血管障害,脱髄性疾患,脳・脊髄腫瘍,など
反射性(自動性)膀胱	無	尿意がなく,反射的失禁が起こる。随意排尿はできない。橋以下の病変では排尿筋－括約筋協調不全により残尿を示しやすい	大脳－仙髄間の核上性運動・感覚路の広範な障害。脊髄損傷,広範な脱髄性疾患,など
自律性膀胱	無	膀胱壁は無緊張となり,随意排尿は不可能である。残尿が多く,横溢性失禁を認め,尿路感染症を起こしやすい	仙髄排尿中枢－膀胱間の運動・感覚路の障害。骨盤損傷,骨盤内腫瘍,骨盤内手術後,など
運動麻痺性膀胱	有	随意排尿ができず,有痛性尿閉をきたす	仙髄排尿中枢－膀胱間の核下性運動路の障害
感覚麻痺性膀胱	無	膀胱の充満感が消失し,反射的排尿が不可能となる。膀胱容量は著しく増大し,横溢性失禁を認め,尿路感染症を起こしやすい	仙髄排尿中枢－膀胱間の核下性感覚路の障害。脊髄癆,糖尿病,など

5. 性機能に関する症状

男性では勃起障害や早朝勃起について，女性では月経周期や乳汁分泌について確認する必要があるが，問診では配慮を要する．勃起障害の原因には，視床下部から仙髄中間外側核を経由し骨盤内末梢神経に至るまでの神経系の障害，心因性および陰茎の器質性障害がある．

6. 発汗の異常

発汗には**温熱性発汗**と**精神性発汗**＊とがあり，問診では前者の具合を確認する．
汗腺を支配する交感神経節前線維は第1胸髄〜第2腰髄にあり，交感神経幹を介してムスカリン作動性節後線維が全身に広がる．したがって，病変部位により発汗障害と感覚障害の分布が異なる．第1胸髄〜第2腰髄やその神経根障害では，病変部位に応じた感覚障害とともに発汗障害をみる．頸髄，第3腰髄〜仙髄やその神経根障害では必ずしも感覚障害と発汗障害の分布が一致しない．逆に一致している場合は，神経叢や末梢神経レベルの病変が示唆される．全身性に発汗が障害されると体温調節に支障をきたし，原因不明の発熱をみる．

7. 瞳孔に関する症状

瞳孔の障害は自覚性に乏しいので，瞳孔径，眼裂，対光反射，調節反射の変化を観察し障害を検出することが大切である．詳細は第2章Ⅷ-D「瞳孔異常」を参照のこと．

XI 睡眠障害

睡眠にはレム睡眠＊とノンレム睡眠があり，おのおのの睡眠時に現れやすい障害がある．睡眠障害の分類には，不眠症，中枢性過眠症，睡眠関連呼吸障害，概日リズム睡眠障害，睡眠時随伴症，睡眠関連運動障害などがある．ここでは代表的な3つを述べる．

1. ナルコレプシー

ナルコレプシー（narcolepsy）は中枢性過眠症の代表的な疾患で，次の特徴をもつ．
①**日中の眠気と睡眠発作**：日中に何度も眠気に襲われ，ほとんど毎日，居眠りを繰り返

＊ **温熱性発汗**と**精神性発汗**：体温の恒常性を維持するための発汗を温熱性発汗，精神的緊張により手掌，足底などに生じる発汗を精神性発汗とよぶ．
＊ **レム（rapid eye movement；REM）睡眠**：睡眠中に，ポリソムノグラフィー上の脳波ではStage1の睡眠パターンを示しながら，急速眼球運動と抗重力筋の筋緊張低下，各種自律神経の変動を示す睡眠形態．ノンレム睡眠と入れ替わりながら一夜に4〜5回出現し，この間，夢を見ている．レム睡眠は明け方に多く，日中には出現しない．

す。場所，状況に無関係であり，緊張すべき大切な場面でも眠ってしまう。
②**情動脱力発作**：感情の強い動きを機に，突然，姿勢を保つ筋に短時間，脱力を生じる。意識は保たれる。
③**入眠時幻覚と睡眠麻痺**：入眠時に生々しい鮮明な幻覚をみる。また，睡眠と覚醒の移行期に全身の脱力状態が起こる。いわゆる金縛りで，患者は身動きができず，助けを求めようとしても声も出ない。ナルコレプシーでは，睡眠-覚醒リズムと**レム睡眠-ノンレム睡眠**リズムの障害が明らかにされているが，原因は不明である。

2. 睡眠時無呼吸症候群

睡眠関連呼吸障害の代表的な疾患である。睡眠中に生じる10秒以上の呼吸停止を睡眠時無呼吸とよぶ。夜間睡眠中の1時間当たりの睡眠時無呼吸の回数（apnea index；AI）が5回以上の場合を睡眠時無呼吸症候群（sleep apnea syndrome；SAS）という。反復する無呼吸に伴う中途覚醒により熟眠が妨げられ，日中は過眠により作業能力が低下して事故の原因にもなる。また，循環器系を含む自律神経系に影響を及ぼし，高血圧，脳血管障害，虚血性心疾患の危険因子となる。

SASは，ポリソムノグラフィー*による無呼吸のパターンから次の3つに分類される。
①**閉塞型睡眠時無呼吸**：無呼吸中，胸郭，腹部の呼吸運動は保たれているが，鼻孔の気流が消失するもの。肥満や上気道の形態的異常による上気道閉塞が原因となる。飲酒や睡眠薬の影響でも出現する。
②**中枢型睡眠時無呼吸**：鼻孔の気流，および胸郭，腹部の呼吸運動ともに消失する。血管障害や脳炎による脳幹の呼吸リズム形成機構の障害，呼吸リズム発振中枢の異常，原発性肺胞低換気症候群にみられる呼吸リズムに関与する化学制御系の異常などが原因となる。
③**混合型睡眠時無呼吸**：無呼吸の前半は中枢型，後半は閉塞型睡眠時無呼吸を示すものをいう。

3. レム睡眠行動異常症（REM sleep behavior disorder；RBD）

睡眠時随伴症の一つで，レム睡眠中の夢体験に従って大声で寝言を言ったり，手足をばたばたさせる，症状の強い際には歩き回るなどの症状が現れる疾患。通常のレム睡眠では，骨格筋が弛緩するため，あまりからだが動くことはないが，本疾患ではこの筋弛緩機構が障害されるため夢の中の行動がそのまま現実の行動となって現れてしまう。最近，RBDから後にパーキンソン病やレビー小体型認知症を発症する症例があり，本疾患が将来これらの疾患を発症する危険因子になることが注目されている。

---

*ポリソムノグラフィー：睡眠障害の診断のために，脳波，呼吸などの複数の項目を同時に記録する検査。一般には，脳波，眼球運動，頤筋筋電図，心電図，鼻・口気流，胸郭・腹部呼吸運動，四肢表面筋電図を同時モニターする。

国家試験問題

1 Wernicke（ウェルニッケ）失語の特徴で正しいのはどれか。　（103回追加AM52）

1. 話す言葉は意味不明である。
2. 他者の言葉の復唱はできる。
3. 他者の言葉の意味は理解できる。
4. 書かれた言葉の意味は理解できる。

2 54歳の女性。激しい頭痛と嘔吐の後、意識を消失したため搬入された。呼吸数12/分、不規則。脈拍50/分。血圧210/120mmHg。瞳孔不同がみられる。考えられるのはどれか。　（99回AM58）

1. 一過性脳虚血
2. 脳ヘルニア
3. てんかん
4. 片頭痛

▶答えは巻末

参考文献

- 武田克彦, 高津成美編著：Q&Aで考える神経内科診療, 中外医学社, 2011.
- 武田克彦：ベッドサイドの神経心理学　改訂2版, 中外医学社, 2009.

脳・神経

第3章

脳・神経疾患にかかわる診察・検査・治療

この章では

- 脳・神経疾患における病歴聴取の要点を説明できる。
- 脳・神経疾患の診察方法には,どのようなものがあるかをまとめられる。
- 脳・神経疾患における検査の種類と方法を説明できる。
- 脳・神経疾患における薬物療法などの保存的治療法の種類と方法をまとめた表を作成できる。
- 脳・神経疾患における救急蘇生法を説明できる。
- 脳・神経疾患における手術療法における手術法をまとめられる。

脳・神経疾患の診断の流れは，大別すると2種類の過程から成り立っている。
　第1は部位診断であり，脳・神経系（大脳皮質，大脳白質，小脳，脳幹，脊髄，末梢神経，神経筋接合部，筋）のどの部位に障害があるのかを同定することを目的とする。このためには，神経症候学の知識や神経学的診察によって見いだされた神経学的所見（巣症状）が重要である。CTやMRIの画像検査は，神経学的所見から推定される病変部位を確認するためのものである。
　第2は病因診断ないし病理診断とよばれ，脳・神経系の障害をきたした原因や病気の性質が血管障害，感染症，変性疾患，代謝性疾患，脱髄疾患，腫瘍，外傷，炎症などのいずれの病因に該当するかを決定することを目的とする。このためには，患者あるいは患者の情報を提供できる家族などからの病歴聴取が重要である。すなわち，主訴を中心とする症状の発症が，超急性，急性，亜急性，慢性進行性，階段状進行性，発作性，寛解増悪型などのどのパターンをとるかによって，より確からしい病因を推定するというものである。
　病歴に加え，血液検査や髄液検査などの種々の補助検査や，CT，MRIなどの画像検査の結果を勘案して，確定診断に至るのが通常の手順である。
　治療は確定診断に基づいて行われるのが普通だが，場合によっては「診断的治療」として確定診断がつく前に試みられることもある。
　以上のように，医師は「主訴を中心とする症状の発症経過」→「神経学的診察，画像検査・補助検査などの検査所見」→「部位診断および病因診断」→「治療」という思考過程をたどるが，看護師はその過程を追いつつ，一つひとつの検査・治療の意味やリスクなどを理解して看護にあたることが重要である。

I　病歴聴取と診察の方法

　脳・神経疾患の患者の診察にあたっては，まずその疾患の有無について検討し，次いで，疾患があるとすれば，患者のもつ病気の原因は何か（病因診断），患者の症状がどの部位の病変によるものか（病巣診断）を明らかにしなければならない。前者に対しては，発症様式とその後の経過が重要な手がかりを与えてくれる。後者については，ある特定の部位が障害を受けたときに，その部位に対応して出現する神経学的所見（巣症状）を確認することが重要である。

A　病歴聴取（症状のとらえ方）

1. 主訴

　患者の自覚症状そのものが主訴となる。しばしば患者は「しびれ」や「麻痺」という言

葉を用いるが，それが「筋力低下」なのか「感覚低下」なのか，「異常感覚」なのか，その本当の内容を確かめなければならないことが多く，注意を要する．

2. 現病歴

いつ，どのような症状が，どのような状況下で生じたのかを詳しく聴取し，さらに，それが，その後にどのように変化したのかを聴取することによって，疾患の特性がさらに明らかになる．

1 発症様式

症状出現の速度によって発症様式を下記のように分類する．
- **突発性**：症状がピークに達するまでの時間が秒，分単位でわかるもの．
- **急性**：同じく数時間，日単位のもの．
- **亜急性**：数日，週，1か月単位のもの．
- **慢性**：数か月，年単位のもの．

2 症状経過

症状は，様々な経過をとるが，それ自体が疾患の特性を示す場合があるので，詳細に聞き出す必要がある．
- **進行性**：症状が増悪するもので，症状の程度が悪化する場合，症状の出現頻度が増加する場合などがある．症状が進行する場合にも，漸次，増悪する場合と，階段状に増悪する場合がある．
- **不変**：ある時期に症状が固定し，その後，症状に変動がないもの．
- **改善**：症状の程度が改善する場合，症状の出現頻度が減少する場合など．
- **一過性**：短時間（数分～数時間単位）で症状が消失するもの．
- **発作性・反復性**：一過性の症状が反復するもの．
- **増悪・寛解性**：症状が，ある期間，完全またはほぼ完全に消失するが，再び同じ症状が出現するもの．

以上の症状の発症様式とその後の経過を模式化し，その疾患例を図 3-1 に示す．

3. 個人歴

喫煙歴，飲酒歴，薬剤の服用歴，学歴，職歴，利き手などについて聴取する．後遺症が残存しそうな疾患の場合は，退院後の職場での受け入れ状況，家庭での受け入れ状況，家屋の状況，キーパーソンなどの環境についても，あらかじめ聞いておくことが必要となる．

4. 既往歴

出生時とその後の精神・運動発達の異常などの有無を聴取する．これまでに罹患した主

Ⅰ 病歴聴取と診察の方法

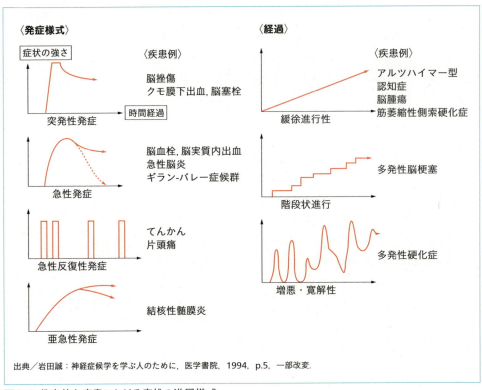

図3-1 代表的な疾患における症状の進展様式

な病気，外傷，手術，輸血歴の有無，服薬歴，脳卒中などの危険因子となる生活習慣病（高血圧，糖尿病，高尿酸血症，脂質異常症，肥満など）の有無についても聴取する。

5. 家族歴

　脳・神経疾患には家族性・遺伝性のものが少なくない。したがって，血縁者に同病者がいるか，両親・祖父母の血族結婚の有無などについて聞き出すことが肝要である。

B 診察の方法

1. 全身診察法

　全身診察法としては，まずバイタルサインを測る。血圧の異常，不整脈は，脳血管障害や失神の原因となりうる。次いで，体格，栄養状態，貧血，黄疸，脱水，皮膚の色素沈着，皮膚・骨格の奇形の有無などに注意しながら全身状態の観察を行う。

2. 神経学的診察法

　神経学的診察を行う際には，「系」と「レベル」という概念を念頭に置いて診察しなけ

ればならない．「系」は，脳神経，運動系，感覚系，反射，自律神経系など，機能別に大別される．「レベル」は，大脳皮質，大脳白質，視床，視床下部，間脳，小脳，大脳基底核，脳幹，脊髄，神経根，末梢神経，神経筋接合部，筋などの解剖学的レベルのことである．「系」と「レベル」という2つの概念を統合することによって，**病巣診断**が可能になる．

1 意識，高次脳機能の評価

❶意識障害の評価

意識障害の有無によっては，以後の神経学的所見の意味づけが変わってくる．意識が正常な状態（**意識清明**）と，痛みなどの刺激を与えてもまったく反応のない状態（**深昏睡**）との中間の状態を，刺激に対する反応に基づいて分類し，**ジャパン・コーマ・スケール**（Japan Coma Scale；**JCS**），**グラスゴー・コーマ・スケール**（Glasgow Coma Scale；**GCS**）などで評価する（第2章Ⅰ-A「意識障害」参照）．

❷認知症の評価

意識清明であることを確認した後には，認知症と高次脳機能障害の有無について調べる．**認知症**のスクリーニングには，後出の**改訂長谷川式簡易知能評価スケール**や**ミニメンタルステート検査**（mini-mental state examination；**MMSE**）が汎用される．

❸高次脳機能障害の評価

高次脳機能は，人間に固有な大脳皮質の機能であり，この障害が疑われた場合は，さらに詳しい神経心理学的検査（本章Ⅱ-D「神経心理学的検査」参照）を行う．**失語**（声帯，口蓋，舌，頰筋などの発語器官と聴覚に異常がないにもかかわらず，言葉が話せなくなったり，他人の言葉を理解できなくなったりする状態），**失行**（運動機能と感覚機能に異常がなく，行うべき動作の内容を十分に理解しているにもかかわらず，目的の動作が正しくできない状態），**失認**（視覚，触覚，聴覚などの感覚に障害がないにもかかわらず，対象を認識できない状態）などがある．

2 脳神経の評価

脳神経の評価については，おおまかに下記の要領で調べる．

❶視神経

（1）視力

字を読ませて視力を確認する．光の判別も不可能な場合を全盲，明暗のみ判別可能な場合を光覚弁，指の動きのみ判別可能な場合を指弁という．

（2）視野

患者と検者が対座し，片側の眼を患者の手で覆わせ，患者に検者の鼻を注視させる．次に検者も患者に合わせて片眼を閉じ，患者と検者の間で自分の指を上下左右に動かして，患者にその指が見えるか否かを聞く（**対座法，図2-12**参照）．反対側の眼でも同じことを行い，視野欠損（半盲，1/4盲など），視野狭窄などの有無を調べる．

❷ 動眼・滑車・外転神経
(1) 眼球の状態
　自然状態で眼球の位置が正中にあるか否かを調べた後，患者に眼球を水平方向と垂直方向に動かしてもらう。その際に，眼球運動に制限がないか，眼振がないかについて調べ，また，自覚的に複視（物が二重に見える）がないかについて問う。

(2) 瞳孔の状態
　まず瞳孔の大きさ（散瞳：5mm以上，縮瞳：2mm以下），**左右差（瞳孔不同）**の有無を観察する。次に，ライトで強い光を一側の瞳孔に当て，その瞳孔が迅速に縮瞳（直接対光反射）するか観察する。この際，反対側の瞳孔も縮瞳（間接対光反射）するか観察する。一側が終わったら反対側に対しても同様のことを行う。

(3) 眼瞼下垂
　眼を大きく開かせ，眼瞼下垂がないかを調べる。

❸ 三叉神経
　楊枝などで三叉神経第1枝（額），第2枝（頬），第3枝（顎）に感覚障害がないか調べる。さらに，しっかり歯でかむことができるかを調べる。

❹ 顔面神経
　顔面の表情筋の状態を調べる。具体的には，閉眼が十分に可能か，「イー」と口唇を横に引いた際に，鼻唇溝，口角に非対称性がみられないか，上方を見た際に額のしわに左右差がないか，などである。

❺ 聴神経
　時計や振動させた音叉を耳の近くに寄せて，聞こえるか否かを調べる。左右の聞こえ方を比較する。

❻ 舌咽・迷走神経
　嚥下がうまくできるか，水を飲むときにむせないかを問う。また，大きく開口させ，「アー」と声を出した際に軟口蓋が左右対称性に十分挙上するかを調べる。

❼ 副神経
　患者に首を回旋してもらい，顔を向けた側の顎に検者の手を当て，その力に抗することを促して胸鎖乳突筋の筋力を調べる。また，患者に両肩をすぼめてもらい，検者の手で患者の両肩を押し下げて，その力に抗することを促し，僧帽筋の筋力を調べる。

❽ 舌下神経
　開口させて舌の萎縮を観察する。また，舌を突出させて偏位の有無を調べる。

3 　運動系

❶ 筋力
　上肢の挙上，握力，しゃがんだ位置からの起立，爪先立ち，かかと立ちなどによって，体幹に近い筋と遠い筋の**粗大筋力**を調べる。軽度の筋力低下は，両上肢を一緒に前方に挙

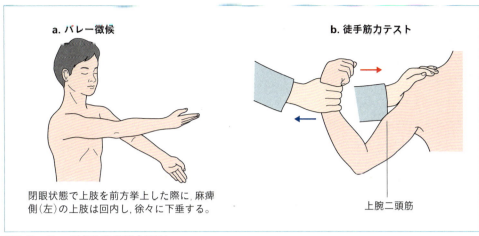

図3-2 バレー徴候と徒手筋力テスト

表3-1 徒手筋力テスト（MMT）の記録法

レベル	筋力
5：正常（normal）	強い抵抗を与えても重力に打ち勝って完全に動く
4：優（good）	いくらか抵抗を与えても重力に打ち勝って完全に動く
3：良（fair）	抵抗を与えなければ重力に打ち勝って完全に動く
2：可（poor）	重力を除けば完全に動く
1：不可（trace）	関節は動かないが筋収縮だけは触れる
0：ゼロ	筋収縮がまったくない

上してもらい，上肢が下垂しないか，肘関節がまっすぐ伸展しているか，手が回内していないかを，**バレー（Barré）徴候**（図3-2 a）などで観察する。

ベッド上では，膝立て保持が可能か，下肢の伸展時に足が回外していないかなどで，軽度の筋力低下の有無について判断する。より詳しい筋力低下については，**徒手筋力テスト**（manual muscle testing；**MMT**）を用いて判定する。

徒手筋力テストは，自発的に四肢に力を入れさせ，または必要に応じて患者と検者とが力比べをすることによって評価する（図3-2 b）。正常が5，まったく筋の収縮が認められない場合を0，わずかな収縮が認められる場合を1，重力に抗してかろうじて四肢を動かせる場合を3とし，その間に2と4をおく（表3-1）。

❷ 小脳失調

（1）四肢の肢節失調

四肢の肢節失調は，指鼻試験，膝踵試験などで調べる。**指鼻試験**は，上肢を完全に伸展して，そこから第2指で自分の鼻の頭に触れるように指示し，繰り返して行わせる。正常では，閉眼でも正確に鼻の頭に到達でき，また動作自体がスムーズで拙劣さがない。**膝踵試験**では，一方の踵を対側の膝につけ，そのまま脛に沿って足首までまっすぐに滑らせる。正常では脛の上を一直線にスムーズに滑らせることが可能である。

(2) 体幹失調

体幹失調は，座位での体幹の動揺性の有無，一直線上を綱渡りのように継ぎ足で歩かせたときの拙劣（せつれつ）さで判断する。

❸ 筋緊張

四肢の力を抜いた状態で関節（肘（ひじ），手，膝（ひざ），足）を他動的に動かし，筋の抵抗を調べる。正常では，わずかな抵抗を感じるだけである。

初めから終わりまで抵抗がある，または，ガクガクと歯車様の抵抗がある筋緊張亢進（きんきんちょうこうしん）状態は**固縮**とよばれ，パーキンソン病などの錐体外路（すいたいがいろ）疾患（しっかん）で出現する。

初めは抵抗があるものの，筋の伸展に伴い「すー」と抵抗が消失する筋緊張亢進状態は**痙縮**（けいしゅく）とよばれ，脳卒中などで錐体路が障害されると出現する。

筋緊張が持続的に亢進している**ジストニア**もある。小脳障害や筋疾患では，逆に筋緊張低下状態となることが多い。

❹ 筋萎縮

筋萎縮（きんいしゅく）の有無について，視診と触診で確かめる。触診では，筋のボリュームや緊張，固さを調べる。もし筋萎縮があれば，それが四肢遠位部（まっしょう）優位（末梢神経障害に多い）か，近位部・肢帯部優位（筋疾患に多い）か，それとも全身のび漫性の萎縮なのかを調べる。

❺ 歩行状態

通常の歩行時に，まっすぐ歩けるのか，足を引きずることはないか，左右に足を広げた開脚歩行をしていないか，歩幅はどうか，姿勢はどうか，手振りに左右差はないかなどに注意して観察する。

片足引きずり歩行（片麻痺（へんまひ），パーキンソン病初期など），はさみ足歩行（下肢の痙縮），動揺性歩行（腰帯筋の筋力低下），鶏歩（けいほ）（末梢神経障害による足の下垂），小刻み歩行（パーキンソン病の中・後期など），開脚歩行（小脳失調）など，歩行状態を見ただけで，ある程度，診断がつく場合がある。

❻ 不随意運動

振戦（しんせん）（震え（ふる）），舞踏運動，ミオクローヌス，チックなど，無意識下に出現する異常運動の有無をチェックする。

4 感覚系

ティッシュペーパーや楊枝（ようじ）を使って触覚，痛覚などの「表在感覚」を，音叉（おんさ）を使って振動覚などの「深部感覚」を確認し，感覚の低下がないか，または異常感覚がないか，体幹と四肢について調べる。

患者に閉眼させて，その手指，足趾（そくし）の関節を検者が動かすことによって「位置覚」の異常の有無を調べる。

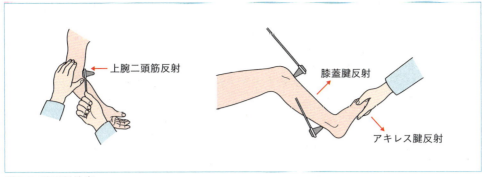

図3-3 腱反射検査

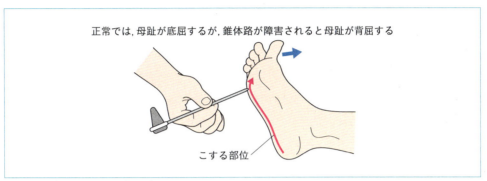

図3-4 バビンスキー反射(陽性)

5 反射

❶腱反射

打腱器で腱(上腕二頭筋,上腕三頭筋,腕橈骨筋,膝蓋腱,アキレス腱など)を叩き(図3-3),腱反射が亢進していないか,減弱していないか,また,左右差がないかについて調べる。亢進している場合は錐体路障害が示唆され,低下している場合は末梢神経の異常,筋自体の異常などが示唆される。

❷病的反射

上肢では,**ホフマン(Hoffmann)反射**,下肢では**バビンスキー(Babinski)反射**(図3-4)を調べる。錐体路が障害されると,正常では出現しないこのような反射が陽性となる。

6 自律神経系

立ちくらみ,排尿・排便障害,発汗異常,勃起障害の有無などについて質問する。立ちくらみがあれば,臥位,座位,起立直後,起立数分後の血圧と脈拍を測定し,変化をチェックする。

II 検査の方法

検体検査（血液，脳脊髄液）

1. 血液検査

1 生化学的診断

以下に，神経・筋疾患の診断上，重要な生化学的検査を示す。

❶ 血清セルロプラスミン，血清銅

若年発症の筋緊張亢進などの錐体外路症状を呈する患者においては，ウィルソン（Wilson）病などを鑑別するために，血清セルロプラスミンや血清銅の測定が重要である。血清セルロプラスミンの正常値は，20～30mg/dL（比色法）あるいは25～40mg/dL（免疫拡散法）であり，血清セルロプラスミンが15mg/dL以下，血清銅が50μg/dL以下（正常値は80～150μg/dL）の場合は，ウィルソン病またはメンケス（Menkes）病を考える。尿中ならびに肝組織中の銅濃度が上昇している場合がウィルソン病（肝細胞の銅輸送を担うATP7Bの異常）であり，低下している場合がメンケス病（銅の輸送を担うATP7Aの異常）である。ネフローゼ症候群や栄養・吸収障害でも，低セルロプラスミン血症や低銅血症がみられるので注意が必要である。

❷ 血清クレアチンキナーゼ

血清クレアチンキナーゼ（creatine kinase：CK）の正常値は男性で50～230U/L，女性で40～180 U/Lである。CKには，BB（脳），MB（心筋），MM（骨格筋）の3つのアイソザイム（isozyme）があり，CKを含む骨格筋，心筋，脳の組織障害により，血清CK値の上昇がみられる。横紋筋融解症，多発筋炎，筋ジストロフィーでは著明な高値を呈することが多く，甲状腺機能低下症などによるミオパチーでも高値を示す。

❸ 血清乳酸，ピルビン酸

正常値は，血清乳酸が3.3～14.9mg/dL，血清ピルビン酸が0.3～0.94mg/dLだが，ミトコンドリア脳筋症では，安静時の血清乳酸・ピルビン酸値の上昇があり，エルゴメーターによる好気性負荷試験によって乳酸・ピルビン酸値や乳酸/ピルビン酸比の著しい増加が認められる。ビタミンB_1欠乏症でも血清乳酸やピルビン酸値の上昇が認められる。循環障害に伴う酸素欠乏状態や重篤な肝障害，腎障害においても，乳酸・ピルビン酸値の増加がみられることがある。糖原病のV型（マックアードル［McArdle］病）やVII型（垂井［Tarui］病）では，阻血下負荷試験を行っても血清乳酸値の上昇がみられない。

❹ 全血総ビタミンB_1

　全血総ビタミンB_1の正常値は5.5〜9.5μg/dLであり，4μg/dL以下で24時間尿中排泄量が100μg以下のときはビタミンB_1欠乏症の可能性がある。また，赤血球のトランスケトラーゼ活性が低下しており，チアミンピロリン酸添加による活性上昇（TPP効果）が18％以上の場合はB_1欠乏症と診断できる。ビタミンB_1欠乏症による神経・筋障害としては，末梢神経障害とウェルニッケ-コルサコフ（Wernicke-Korsakoff）症候群が重要であり，慢性アルコール中毒，低栄養，偏食，消化管手術後，妊娠悪阻，甲状腺機能亢進症などに伴って発症する。

❺ 血清ビタミンB_{12}

　ビタミンB_{12}は胃の壁細胞から分泌される内因子と結合し，回腸末端で吸収される。血清ビタミンB_{12}の正常値は200〜1000pg/mLだが，神経・筋疾患で重要なものは，ビタミンB_{12}欠乏症による脳症，脊髄症（亜急性脊髄連合変性症），末梢神経障害などである。萎縮性胃炎，吸収不全症候群，盲管症候群などの消化器疾患が原因となることが多く，悪性貧血を伴うことがある。血清ビタミンB_{12}の測定以外では，シリング（Schilling）試験，抗内因子抗体，抗壁細胞抗体，不飽和B_{12}結合能，骨髄所見，末梢血所見などが参考となる。また，ビタミンB_{12}は尿中メチルマロン酸代謝経路に関係し，欠乏症では尿中メチルマロン酸が増加する。

❻ 酵素学的診断

　代謝性神経・筋疾患では，酵素学的診断で酵素欠損（以下の〈　〉内）を証明することが有用である場合が多い。脂質代謝異常では，GM_1-ガングリオシドーシス〈β-ガラクトシダーゼ〉，GM_2-ガングリオシドーシスのテイ-サックス（Tay-Sachs）病〈β-ヘキソサミニダーゼA〉，サンドホッフ（Sandhoff）病〈β-ヘキソサミニダーゼA・B〉，ゴーシェ（Gaucher）病〈グルコセレブロシダーゼ（β-グルコシダーゼ）〉，ニーマン-ピック（Niemann-Pick）病A/B型〈酸性スフィンゴミエリナーゼ〉，ファブリー（Fabry）病〈α-ガラクトシダーゼ〉などがあげられる。

　核酸代謝異常のレッシュ-ナイハン（Lesch-Nyhan）症候群は，ヒポキサンチン-グアニンホスホリボシルトランスフェラーゼ（hypoxanthine-guanine phosphoribosyltransferase；HGPRT）の欠損によるものであり，糖原病では，Ⅰa型〈グルコース-6-ホスファターゼ〉，Ⅰb型〈グルコース-6-ホスファターゼミクロソマルトランスロカーゼ〉，Ⅱ型〈ライソゾマル α-グルコシダーゼ〉，Ⅲ型〈脱分枝酵素〉，Ⅳ型〈分枝酵素〉，Ⅴ型〈筋ホスホリラーゼ〉，Ⅵ型〈肝ホスホリラーゼ〉，Ⅶ型〈筋ホスホフルクトキナーゼ〉，Ⅷ型〈肝ホスホリラーゼbキナーゼ〉がある。その他，ムコ多糖症（ハーラー症候群，ハンター症候群）やムコリピドーシスでも様々な酵素欠損が知られている。

❼ 遺伝子診断

　各種の遺伝性脊髄小脳変性症やハンチントン（Huntington）病では，3塩基の繰り返し構造の延長をもつ遺伝子が同定されている（トリプレットリピート病）。ミトコンドリア脳筋

症では，ミトコンドリアの遺伝子変異が証明されているものがある。遺伝性運動感覚ニューロパチーでは，PMP22，P0たんぱく，コネキシンなどの末梢髄鞘構成たんぱくの変異が報告されている。家族性アルツハイマー（Alzheimer）病では，早期発症型のなかで，βたんぱく前駆体，プレセニリン1，プレセニリン2の変異が知られており，晩期発症型では，アポリポたんぱくEのε4が危険因子と考えられている。パーキンソン（Parkinson）病や筋萎縮性側索硬化症にも，まれながら家族性のものがあり，それぞれパーキンやαシヌクレイン，スーパーオキシドジスムターゼ1やTDP-43などの変異が報告されている。

2 免疫学的検査

免疫学的検査では，ウイルス抗体，自己抗体（抗アセチルコリン受容体抗体，抗リン脂質抗体，抗ガングリオシド抗体，抗ミエリン抗体，抗神経抗体），サイトカイン，接着因子，ヒト白血球（型）抗原（human leukocyte antigen；HLA），モノクローナル抗体などの検査を行う。

❶ ウイルス抗体価

無菌性髄膜炎，脳炎，脊髄炎，末梢神経炎，急性筋炎など，神経系のウイルス感染症に関連する病態の早期診断や治療方針の決定には，各種ウイルスの抗体価の測定が重要である。主なものをあげると，無菌性髄膜炎のコクサッキー，エコー，ムンプス，脳炎の単純ヘルペス，日本脳炎，風疹，インフルエンザ，はしか，狂犬病，エプスタイン-バー（Epstein-Barr），サイトメガロ，脊髄炎ではポリオやエプスタイン-バーなどのウイルスがある。後天性免疫不全症候群（AIDS）の40％に神経障害が出現するため，免疫不全状態の患者のヒト免疫不全ウイルス（HIV）の抗体価は重要である。その他，HTLV-Ⅰ関連脊髄症（HTLV-Ⅰ associated myelopathy；HAM）や成人型T細胞リンパ腫の原因ウイルスであるHTLV-Ⅰ，進行性多巣性白質脳症ではJCウイルス，帯状疱疹に関連した神経障害では水痘帯状疱疹ウイルスが重要である。

❷ 自己抗体

（1）神経筋接合部疾患

重症筋無力症に特異性が高いのは抗アセチルコリン受容体抗体であり，80～90％で陽性である。陰性例は眼筋型に多い。ほかに，抗MuSK（muscle specific kinase）抗体陽性例は女性に多く，クリーゼを来しやすい。また，抗横紋筋抗体（striational antibodies；StrAbs）は胸腺腫やクリーゼと関連している可能性がある。肺小細胞がんなどに伴うランバート-イートン（Lambert-Eaton）症候群では，80％以上の症例で抗P/Q型電位依存性カルシウムチャネル（P/Q型VGCC）抗体が陽性となる。

（2）膠原病などに伴う神経・筋疾患

多発筋炎の20～30％で抗Jo-1抗体が検出され，抗Jo-1抗体を含めて抗アミノアシルtRNA合成酵素（ARS）抗体は間質性肺炎（肺線維症）合併例に頻度が高い。皮膚筋炎の20％では抗Mi-2抗体が陽性となる。抗MDA5抗体は，臨床的に筋症状を呈さない皮膚

筋炎に陽性になることが多く，特に急速進行性間質性肺炎を高率に合併する。また，抗TIF1抗体は小児や成人の皮膚筋炎で認められることがあるが，成人例では悪性腫瘍の合併が高率である。抗NXP-2抗体は小児の皮膚筋炎に多い。ウェゲナー（Wegener）肉芽腫症*（多発血管炎性肉芽腫症），顕微鏡的多発血管炎，チャーグ-ストラウス（Churg-Strauss）症候群（好酸球性多発血管炎性肉芽腫症）などによる小血管炎では多発性単神経炎を伴うことが多いが，抗好中球細胞質抗体（ANCA）が陽性となることがある。抗リン脂質抗体症候群では，抗カルジオリピン抗体やループスアンチコアグラントが陽性となり，動静脈血栓症，習慣性流産，血小板減少症などを呈し，全身性エリテマトーデスを伴うこともある。

(3) 自己免疫性末梢神経障害に伴う自己抗体

疾患では，抗アクアポリン4（AQP4）抗体や抗ミエリンオリゴデンドロサイト糖たんぱく（MOG）抗体が陽性となることがある。

ギラン-バレー（Guillain-Barré）症候群（GBS）では，急性期の血清中に抗糖脂質抗体，特に抗ガングリオシド抗体が60～70%に認められる。IgG抗GM1抗体はその約3割を占め，運動障害優位で，カンピロバクター・ジェジュニ感染が証明されるものもある。IgM抗GM1抗体は，多巣性運動ニューロパチー（multifocal motor neuropathy）で陽性となり，運動ニューロン疾患様の経過を呈する。抗GalNAc-GD1a抗体は軸索障害が強いタイプのGBSの急性期に上昇がみられる。眼球運動障害を伴うGBSやミラー-フィッシャー（Miller-Fisher）症候群では，抗GQ1b抗体の上昇が高率に認められる。

慢性炎症性脱髄性多発根ニューロパチー（chronic inflammatory demyelinating polyradiculoneuropathy；CIDP）では，抗糖脂質抗体の陽性率は約1割であり，IgM型抗GM1抗体が最も多くみられる。Mたんぱく血症を伴うニューロパチーでは，抗MAG/SGPG抗体（IgM型抗MAG/SGPG抗体）が陽性となり，慢性感覚失調性ニューロパチーを呈する。

(4) 傍腫瘍性神経症候群における自己抗体

肺小細胞がん，前立腺がん，乳がんなどに伴う傍腫瘍性脳脊髄炎，感覚性ニューロパチー，辺縁系脳炎，亜急性小脳変性症などで，抗Hu抗体が認められることがある。卵巣がん，子宮がん，乳がんなどに伴う亜急性小脳変性症において，小脳のプルキンエ（Purkinje）細胞の細胞質に対する抗Yo抗体がみられることがある。乳がんに伴う傍腫瘍性オプソクローヌス・ミオクローヌス症候群では，神経細胞の核に対する抗Ri抗体が検出されることがある。

(5) その他の神経疾患と自己抗体

スティッフパーソン症候群（stiff person syndrome；SPS）では，抗GDA抗体が約60%にみられる。傍腫瘍性神経症候群として，大腸がん，肺がん，ホジキン（Hodgkin）リンパ腫などに伴う抗GDA抗体陽性例，乳がん，肺小細胞がんに伴う抗アンフィフィジン抗体陽性例が存在する。最近，抗ゲフリン抗体陽性例も報告された。アイザックス

---

*「肉芽」は「にくが」との読みもある。

(Isaacs) 症候群では，電位依存性カリウムチャネルを抑制する抗カリウムチャネル抗体が報告されている．また，免疫介在性の脳炎で，抗グルタミン酸受容体抗体陽性例が知られる．

3 内分泌検査（下垂体系ホルモン検査を含む）

種々の内分泌疾患が神経・筋症状を呈するので，甲状腺機能，副甲状腺機能，下垂体機能，副腎機能を適宜，検査することが必要である．いずれの場合もホルモンの基礎分泌量が増加しているときは分泌抑制試験，減少しているときは分泌刺激試験を行い，ホルモン分泌が生理的な調節を逸脱しているか否かを決定する．

❶ 下垂体機能

前葉ホルモンの副腎皮質刺激ホルモン（ACTH），甲状腺刺激ホルモン（TSH），性腺刺激ホルモン（LH, FSH），プロラクチン（PRL），成長ホルモン（GH），後葉ホルモンでは抗利尿ホルモン（ADH）を測定する．

❷ 甲状腺機能

甲状腺ホルモンの free T_3，free T_4 を測定する．自己免疫性甲状腺疾患を疑った場合は，抗マイクロゾーム抗体，抗サイログロブリン抗体，抗 TSH 受容体抗体などの甲状腺自己抗体を検索する．

❸ 副甲状腺機能

副甲状腺ホルモン（PTH），1,25-水酸化ビタミン D，血中 Ca，P が重要である．

❹ 副腎機能

皮質ホルモンのコルチゾール，髄質ホルモンのカテコールアミンを測定する．

2. 脳脊髄液検査

1 脳脊髄液検査の概要

❶ 目的

髄膜炎や脳炎を疑った場合に施行するもので，脳脊髄液の性状を調べ，圧や細胞数を測定し，たんぱく，糖，塩素などの生化学的検査や細菌学的検査を行い，鑑別診断の補助とする．**腰椎穿刺**により脳脊髄液圧を測定する際に，脊髄のクモ膜下腔に脳脊髄液の通過障害が存在すると，頸静脈圧迫による速やかな圧の上昇がみられない（クエッケンシュテット[Queckenstedt]試験陽性）．

❷ 方法

脳脊髄液の採取は，腰椎穿刺，後頭下穿刺，脳室穿刺によって施行されるが，通常は腰椎穿刺が行われる．腰椎穿刺は側臥位または座位で行われ，被検者は両手で両膝を抱え込むようにして丸まった前屈姿勢をとる．穿刺部位は，左右の腸骨稜の最高点を結んだヤコビ（Jacoby）線（通常は第 4 腰椎棘突起上を通過する）を参考にして，第 4〜第 5 腰椎棘突起間あるいは第 3〜第 4 腰椎棘突起間とする．

❸ 合併症

手技によって感染を引き起こすことがあるので，厳重な清潔操作に気をつける。消毒はヨード（イソジン®）で2〜3回拭き，その後，ハイポアルコールで3回拭き，ヨード（イソジン®）を残さないようにする。これはヨード（イソジン®）による化学性髄膜炎を起こさないようにするためである。

針の刺入によって神経根が刺激されると，下肢に痛みが放散することがある。また，硬膜静脈叢から出血をきたすこともある。いずれの場合も，刺入方向や刺入部位を変えて再施行する。穿刺部位から脳脊髄液が漏れると一過性に低髄圧症候群が生じ，起立時の頭痛や嘔吐がみられることがある。予防のためには，必要以上に太い針を使用せず，検査後2〜3時間から半日の安静横臥位（できれば腹臥位）を保つ。

❹ 禁忌

頭蓋内圧亢進がみられる場合は脳ヘルニアの危険があるため禁忌である。穿刺部位付近に化膿巣や出血性病変が存在する場合，また出血傾向が強い場合も禁忌と考えられている。

2 細菌学的検査

神経・筋疾患のなかでも，髄膜炎，脳炎を疑う場合は，脳脊髄液の細菌学的検査が必須である。脳脊髄液所見の正常値は，初圧が70〜170mmH₂O，細胞数5/mm³以下，たんぱく15〜40mg/dL，糖50〜80mg/dLだが，細菌性髄膜炎では多形核球優位の細胞数増多が著明であり，たんぱくの増加や糖の低下がみられる。脳脊髄液の細菌培養で細菌が必ずしも常に証明されることはないが，もし同定されれば抗菌薬の耐性検査も可能であり，治療上重要な情報を与える。結核性髄膜炎や真菌性髄膜炎でも，たんぱく増加，糖低下がみられるが，細胞増多は単核球優位であり，ウイルス性髄膜炎では，単核球優位の細胞増

表3-2 脳脊髄液の基準値と主な疾患の髄液所見

	液圧	外観	細胞数	主な細胞	たんぱく質	糖	塩素
基準値	70〜170 mmH₂O	無色透明	5/mm³以下	単核球	15〜40 mg/dL	50〜80 mg/dL	120〜130 mEq/L
細菌性髄膜炎	↑↑↑	膜様混濁	↑↑↑（1000以上）	多形核球	↑↑	↓↓	↓↓
結核性髄膜炎	↑↑	無色透明，日光微塵	↑↑↑（200〜500）	単核球	↑↑	↓↓	↓↓
ウイルス性髄膜炎	↑	無色透明	↑〜↑↑	単核球	↑	±	±
多発根ニューロパチー	↑	無色透明	0〜↑	単核球	↑↑↑	±	±
脳脊髄梅毒	↑	無色透明	↑	単核球	↑	±	±
多発性硬化症	±	無色透明	0〜↑	単核球	±〜↑	±	±

多がみられ，糖は正常である。

脳脊髄液の基準値と主な疾患の脳脊髄液所見を**表 3-2** に示しておく。

B 生理学的検査

脳・神経疾患に関する生理学的検査には，**表 3-3** に示すような様々なものがある。以下，それらについて簡略に説明する。

1. 脳波検査

❶概要

大脳皮質にある神経細胞の微小な電気的活動を頭皮上の電極から拾い，増幅して記録・観察する検査を**脳波検査**（electroencephalography；EEG）とよぶ。本検査は脳の機能的変

表3-3 脳・神経疾患の主な生理学的検査とその概要

検査		検査概要	評価対象，適応など
脳波検査		大脳皮質神経細胞の電気的活動を頭皮上から記録する	痙攣，意識障害，脳死判定，など
筋電図検査			
	針筋電図	針電極を筋に刺入し，筋線維の電気的活動を記録する	筋萎縮，筋力低下を示す疾患の診断
	表面筋電図	皮膚上から表面電極で筋全体の活動をみる	不随意運動の解析
	誘発筋電図	末梢神経を電気刺激し，誘発される筋活動をみる	重症筋無力症などの神経筋接合部疾患
末梢神経伝導検査		末梢神経に電気刺激を与え，その興奮の伝播状態をみる	各種末梢神経障害
誘発電位検査		感覚刺激に応じて出現する誘発電位を指標に，中枢内感覚伝導路の機能をみる	脱髄性疾患，脳腫瘍，脳血管障害，神経変性疾患，など
事象関連電位検査		刺激情報が脳内で分析・認知される過程で生じる電位を指標に，高次大脳機能をみる	認知症，精神科疾患
自律神経機能検査			
	体位変換試験	起立に伴う血圧・心拍変動をみる	起立性低血圧，失神
	サーモグラフィー	体表面の温度分布を赤外線カメラにより画像化する	血管運動神経，皮膚交感神経機能評価
	発汗試験	汗腺の分泌機能をみる	皮膚交感神経機能評
	交感神経皮膚反応	電気刺激で引き起こされる精神性発汗の際の汗腺活動に伴う皮膚電位変化をみる	皮膚交感神経節後線維機能
	心電図 R-R 間隔変動	呼吸性不整脈をみる	心臓副交感神経機能
	血圧日内変動	血圧の日内変動をみる	脳血管障害，睡眠時無呼吸症候群
	排尿機能検査	蓄尿，排出機能を膀胱内圧測定により調べる	神経因性膀胱

化をみるもので，臨床では，器質的変化をみる放射線学的検査と組み合わせて施行される。

❷適応

脳波検査は，痙攣や意識障害を示す患者の診断に必須である。わが国では脳死の判定基準にも組み込まれている。疾患としては，てんかん，脳血管障害，中枢神経感染症，脳変性疾患，精神科疾患など，幅広く施行される。

❸方法

電極は**国際 10–20 法**＊に従って頭皮上に接着する。記録方法には，基準電極を電気的活動の少ない耳朶に置く共通基準導出（または単極導出）と，電気的活動のある部位に置く双極導出がある。検査では，安静閉眼時，睡眠時，過呼吸，光，音などによる刺激時の記録を行う。

❹検査結果の判定

健常成人では，安静閉眼時 α 波（8〜13Hz）を基本波形（基礎律動）とし，これに速波である β 波（14〜30Hz）が加わる。睡眠により α 波は消失し，徐波である幅広い θ 波（4〜7Hz）や δ 波（4Hz未満）が主体となる（図3-5）。

異常脳波には次のようなものがある。
①覚醒状態で徐波が多く混入する。
②周波数や振幅に左右差がある。
③棘波（spike）＊，鋭波（sharp wave）＊が出現する。
④過呼吸負荷で棘波や徐波が持続性に出現する。

2. 筋電図検査，末梢神経伝導検査

❶概要

▶**筋電図検査** 骨格筋の筋線維の電気的活動を増幅し，記録・観察する検査を**筋電図検査**

脳死判定における脳波

脳波は，あくまでも，大脳皮質にある神経細胞の電気的活動を限られた時間で記録したものである。したがって，脳波が平坦であっても，必ずしも脳全体の機能停止を意味するとは限らず，また，後で脳波は変化する可能性がある。そこで，わが国の脳死判定基準では，対光反射をはじめとする各種脳幹反射で脳幹機能の消失を確認し，そのうえで脳波検査を行う。1回の検査で30分以上記録し，成人の場合は6時間以上，6歳未満の場合は24時間以上空けた2回目の脳死判定でも脳波を再検し，不可逆的な変化であることを確認する。

＊**国際 10–20 法**：脳波を記録するための電極の配置を定める世界共通の方法。頭皮を10％もしくは20％の等間隔で区切り，計21個の電極配置位置を決定する。この方法により，検査を繰り返しても検者が変わっても記録条件を統一することができる。

＊**棘波，鋭波**：尖鋭で持続が80ms（ミリ秒）以下（12.5Hz以上）の波を棘波，80msより長い（12.5Hz未満）波を鋭波とよぶ。どちらもてんかんに関連する波で異常波である。

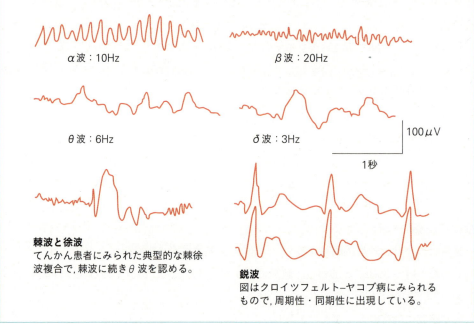

図3-5 脳波検査でみられる各種波形

(electro-myography；**EMG**) とよぶ。この検査には次のものがある。
①**針筋電図検査**：針電極を筋内に刺入し運動単位電位*（motor unit potential；MUP）を観察する。
②**表面筋電図検査**：筋腹上の皮膚に電極を装着し，筋全体の活動をみる。
③**誘発筋電図検査**：末梢神経に電気的刺激を与え，誘発される筋活動を観察する。

▶ **末梢神経伝導検査**　針筋電図検査は疼痛を伴うため，事前の説明と同意が必要である。
　一方，末梢神経に電気的刺激を与え，その興奮の伝播状況を観察する検査を末梢神経伝導検査（nerve conduction study；NCS）という。測定項目には，運動神経伝導速度（motor nerve conduction velocity；MCV）と感覚神経伝導速度（sensory nerve conduction velocity；SCV）があり，どちらも太い有髄神経線維の伝導機能を反映している。

❷**適応**
　針筋電図検査は，筋萎縮や筋力低下の診断に用いられる。表面筋電図検査は，不随意運動の診断に用いられる。反復刺激法による誘発筋電図検査は，重症筋無力症などの神経筋接合部疾患の診断に用いられる。末梢神経伝導検査は，末梢神経障害を起こすすべての疾病に適応がある。

＊**運動単位電位（MUP）**：1個の脊髄運動神経細胞（前角細胞）は数本〜数百本の筋線維を支配する。この1個の運動神経細胞とその支配筋線維群をまとめて運動単位とよぶ。針筋電図では，個々の運動単位の電気的興奮を分離することができ，これを運動単位電位とよぶ。

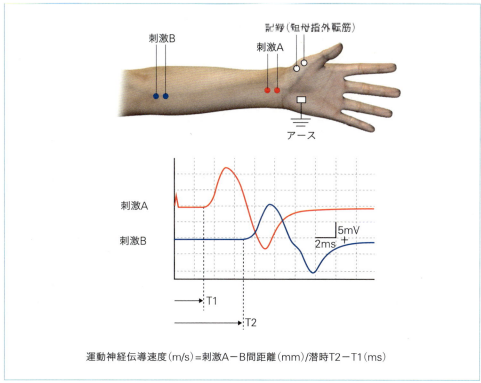

図3-6 末梢神経伝導検査（正中神経運動神経伝導検査）

❸方法

　針筋電図検査では，27ゲージの単極同心型電極を被検筋に刺入し，安静時，随意収縮時の筋線維の電気的活動を観察する。表面筋電図検査では，表面電極を複数の筋の上に装着し，筋活動を総合的に観察する。反復刺激法による誘発筋電図検査では，末梢運動神経を様々な頻度で反復電気刺激し，誘発される筋活動電位の振幅の推移を観察する。末梢神経伝導検査では，末梢神経を遠位部と近位部で電気刺激し，引き起こされる活動電位の立ち上がり時間の差から2点間の伝導速度を求める（図3-6）。

❹検査結果の判定

　針筋電図では，健常成人の場合，弱収縮時に振幅1〜2mV，持続時間10ms以下で1〜3相の運動単位電位を認め，安静時には放電を認めない。筋疾患では，弱収縮時，低振幅で持続の短い電位が主となる。下位運動ニューロン（lower motor neuron）*の障害では，高振幅電位や持続時間の長い多相性の電位を認め，安静時には筋線維性電位を認める（図3-7①）。反復刺激法による誘発筋電図検査では，重症筋無力症の場合，低頻度刺激で振幅の減衰する漸減（waning）現象をみる（図3-7②）。末梢神経伝導検査では，伝導速度や電

＊**下位運動ニューロン**：脊髄運動神経細胞や脳神経運動核から軸索，神経終板までをまとめて下位運動ニューロンとよぶ。

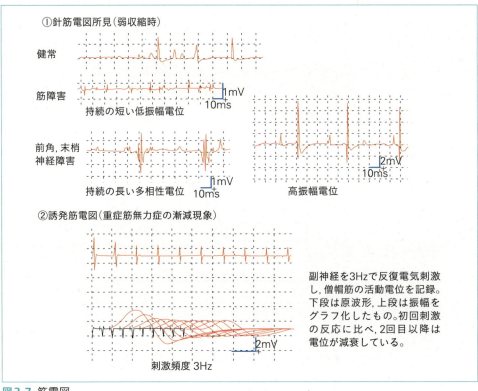

図3-7 筋電図

位の低下，波形の変化を観察し，脱髄や軸索障害の有無を判断する。

3. 誘発電位検査，事象関連電位検査

❶概要

　感覚受容器や末梢神経に刺激を与えると，刺激に対応して中枢神経系から一定の潜時で電位が出現する。この電気的反応を増幅し，加算平均法により記録したものを誘発電位（evoked potentials）とよぶ。誘発電位には，①体性感覚誘発電位（somatosensory evoked potentials；SEPs），②視覚誘発電位（visual evoked potentials；VEPs），③脳幹聴覚誘発電位（brainstem auditory evoked potentials；BAEPs）などがある。**誘発電位検査**では，これらの電位を解析し，感覚伝導路の機能を評価する。

　一方，大脳に到達した刺激情報は，さらに分析され認知されていく。この過程で出現する長潜時の誘発電位を特に事象関連電位（event-related potentials；ERPs）とよぶ。この電位は，認知機能の一部を反映する電位とされ，高次脳機能の評価に用いられる。

❷適応

　誘発電位検査は，脱髄性疾患，腫瘍性疾患，血管障害などの中枢内感覚伝導路の障害をきたす様々な疾患に適応がある。事象関連電位は認知症を呈する疾患，精神疾患などにおける高次脳機能の評価に用いられる。

❸検査結果の判定

誘発電位検査では，発生源の判明している皮質下および皮質由来の誘発電位を指標とし，潜時や振幅の変化により伝導障害の程度や部位を判定する。事象関連電位検査では，弁別課題が広く用いられ，刺激提示後300msに出現する陽性電位をP300とよび，認知機能の指標として用いる。

4. 自律神経機能検査

❶概要

自律神経は，全身の血管，内臓，腺，瞳孔などに幅広く分布している。現在汎用されている検査は，これらの組織の活動状況や刺激に対する反応性を観察し，支配する自律神経の機能を評価するものである。したがって，個々の検査はあくまで自律神経系の一部の機能をみるものであり，総合的評価には複数の検査を組み合わせる必要がある。

❷代表的な検査（表3-3）

- ▶ **体位変換試験** 起立に伴う血圧，心拍数調節をみる。能動的起立試験すなわちシェロング（Schellong）試験と，ティルトテーブル（傾斜台）を用いるヘッドアップティルト試験がある。いずれも，圧受容器反射にかかわる反射弓の機能をみており，起立性低血圧や失神が適応となる。

- ▶ **サーモグラフィー** 体表面から放射される赤外線を赤外線カメラでとらえ，皮膚温の分布を画像化する検査である。血管平滑筋と汗腺を支配する交感神経機能を主に反映する。

- ▶ **発汗試験** 汗腺の分泌機能を測定し，皮膚交感神経の機能を評価する。ヨードでんぷん反応を用いた全身の発汗分布の定性的評価，局所の発汗の定量的評価，薬物に対する反応性の評価がある。

- ▶ **交感神経皮膚反応** 末梢神経に強い電気刺激を与えて精神性発汗を引き起こし，その際の汗腺活動に伴う皮膚電位変化を観察する。皮膚交感神経節後線維の評価に用いられる。

- ▶ **心電図R-R間隔変動** 心拍数の呼吸に伴う変動（呼吸性不整脈）をみる。通常，安静時の心電図R-R間隔変動係数（coefficient of variation of R-R intervals；CV_{R-R}）を指標とする。心臓を支配する副交感神経機能を反映する。

- ▶ **血圧日内変動** 血圧は睡眠中は低下し，覚醒とともに上昇する。本検査はホルター血圧計により血圧の日内変動をモニターする。脳血管障害や睡眠時無呼吸症候群，2次性高血圧症では血圧の昼夜逆転がみられる。

- ▶ **排尿機能検査** 膀胱の蓄尿・排出機能をみる検査として膀胱内圧測定検査がある。通常，カテーテルを膀胱内に入れ，水またはガスを一定の速度で注入し，蓄尿時の膀胱内圧の変化や最小尿意，最大尿意，排出時の膀胱内圧変化，**無抑制収縮***の有無を観察す

---

* **無抑制収縮**：膀胱内圧曲線にみられる不随意な排尿筋の収縮を指す。大脳皮質から仙髄排尿中枢に至る運道路の障害で出現する。

る。このほか，尿流測定，尿道内圧測定検査も行われる。

C 画像診断

　近年，コンピューター技術の発達により，病変を「目に見える」形にする画像診断は非常に発展し，神経病変の診断に欠かせないものになっている。検査の結果，予想された病変とまったく異なる診断が下されたり，別の病変の合併が発見されたりすることもまれではない。しかし検査は，いかに安全，低侵襲とされているものであっても，何らかの危険や負担を患者に強いることになるため，十分な病歴聴取と神経学的検査を経たうえで，最適な検査計画が立てられるべきである。

1. 単純X線撮影（頭部，脊椎）

❶概要

　X線は人体を透過し，透過したX線の量をコンピューター処理することでデジタル写真として画面上に濃度差として表すことができる。しかし，脳や脊髄の詳細な構造は単純撮影で描出することはできない。したがって，主に評価される対象は，頭蓋骨，脊椎などの骨の病変である。

❷適応

　先天的，後天的な骨疾患や骨腫瘍では有用である。

　頭部単純撮影は頭部外傷においてまず行われる検査であるが，骨折の有無で出血や脳挫傷が診断できるわけではないので，CTの普及した現在では意義は少ない。意識障害があるような重傷例では，単純撮影で時間を無駄にすることなく，直ちにCTが施行されるべきである。

　脳腫瘍の場合，石灰化や骨の変形，頭蓋内圧の亢進に伴う変化が認められることがあるが（図3-8），腫瘍そのものは描出できない。やはりCTやMRIが優先される病変である。

　腰椎撮影は腰痛患者に広く行われているが，**生殖腺被曝**の大きい検査であり，特に若い

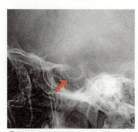
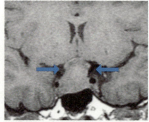
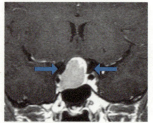

①頭部単純撮影（側面像）　　②単純MRI（冠状断T1強調像）　　③造影MRI（冠状断像）

①単純撮影で，トルコ鞍の拡大および二重鞍底（→）が認められるが，腫瘍自体は描出されていない。
②③のMRIでは強い増強効果を示す下垂体腫瘍がトルコ鞍から鞍上部に認められる（→）。

図3-8　下垂体腫瘍

女性に行う場合には慎重にする必要がある。

2. CT

❶概要

CT（computed tomography）は 1972 年に発表され，神経放射線検査に一大変革をもたらした。これによって，血腫，梗塞，腫瘍などの病変が直接描出されるようになった（図3-9）。それまでの脳のX線写真撮影の方法だった気脳撮影は現在まったく行われておらず，CTにとって代わられたといえよう。

原理は，単純X線写真と同様にX線の人体組織による吸収の差を描出するものであるが，横断像をコンピューターを用いたデジタル画像で作るという点が画期的であった。CTにおける1つの横断像は多数の画素からできており，デジタルカメラの画像と同じである。X線を極めて細いスリット状のビームとして人体を透過させ，対側に置かれた検出器でX線の透過率を測定する。これを回転させることにより，一つひとつの画素のX線吸収値をコンピューターが計算し，画像として作り上げる。

現在は体軸方向に多数の検出器を配列した **MDCT**（multi detector-row CT）が主流であり，短時間で広範囲の精密な画像が得られるようになっている。CTでも MRI 同様，任意の断面の画像や3次元画像も容易に得られるようになっている。

CT値（Hounsfield unit［H.U.］*）が病変の表現によく用いられる。脳実質より高い吸収値（画像上は白い）の場合を**高吸収値**（high density），低い吸収値（画像上は黒い）の場合を**低吸収値**（low density）という。前者としては石灰化や急性期の出血が，後者としては慢性期

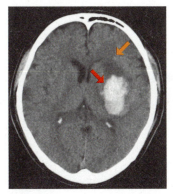

①被殻出血
①左被殻に急性期の血腫を示す高吸収域が認められる（→）。周囲に浮腫を示す低吸収値が認められる（→）。

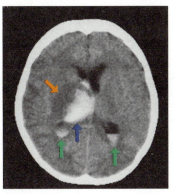

②視床出血
②右視床に血腫があり（→），周囲に浮腫を示す低吸収値が認められる（→）。血腫は両側の側脳室内に穿破している（→）。

図3-9 高血圧性脳出血

* **Hounsfield unit（H.U.）**：－1000H.U. を空気，0H.U. を水とした吸収率の相対値。脳は 25～30H.U. を示す。

Ⅱ 検査の方法

の梗塞や脳浮腫などがあげられる。脳と同程度の吸収値を示す病変は**等吸収値**(isodensity)とよばれるが，わかりにくいことが多い。この場合，後述する造影CTで明瞭になる場合がある。

❷適応と副作用

先天奇形，外傷，炎症，腫瘍，脳血管障害など，ほとんどすべての神経疾患が対象となる。疾患の診断において，CTで異常が認められないことも重要な情報となる場合が多い。

単純CTは特に禁忌となる場合はないが，造影CTは十分に危険性を理解したうえで行われるべきである。副作用の危険因子としては，造影剤の副作用歴，アレルギー疾患（特に喘息），心疾患，甲状腺疾患（特に甲状腺機能亢進症）が重要であり，これらの有無を問診で確認しておかなくてはならない。腎機能低下のある患者の造影検査は慎重に行わなければならない。ショックなどの緊急事態に対する装備，薬剤の常備，医師・看護師などのスタッフの訓練は必要不可欠である。

❸造影CT

造影剤を用いない単純CTに加え，さらに情報を得るため，ヨード造影剤を静注した後で撮影を行う造影CT検査が行われることがしばしばある。これにより単純CTでは不明瞭な病変が明瞭に描出されるなど，得るところは多い。脳血管を診断する方法として，ヨード造影剤を急速静注して撮影する**CTA**（**CT angiography**）があり，後述する**MRA**（**MR angiography**）と共に脳血管障害の診断に広く用いられている。

しかし，ショックなどの重篤な副作用の危険もあることを十分理解したうえで行わなければならない。かつては**ヨードアレルギー**の有無を確認するため，事前に少量のヨード造影剤を注射する「予備テスト」が勧められていたが，このテストでは副作用の予知は不可能であり，無意味であるばかりでなく，かえって危険であることが明らかになっている。

3. MRI

❶概要

MRI（magnetic resonance imaging）は，**核磁気共鳴現象**を利用した新しい画像診断法である。高磁場に置かれた生体内の水素原子核から得られたMR信号をもとに，CT同様にデジタル画像を得るものである。横断像ばかりでなく，矢状断像，冠状断像など任意の断面を自由に得ることができる（図3-8, 11, 13, 14）。一般に病変の検出はCTより優れており，これにより小病変や早期の病変が診断できるようになった。脱髄，変性疾患などでは，CTではほとんど所見がなく，MRIで初めて診断できる場合がある。特に縦に長い構造をしている脊髄は，矢状断像が容易に得られるMRIは極めて有用な検査法である（図3-14）。

欠点としては，CTよりかなり撮像（MRIはX線を用いないので「撮影」とはいわない）に時間がかかる，工事現場のような騒音が生じる，MRI装置内はかなり狭い空間であることが多く，閉所での患者の圧迫感が強く，また検査中の観察が困難である点などがあげられ

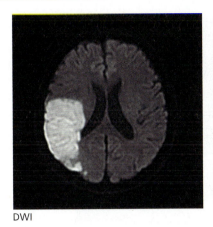
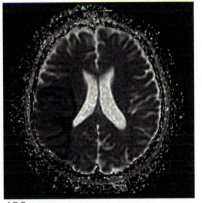

DWI　　　　　　　　　　　　　ADC-map

右側頭葉〜頭頂葉の梗塞巣がDWIで高信号（白く），ADC-mapで低信号（黒く）に描出されている．

図3-10　右中大脳動脈（MCA）領域の急性期脳梗塞

る。

　MRI画像は撮像条件により，様々な画像が得られるのが利点だが，逆に初心者にはわかりづらい点でもある．標準的にはスピンエコー法で得られるプロトン密度像，T1強調像，T2強調像が基本になる．大部分の病変は，**T1強調像**で脳実質より低信号（写真上は黒い），**T2強調像**で高信号（写真上は白い）であると理解すればよい．例外的に出血がT1強調像で高信号（白い），鉄沈着や石灰化がT2強調像で低信号（黒い）なのは特徴的である．他の撮像条件として，**DWI**（diffusion weighed image）と**ADC-map**（apparent diffusion coefficient）がある．DWIは水分子の自己拡散（ブラウン運動）を画像化したものであり，悪性腫瘍や急性期梗塞など，水分子の運動が制限される疾患で高信号となる．ADC-mapは拡散を定量化したものであり，DWIとADC-mapは必ずセットで使われる．たとえば，急性期梗塞や悪性リンパ腫ではDWIで高信号，ADC-mapで低信号になるのが特徴的である（図3-10）．

　MRIは血流などの「液体の動き」も画像化できる特徴がある．これを利用して脳血管を診断するMRAも脳血管障害などに対し広く利用されている（図3-11）．CTAとは異なり，造影剤を使用しなくても撮像できる非侵襲的な検査である．また，造影剤を用いずに脳血流を可視化する他の方法として，**ASL**（arterial spin labeling）が用いられるようになっており，アルツハイマー病やパーキンソン病などの診断に用いられはじめている（図3-12）．

❷ 適応，禁忌

　現在はCTと同様に広く行われているが，MRIは著しい高磁場に人体が入るので，禁忌が多いことを理解しておかなければならない．MRI室自体が高磁場であるので，金属製品を持ち込んではならない．緊急事態でも，一般病棟で使われる通常の酸素ボンベや血圧計などの持ち込みは重大な事故となりうる．**心臓ペースメーカー**や**植込み型除細動器**，

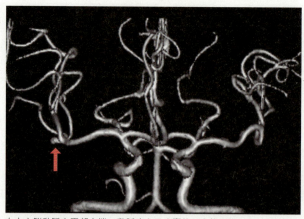

右中大脳動脈水平部末端に動脈瘤を示す囊状の血管の膨らみが認められる（→）。

図3-11 MRA

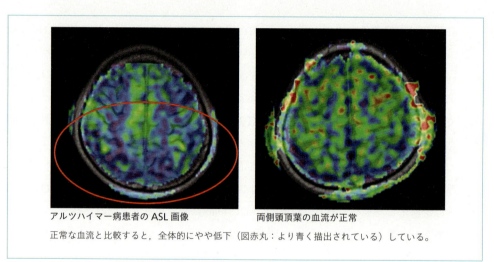

アルツハイマー病患者のASL画像　　両側頭頂葉の血流が正常

正常な血流と比較すると，全体的にやや低下（図赤丸：より青く描出されている）している。

図3-12 ASL画像

人工内耳を装着した患者は高磁場でその機能を失うため禁忌である（最近では一部対応している機器もある）。このように体内に金属がある患者には十分な注意が必要である。近年は，チタンなどの非磁性体金属で作られたMRI対応の医療用具が普及しているが，完全に安全が保証されているわけではない。1.5T（Tesla：テスラ）のMRIのほか，3.0T以上の強い磁場を発生させるMRIも近年普及しており，対応している医療用具も多いとはいえ注意が必要である。磁石で着脱するタイプの義歯を装着したインプラントは機能を失うことがある。胎児への高磁場の影響はまだ不明であり，妊娠初期の患者は避けるべきである。

❸造影MRI

CTと同様に，MRIでも，より多くの情報を得るための造影剤を静注した検査が行われ

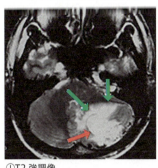
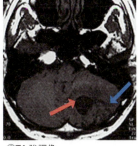

①T2強調像　②T1強調像　③造影MRI

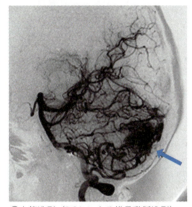

④血管造影（DSAによる椎骨動脈造影）

左小脳半球に，囊胞成分（①②→）と充実成分（②③④→）の両者からなる腫瘍が認められる。充実成分は造影MRIで強い増強効果を示し，血管造影でも濃染を示している。T2強調像では周囲の浮腫が高信号として認められる（①→）。

図3-13 血管芽細胞腫のMRI造影（①～③）と血管造影（④）

ている。ガドリニウムという重金属を用いた造影剤が用いられる。脳腫瘍では，T1強調像で低信号を示した病変が高信号に変化する「増強効果」を示すことが多い（図3-8，13）。ガドリニウム造影剤も，CT検査のヨード造影剤と同様にショックなどの重篤な副作用が起こる可能性があることを認識しておかなければならない。特に喘息患者は禁忌である。近年，まれではあるが，腎機能低下患者へのガドリニウム造影剤投与で，腎性全身性線維症（nephrogenic systemic fibrosis；NSF）という重篤な病変が発症することが報告されており，腎機能の低下した患者への投与は注意を要する。また，最近の報告によると，明らかな有害事象は報告されていないが，小脳歯状核などにガドリニウム造影剤（特に直鎖型）が沈着することが報告されている。

4. 血管造影

神経領域では，主に脳血管造影と脊髄血管造影が行われている。現在は，フィルム法に代わり，**デジタルサブトラクション法**（digital subtraction angiography；DSA）が主流である。DSAはコンピューターによる画像処理を行い，造影後の画像から造影前の画像を消し去る方法である。これにより，造影された血管のみが明瞭に描出され，診断が容易になる。

現在では，造影剤の注入方法として，大腿動脈や肘動脈から頸動脈や椎骨動脈に経皮的にカテーテルを進める**セルジンガー**（Seldinger）**法**が一般的である。

1 脳血管造影

動脈瘤や脳動静脈奇形など，血管自体の異常の検索に有用な検査である。腫瘍性病変では血管に富む腫瘍は明瞭に描出されるが（図3-13），血管の少ない腫瘍や血腫は正常血管の変位から間接的に病変の存在を知ることできる。

血管造影は侵襲の大きい検査であるため，現在ではCT，MRIにその地位を譲っている。造影CTやMRAでも脳血管の描出は十分可能になっており，単なる術前検査としての血管造影検査の意味は少なくなったといえる。しかし近年，動脈瘤の塞栓術や血管拡張術など，血管造影の手技を用いた治療として脳血管内手術（neuro-interventional radiology）が新たに発達してきており，より低侵襲の治療法として応用されている。

2 脊髄血管造影

脳血管造影に比べると行われる頻度は少ない。腫瘍や脊髄動静脈奇形などが適応となる。

5. 脊髄造影

❶概要

脊髄造影（myelography）は，脊髄クモ膜下腔に造影剤を注入して，硬膜嚢，脊髄，神経根を描出し，病変を診断する方法である（図3-14）。一晩の入院を要するうえ，患者の負担も大きく，被曝量も多いことから，適応は限定されるべき検査である。通常，腰椎穿刺により水溶性造影剤をクモ膜下腔に注入する方法が一般的だが，C1/C2頸椎間や後頭下穿刺で注入される場合もある。造影剤注入後の通常のX線写真撮影と併用してCTを撮影する**CTミエログラフィー**がよく行われている。

❷適応，禁忌

一般に頭蓋内圧亢進患者には脳ヘルニアを引き起こすおそれがあるため，腰椎穿刺は禁忌である。脊髄造影には必ず専用の造影剤を使用しなくてはならない。CTや血管造影に用いるヨード造影剤を代用することは禁忌である。

脊髄腫瘍に対しては，よい適応であるが，病変をうまく描出するためにはかなりの熟練を要し，侵襲的な検査であるため，MRIにその場を譲りつつある。椎間板疾患などでは単純CT，MRIでも正確な診断が可能であり，現在では施行される機会は少ない。

6. 超音波検査

3〜7.5MHzの超音波を当てて，その反射を画像とする方法である。簡便であり，X線を用いないため非侵襲的であるが，神経領域では頭蓋骨が超音波を反射してしまうため，CTやMRIのように万能とはいえない。胎児，新生児では大泉門が開いているため脳内

1) L4/5 の椎間板ヘルニア

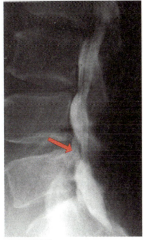
①脊髄造影

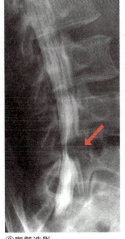
②脊髄造影

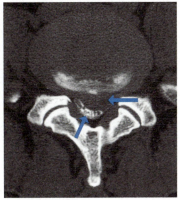
③CT ミエログラフィー

脊髄造影でヘルニアによる L4/5 レベルでの硬膜嚢、神経根の圧排がある（→）。ヘルニアは CT ミエログラフィーで明瞭に認められる（→）。

2) L4/5 および L5/S1 の椎間板ヘルニア

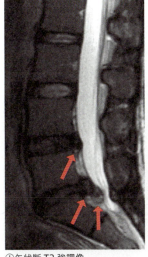
①矢状断 T2 強調像

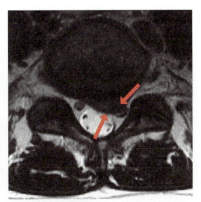
②水平断 T2 強調像

MRI でヘルニアと硬膜嚢の圧排（→）は十分に診断できる。

図 3-14　脊髄造影と CT ミエログラフィー

の観察が可能である。また手術中の利用もよく行われている。ドップラー（Doppler）効果を利用した頸動脈の血流プラークの評価は、簡便なわりには非常に有用である。

7. 核医学検査

放射性同位元素を人体に投与し、同位元素が出す放射線を体外でとらえ、画像として診

断する方法である。CTやMRI同様の断層画像も得ることができる。SPECT（single photon emission computed tomography）はγ線を出す放射性薬剤を用い，ポジトロン断層撮影法（positron emission computed tomography；PET）では陽電子（ポジトロン）を出す薬剤を用いる。

　核医学検査の最大の特徴は機能を評価できる点である。脳の血流量や代謝，腫瘍の悪性度，脳脊髄液の動きなどを知ることができる。

　神経領域で現在行われている主な検査は以下のとおりである。

1 脳血流量シンチグラフィー

　^{99m}Tc-HMPAO，^{99m}Tc-ECD，^{123}I-IMP を静注し，SPECT を用いる脳血流測定が簡便であり，広く行われている。脳の各部分の血流を画像，数値としてとらえることができる。脳血流シンチグラフィーにおいて，統計学的画像解析法は軽微な視覚的評価ではとらえにくい血流変化を検出し得る必要不可欠な手法となっている。様々なソフトウェアが開発されているが，代表的なものとして，easy Z-score Imaging System（eZIS）と，Three Dimensional-Stereotactic Surface Projections（3D-SSP）がある（図3-15）。

2 脳槽シンチグラフィー

　^{111}In-DTPA を腰椎穿刺によりクモ膜下腔に注入する。水頭症や髄液漏の診断に用いられる。

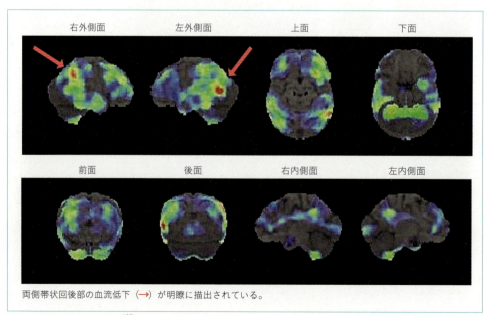

両側帯状回後部の血流低下（→）が明瞭に描出されている。

図3-15 脳血流SPECT（^{123}I-IMP）を施行した，アルツハイマー病患者の3D-SSP画像

3　脳腫瘍シンチグラフィー

かつては$^{99m}TcO_4^-$やタリウムによる脳シンチグラフィーが行われていたが，CT，MRIにとって代わられている。PETでは^{18}F-FDGが腫瘍の診断に有望となっている。

4　ポジトロン断層撮影法（PET）

^{18}F-FDG（^{18}F［フッ素］とDG［デオキシグルコース：ブドウ糖に非常によく似た糖の一種］の2つの部分から成り立っている）が用いられている。認知症の早期診断に有用な場合がある（図3-16）。脳腫瘍の診断にも用いられる。$C^{15}O_2$ガスや$^{15}O_2$ガスは脳血流の診断に用いられている。

5　PET-CT

^{18}F-FDGはブドウ糖と似た振る舞いをしながら，わずかに放射線を出している。腫瘍細胞はブドウ糖をよく取り込むという性質があり，^{18}F-FDGの集積をPETカメラで画像化することで，腫瘍の有無や位置，大きさを調べることができる。PETとCTを組み合わせたPET-CTが登場したことにより，臓器の形状と照らし合わせながら診断することが可能となり，現在では悪性腫瘍の病期診断や転移再発診断の評価に広く用いられている。

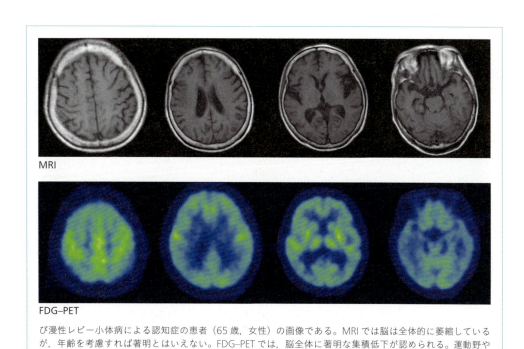

MRI

FDG-PET

び漫性レビー小体病による認知症の患者（65歳，女性）の画像である。MRIでは脳は全体的に萎縮しているが，年齢を考慮すれば著明とはいえない。FDG-PETでは，脳全体に著明な集積低下が認められる。運動野や錐体路の集積は比較的保たれている。

図3-16　MRIとFDG-PETの比較

6 PET-MRI

近年では PET と MRI を組み合わせた PET-MRI も一部の施設で導入されている。MRI は CT より組織分解能が高いため，病変の局在や周囲組織との関係の評価にたけており，頭頸部など，臓器によっては PET-CT より詳細な評価が可能となる。また，MRI を利用するため，被曝量を大きく抑えることができる。しかし，価格が高価である点，臨床的意義が定まっていないなど，課題がある。

D 神経心理学的検査

ここでは，認知症の検査，失語症の検査，記憶の検査に用いられる神経心理学的検査について述べる。

1. 認知症の心理検査（記憶の検査を含めて）

1 ミニメンタルステート検査（MMSE）

見当識，記銘，注意・計算，遅延再生，言語処理，空間認知処理の 6 項目からなる，世界で広く用いられている簡易検査である。30 点満点で，23/24 点がカットオフとなる。次の HDS-R とは異なり，言語処理や空間認知処理が含まれている点が特徴的である。

アルツハイマー病では，時間の見当識，3 語の遅延再生，図形の模写が早期に低下する傾向がある。

2 改訂長谷川式簡易知能評価スケール（HDS-R）

見当識，記銘，注意・計算，遅延再生，物品記銘，言語流暢性からなる，わが国独自の認知症の簡易検査である。満点は 30 点満点で，20/21 点がカットオフとなる。

アルツハイマー病では，時間の見当識，3 語の遅延再生などが早期に低下する傾向がある。

3 ウェクスラー記憶検査改訂版（WMS-R）

総合的に記憶を評価する。16〜74 歳が対象である。13 の下位項目から，言語性記憶（言語性対連合Ⅰ，論理的記憶Ⅰ），視覚性記憶（図形の記憶，視覚性対連合Ⅰ，視覚性再生Ⅰ），一般的記憶（言語性と視覚性記憶の合計），注意・集中力（精神統制，数唱，視覚性記憶範囲），遅延記憶（言語性対連合Ⅱ，論理的記憶Ⅱ，視覚性対連合Ⅱ，視覚性再生Ⅱ）の指数を算出できる。Ⅰは直後再生，Ⅱは遅延再生である。記憶指数の平均は 100，標準偏差（SD）15 である。指数が 70 以下（−2SD 以下）であると低下していると判定する。指数が重症度を示す。

アルツハイマー病では，注意・集中力が比較的保持されながら，言語性，視覚性，一般

り，遅延記憶指数が早期に低下し，特に遅延記憶指数の低下が著しい．

4 リバーミード行動記憶検査（RBMT）

　日常生活に即した記憶を評価する．年齢制限はない．9の下位項目がある．6項目（姓名，絵，物語，顔写真，道順，見当識）は近時記憶をみる．姓名は，顔写真を見て，その姓名を覚える．道順は，室内のドアや窓などをたどる経路を覚える．3項目（持ち物，約束，用件）は，未来のある時点で，予定した内容の想起，実行に必要となる展望記憶である．たとえば，持ち物は，検査開始時に被験者の持ち物を隠し，終了時に指摘するように教示する．記憶障害の有無の指標であるスクリーニング点は12点満点，重症度の指標である標準プロフィール点は24点満点である．0〜9点は重度，10〜16点は中等度，17〜21点は境界，22〜24点は障害なしと判定される．同程度の難易度で同質の4つの平行形式が準備され，練習効果を排除し，継時的変化を追跡できる．

　アルツハイマー病では，時間の見当識，物語の直後，遅延再生が早期に障害され，姓名，道順の遅延再生，絵の遅延再認が低下する．顔写真の遅延再認，展望記憶の項目も低下する．

5 ウェクスラーの成人知能検査−Ⅲ（WAIS-Ⅲ）

　年齢群ごとに標準化されたIQを算出できる．14の下位項目からなり，言語性IQ，動作性IQ，全検査IQ，その他の指数も測定できる．ウェクスラーの知能テストの考え方は，知識の量，論理的思考能力，計算力，非言語的な能力（構成能力など），聴覚性の短期記憶など，具体的で多様な下位項目検査を行わせ，知能の全体を知ろうとするものである．

　この検査を定期的に行って，その成績が低下してくることは認知症である可能性を支持する．またたとえば構成障害などは，積み木の検査などをして初めてわかることも多い．

6 レーヴン色彩マトリックス検査

　視覚を介した推理能力，知的能力を測定するテストとして世界で広く用いられており，1セット12問×3セットの計36問から構成される．各問題は，一部が欠けた模様となっていて，欠けた部分に当てはまる最もふさわしい選択肢を選ぶというものである．36点満点で，24/25点がカットオフとなる．言語を介さずに施行可能なため，失語症の患者にも用いることができる．

2. 失語症の検査

　以下に述べる2つの失語症の検査は，一般に，眼前の患者が示す失語の状態をよく把握するために行う．その患者が失語を示しているかどうかを知るために行うのではないことがほとんどである．

1 標準失語検査

標準失語検査 (standard language test of aphasia) はわが国で行われている検査で，言語聴覚士に広く用いられている。

2 日本語版WAB失語症検査

アメリカで開発されたWAB (western aphasia battery) 失語症検査は，包括的実用的検査である。1時間で施行でき，採点が比較的容易である。これを邦訳して標準化したのが日本語版WAB失語症検査である。検査項目は，自発話，話し言葉の理解，復唱，呼称，読み，書字，行為，構成行為，視空間行為，計算などの項目に分かれており，失語指数を計算できるので，回復などの評価がしやすい。また，そのプロフィールから，ブローカ (Broca) 失語，ウェルニッケ (Wernicke) 失語などの分類が可能である。さらに，失語以外の失行，半側空間無視などの評価ができる。また，非言語性知能検査であるレーヴン色彩マトリックス検査を含んでいる。

3. 視覚性認知機能の検査

ここではレイの複雑図形だけを説明しているが，ウェクスラーの知能検査の中に積み木の検査がある。またレーヴン色彩マトリックス検査もこの目的での利用も可能である。

❶レイの複雑図形

レイ (Rey-Osterrieth) の複雑図形 (図3-17) では，まず図形を模写させる。「覚えているように」という教示はせず，何分かの遅延後に再生させる。この遅延時間は30〜40分と，研究者によって異なっている。採点方法は，図形を18のブロックに分け，それぞれの正しい形と位置を採点対象とする (36点満点)。

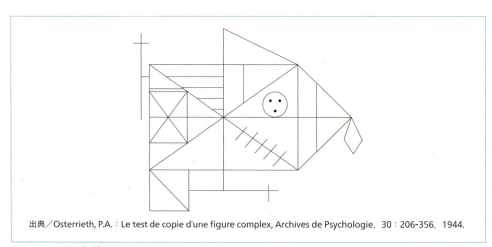

出典／Osterrieth, P.A.：Le test de copie d'une figure complex, Archives de Psychologie，30：206-356，1944.

図3-17 レイの複雑図形

4. 遂行機能障害の検査

❶ Frontal Assessment Battery (FAB)
短時間で行える検査であり，概念化，語の流暢性，系列的な運動，葛藤指示課題，反応抑制課題，被影響性の課題からなる。

❷ Trail Making Test
注意の機能，視空間機能，遂行機能にまたがる検査である。A課題とB課題があるが，特にB課題では，数字とひらがなを交互に順に結ぶ検査であり，遂行機能との関連が深い。

E 生検，病理検査

十分なインフォームドコンセントが必要である。検査から得られる情報，限界，後遺症（特に神経生検の場合）に関しても説明することが大切である。

1. 筋生検

❶ 適応
多発筋炎（図3-18），筋ジストロフィー，先天性ミオパチー，代謝性ミオパチー（糖原病，ミトコンドリアミオパチーなど），悪性高熱，筋への寄生性疾患（トキソプラズマ症，旋毛虫症など），血管炎に伴う神経筋疾患，脊髄性筋萎縮症などの神経原性疾患などがある。DNA解析などの非侵襲的検査を優先する。

❷ 方法

(1) 生検部位の選択と検査上の注意点
針生検と**開放生検**の2つの方法がある。

▶ **開放生検** 部位は上腕二頭筋，大腿四頭筋が多い。そのほか短腓腹筋が腓腹神経生検と

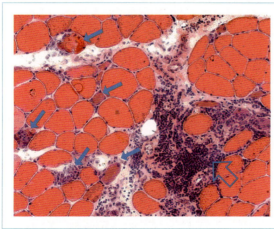

凍結標本のHE（ヘマトキシリン・エオジン）染色像（×200。多発筋炎例）。筋線維の壊死・再生像（→）とともに間質の著明な単核球浸潤（⇨）を認める。

図3-18 上腕二頭筋の筋生検像

同時に採取可能である。筋CT・MRI，筋超音波検査などの画像診断が生検部位の決定に役立つ。筋の病変が軽すぎても，重すぎても診断が難しくなる。筋注や筋電図を施行した筋は避ける。すなわち，生検対象の筋に前投薬の筋注をしてはならない。

　前投薬としては，術前45分に硫酸アトロピン1Aを筋注，術前30分にオピスタン®もしくはソセゴン®1Aを筋注する。局所麻酔薬で当該筋の直上の皮膚・皮下組織を十分に麻酔する。

▶ **針生検**　数か所の筋に針を刺して採取，開放生検では2〜3cmの皮膚切開後，直視下で筋肉を小指頭大採取する。

(2) 採取後の検査方法

　通常の病理検査以外に，凍結切片による組織化学，免疫組織化学などのほか，電顕検索，必要ならば酵素測定などの生化学検査，筋小胞体機能をみるスキンドファイバー検査を行い，遺伝子解析，生化学的解析用のための標本を採る。術後1，3，5日にガーゼ交換を行い，7日後に抜糸する。筋力低下などの後遺症はない。

2. 末梢神経生検（腓腹神経生検）

❶ 適応

　末梢神経生検（腓腹神経生検）は，多発単神経炎（血管病変による神経障害，ハンセン病，アミロイドーシス，サルコイドーシスなど），多発性ニューロパチーや遺伝性ニューロパチーで診断がつかないとき行われる。

❷ 方法

　特別な場合を除いて腓腹神経で行われる。同じ切開創下で行える腓骨筋生検を同時に行うことが多い。前投薬は筋生検と同様である。

　足関節外果後上方（踵部より5横指上方，1〜2横指外側）を中心に，皮膚と皮下組織を十分に局所麻酔する。アキレス腱と長腓骨筋腱の中間で上下方向に3〜5cmの皮膚切開を行う。神経全体もしくは神経束を15〜20mmの長さで切除する。

　固定は，一端に重りを着けるか，ワックスプレート上で両端をピンで止め，2.5%グルタールアルデヒドで固定し，その後，**エポン包埋***用，ときほぐし線維標本用に，一部をパラフィン切片用に2%パラホルムアルデヒドで固定する。また，ほかの一部は，筋生検と同じ方法で凍結標本として作成しておく。

　術直後24時間は体重をかけるのを避け，その後も3〜4日はなるべく安静にする。

❸ 後遺症

　術後しばらくは，腓腹神経領域の知覚鈍麻，異常知覚，錯感覚を訴えるが，徐々に消失することが多い。

---

* **エポン包埋**：超薄切片を作成し，トルイジンブルー染色で有髄線維を観察，電子顕微鏡検索により，封入体，無髄線維の観察を行う。

3. 皮膚生検

感覚ニューロパチー，中毒性ニューロパチーなどで，皮膚の感覚神経，自律神経を評価する目的で皮膚生検が行われることがある。神経の遠位端の状態を観察できる。先の鋭い特殊な器具を用いて円柱状に皮膚をとるパンチ生検が行われる。

4. 大脳生検

確定診断のつかない脳腫瘍などの脳占拠性病変，原因不明の脳炎，脳原発の血管炎の疑いなどが適応である。他の検査で診断がつかず，診断により治療法に違いがあるときがよい適応となる。

開頭し，脳組織の一部を採取する方法と，脳に小さな穿孔（burr hole）を開け，脳の表面から細い穿刺針をCT・MRIのガイド下で病巣部に進めて，定位的に行う方法（定位脳生検）がある。定位脳生検は開頭脳生検に比べ侵襲が少ない。

III 脳・神経疾患の主な治療法

薬物療法

脳・神経疾患に対しての薬物療法は，他の，たとえば内科疾患に対する薬物療法と同様の薬剤が用いられることもあるが，脳・神経疾患特有の薬剤を用いたり，同じ薬剤を用いても，その目的，使用法がまったく異なることがある。このため，使用する薬剤の作用機序をよく理解することが重要である。また，各疾患ごとに設けられている診療ガイドラインに準じた治療が推奨されている。

1. 頭蓋内圧降下薬（脳浮腫の治療）

❶脳浮腫とは

脳は頭蓋骨という硬い容器の中に存在する。そのため，脳出血，脳炎，脳腫瘍などの頭蓋内に塊を生じる占拠性病変では，脳浮腫をきたし，脳実質の容積が増大し，頭蓋内圧亢進を引き起こす。その結果，脳ヘルニアをきたして死亡原因となる。

❷投与の目的

急性期には，各疾患に対する治療と並行して，頭蓋内圧亢進を速やかに治療する必要がある。浸透圧利尿作用をもつグリセリン（グリセオール®）の点滴静注が一般的であるが，高度の脳浮腫や切迫脳ヘルニアの場合には，マンニトール（マンニットール®）を投与する。

❸ 副作用

マンニトールは，心不全や水分・電解質バランス異常をきたすことがある。

2. 血栓溶解療法，抗血小板薬，抗トロンビン薬，抗凝固薬，脳保護療法（脳梗塞の治療）

1 脳梗塞の治療薬

アテローム血栓性脳梗塞，ラクナ梗塞，心原性脳塞栓症のそれぞれのタイプについて，急性期治療と慢性期再発予防治療に区別される。

❶ 血栓溶解療法

すべてのタイプの急性期治療に用いられる。急性期に血管内に形成された血栓や塞栓を溶解し，血流を回復させることを目的とする。**組織プラスミノーゲンアクチベーター**（tissue plasminogen activator；**t-PA**）のアルテプラーゼ（グルドパ®）が用いられるが，治療が奏効した場合，早期に劇的な改善が期待できる。特に心原性脳塞栓症に対して有効である。投与対象は発症後 4.5 時間以内＊の者に限られる。t-PA 投与が無効または非適応の主幹脳動脈閉塞例には，発症後おおむね 8 時間以内なら脳血管内治療（機械的血栓回収療法）が勧められるが，施行可能な施設は限られる。

❷ 抗血小板薬，抗トロンビン薬

アテローム血栓性脳梗塞，ラクナ梗塞の急性期治療と慢性期再発予防治療に用いられる。血小板凝集，フィブリン形成を抑制することにより血栓の形成を阻害する。急性期には，オザグレル（カタクロット®），アルガトロバン（ノバスタン®）が点滴静注で使用される。慢性期再発予防治療や脳梗塞の前触れの一過性脳虚血発作に対しては，アスピリン（バイアスピリン®），クロピドグレル（プラビックス®），シロスタゾール（プレタール®）などが用いられる。

❸ 抗凝固薬

心原性脳塞栓症の急性期と慢性期再発予防治療に用いられる。形成された血栓の進展防止を目的とする。急性期には，ヘパリン（ヘパリンNa®）の点滴静注が行われる。慢性期再発予防には，ワルファリン（ワーファリン®），DOAC（direct oral anti-coaglants）が投与される。DOACには，ダビガトラン（プラザキサ®），リバーロキサバン（イグザレルト®）などがある。

❹ 脳保護療法

すべてのタイプの急性期治療に用いられる。脳梗塞急性期には，病巣にフリーラジカルという神経細胞を障害する分子が発生するが，これを除去することで進行を抑制する。エ

＊ 2012（平成 24）年から脳梗塞急性期治療における t-PA の対象患者が，従来の発症後 3 時間以内から 4.5 時間以内に拡大された。

ダラボン（ラジカット®）が点滴静注されるが、発症後 24 時間以内の者に限られる。

2　副作用，注意点

血栓溶解療法，抗血小板薬，抗トロンビン薬，抗凝固薬のいずれも，副作用として出血がありうる。特に t-PA 使用時には，重篤な頭蓋内出血がありうるため，CT または MRI 検査が 24 時間可能で，脳卒中ユニット（stroke unit；SU）などの十分な体制の整った施設での投与が求められている。また，ワルファリン使用時には，投与量が過量になると出血傾向が出現するので，プロトロンビン時間の定期的な測定が必要である。しかし，DOAC の場合は定期的な血液検査は不要である。エダラボン投与時には，腎機能障害に注意する。

3. 抗てんかん薬（てんかんの治療）

❶投与の原則

投与に際しては，てんかんのそれぞれのタイプに合った薬剤の選択をする。また投与中には，血中濃度の測定を行い，適切な投与量を維持する必要がある。ただし，近年有用性の高い新規抗てんかん薬が使用可能となっているが，それらは血中濃度の測定は不要である。

❷投与の目的

大脳ニューロンの異常発射によって生じるてんかん発作の抑制に用いられる。単剤で発作の抑制が困難な場合は複数の薬剤を併用する。発作症状の始まりが部分性である部分発作には，カルバマゼピン（テグレトール®）が第 1 選択薬として用いられる。強直間代発作，欠神発作，ミオクロニー発作などの全般発作には，バルプロ酸（デパケン®）が第 1 選択薬である。なお，痙攣が 30 分以上持続するてんかん重積状態の際には，気道確保，酸素投与に加えて速やかにジアゼパム（セルシン®）の静注を行う。

❸副作用

妊娠可能年齢の女性患者の場合は，催奇形性を考慮し，レベチラセタム（イーケプラ®），ラモトリギン（ラミクタール®）などの新規抗てんかん薬が選ばれる。いずれの薬剤も，眠気が出現しやすい。バルプロ酸による肝障害には注意が必要である。カルバマゼピンによる無顆粒球症は重篤化しやすい。

4. 錐体外路系疾患の治療薬（パーキンソン病治療薬，振戦治療薬，異常運動治療薬）

1　パーキンソン病治療薬

❶治療の概要

パーキンソン病は，脳内ドパミンの減少がその病因であるので，その前駆体である **L-ドーパ**を補充する治療法が中心となるが，ドパミン受容体作動薬，抗コリン薬，アマンタ

ジン，セレギリン，ゾニサミド，エンタカポンなどの各種薬剤との併用の形をとることが多い。

❷ 投与の目的

L-ドーパを高濃度で中枢神経系へ移行させるため，中枢神経系以外での分解を阻害するドパ脱炭酸酵素阻害薬とL-ドーパとの合剤の形で，メネシット®，イーシードパール®などを用いる。しかしL-ドーパには，長期使用により，ジスキネジア（薬剤性不随意運動），**wearing off 現象**（日内変動）＊，幻覚などの様々な問題点が出現してくる。そのため，発症早期には，ドパミンを受け取る神経細胞の受容体に働き活性化させるドパミン受容体作動薬を単独に使用することが推奨されている。

ドパミン受容体作動薬には，プラミペキソール（ビ・シフロール®），ロピニロール（レキップ®）などがある。ただし，70歳以上の高齢者の場合は，ジスキネジアなどの副作用が出にくいため，発症早期からL-ドーパを用いる。

抗コリン薬は，ドパミン減少により相対的に過剰になっているアセチルコリンニューロンの働きを抑制する作用をもち，トリヘキシフェニジル（アーテン®）が使用される。アマンタジン（シンメトレル®）は抗ウイルス薬でもあるが，ドパミンの神経細胞からの放出を促進させる。セレギリン（エフピー®）は，ドパミンを分解する酵素を阻害する。エンタカポン（コムタン®）は，血中のL-ドーパの分解を阻害し，脳内移行を増加させる。ゾニサミド（トレリーフ®）は，ドパミン合成促進作用をもつ。また，病状の進行につれ，脳内エピネフリン濃度の減少により，すくみ足，起立性低血圧が出現してくる場合は，その前駆物質であるドロキシドパ（ドプス®）を併用する。

❸ 副作用

前述のジスキネジアなどの副作用以外にも，L-ドーパは，急に中止した場合，発熱，意識障害を伴い，時に生命にもかかわる悪性症候群をきたすことがあり，服薬に対する指導が大切である。セレギリンは，抗うつ薬の一部と併用すると過剰な作用増強効果が出現することがあるので，併用禁忌となっている。トリヘキシフェニジルは，抗コリン作用により認知症の増悪をきたす可能性があり注意が必要である。

2 振戦治療薬，異常運動治療薬

パーキンソン病以外でも振戦をきたすことがあり，その代表は本態性振戦である。これに対しては，降圧薬でもあるアロチノロール，プロプラノロール（インデラル®）などが効果がある。また，低酸素脳症など，様々な原因でミオクローヌスとよばれる異常運動をきたすが，これに対しては，クロナゼパム（リボトリール®）が有効である。

＊ **wearing off 現象**（日内変動）：ウェアリングオフ現象。ドパミンを保持する神経終末が減少することにより，L-ドーパの有効時間が短縮し，服用後短時間で効果が消退する現象。症状が1日の中で変動する。

5. 筋弛緩薬，抗攣縮薬

❶ 対象疾患

筋弛緩薬は，脳血管障害，脳性麻痺などの中枢神経の1次ニューロン障害による痙性麻痺や，頸肩腕症候群などの局所性筋緊張亢進に対し投与される。局所の攣縮を示す疾患として眼瞼痙攣，片側顔面痙攣，痙性斜頸があるが，これに対しては，A型ボツリヌス毒素筋注が第1選択である。

❷ 投与の目的

筋弛緩薬は，中枢性筋弛緩薬と末梢性筋弛緩薬に分類される。前者は，脊髄，脳幹におけるシナプス反射を抑制し，筋緊張亢進の改善作用を示す。チザニジン（テルネリン®）などが用いられる。後者は，骨格筋そのものに作用して筋弛緩作用をきたす。ダントロレン（ダントリウム®）が代表的なものである。A型ボツリヌス毒素（ボトックス®）は，末梢の神経筋接合部における伝達阻害により筋弛緩作用をきたすが，脳梗塞後の上下肢痙縮，脳性麻痺における尖足にも用いられる。

❸ 副作用

筋弛緩薬は，薬効が過剰になった場合，ふらつき，眠気をきたす。A型ボツリヌス毒素は，注射局所の過剰な筋力低下に加え，顔面筋に注射した場合，眼瞼下垂の発現に注意が必要である。

6. 中枢神経系感染症の治療薬

中枢神経系感染症の治療薬には，抗菌薬，抗ウイルス薬，抗真菌薬がある。

❶ 中枢神経系への効果

中枢神経系感染症に対しては，一般の感染症と同様の治療薬を用いる。ただし，細菌性髄膜炎の場合，脳脊髄液中の原因菌の同定や，薬剤感受性以外に，中枢神経系への移行が良好な薬剤を用いる必要がある。

❷ 薬剤の選択

細菌性髄膜炎，脳膿瘍などに対しては，重篤化しやすいので薬剤感受性試験の結果を待つまでに，速やかに，メロペネム（メロペン®），バンコマイシン，セフォタキシム（セフォタックス®）などの抗菌薬を点滴静注する。最も重篤な感染症であるヘルペスウイルスによる脳炎に対しては，早期からアシクロビル（ゾビラックス®）などの抗ウイルス薬を点滴静注する。クリプトコッカスなどによる真菌性髄膜炎に対しては，アムホテリシンB（ファンギゾン®）などの抗真菌薬を点滴静注する。

❸ 副作用

アムホテリシンB使用時には，腎機能障害をきたさないように注意が必要である。

7. 免疫療法薬

免疫療法薬としては，副腎皮質ステロイド薬，免疫抑制薬，γ-グロブリン薬大量静注法，インターフェロンなどがある。

免疫性神経・筋疾患に対しては，自己免疫反応を抑制する各種免疫療法薬が用いられる。ただし，その量，投与方法は免疫性神経・筋疾患独自のものが多い。

1 副腎皮質ステロイド薬

重症筋無力症，多発性硬化症，視神経脊髄炎，多発性筋炎，慢性炎症性脱髄性多発神経炎（chronic inflammatory demyelinating polyneuropathy；CIDP）に有効である。通常，プレドニゾロン（プレドニン®）が内服投与される。多発性硬化症では，メチルプレドニゾロン（ソル・メドロール®）を5日間，大量に点滴静注するパルス療法が，急性期，症状増悪期に行われる。副腎皮質ステロイド薬は，易感染性，胃潰瘍，糖尿病，骨粗鬆症などの多彩な副作用を引き起こすので，漫然とした投与は避け，症状をみながら漸減し，抗潰瘍薬を投与するなど，副作用を未然に防ぐようにする。

2 免疫抑制薬

副腎皮質ステロイド薬の効果が不十分な場合には，シクロホスファミド（エンドキサン®），アザチオプリン（イムラン®），タクロリムス（プログラフ®）などの免疫抑制薬が併用される。シクロホスファミドは，パルス療法にも用いられる。タクロリムスは，腎機能障害に注意が必要である。

3 ガンマグロブリン大量静注法

末梢神経の代表的なニューロパチーであるCIDPとギラン-バレー（Guillain-Barré）症候群および重症筋無力症に有効である。投与中はショック症状に注意し，血液粘稠度の上昇による血栓・塞栓症の発現に十分注意する。

4 インターフェロンを含む多発性硬化症の疾患修飾療法

多発性硬化症の再発予防薬としてインターフェロンβ（ベタフェロン®，アボネックス®），フィンゴリモド（ジレニア®），ナタリズマブ（タイサブリ®）が用いられるが，インターフェロンは自己注射のため，十分な患者指導が必要である。また，うつ病，間質性肺炎の出現に注意する。

8. 神経筋接合部作用薬（重症筋無力症治療薬）

❶ 重症筋無力症とは

重症筋無力症は，神経筋接合部のアセチルコリン受容体抗体による自己免疫性神経筋接

合併症がある。治療の主体は，副腎皮質ステロイド薬や胸腺摘出手術だが，抗コリンエステラーゼ薬が，主に対症療法として眼筋型などの軽症例に用いられる。

❷作用機序
　神経筋接合部におけるアセチルコリンの分解を阻害し，濃度を高め，伝達効率を改善する。ピリドスチグミン（メスチノン®），アンベノニウム（マイテラーゼ®）などが用いられる。

❸副作用
　抗コリン作用による下痢，発汗が主だが，過量により呼吸困難などをきたすコリン性クリーゼを誘発する可能性がある。

9. 頭痛治療薬・鎮痛薬

❶治療薬の選択
　片頭痛，群発頭痛，緊張型頭痛などの機能性（1次性）頭痛における治療薬の選択に際しては，どのタイプの頭痛なのかを十分に鑑別する必要がある。

❷片頭痛の急性期治療
　セロトニン受容体に特異的に作用するトリプタン系の薬剤が急性期治療の主体である。トリプタン系薬剤は，痛みが出現してから服用しても有効である。スマトリプタン（イミグラン®）の内服，皮下注射，点鼻，ゾルミトリプタン（ゾーミッグ®）の内服などがある。トリプタン系薬剤は，群発頭痛発作にも有効である。

❸片頭痛の非発作時の予防療法
　頭痛頻度の減少を目的として，カルシウム（Ca）拮抗薬のロメリジン（ミグシス®），抗てんかん薬のバルプロ酸（デパケン®）が用いられる。

❹緊張型頭痛への対応
　緊張型頭痛は，頸部筋の緊張や心理因子などの様々な原因が考えられている。そのため，筋弛緩薬，抗不安薬や，両者の併用が多い。両者の作用を併せもつものとして，エチゾラム（デパス®）が使用される。また，緊張型頭痛を含む機能性頭痛全般に，アスピリンなどの非ステロイド系抗炎症薬が単独または併用されることが多い。

❺副作用
　トリプタン系薬剤は強い血管収縮作用をもつために，脳血管障害や虚血性心疾患をもつ患者には用いられない。非ステロイド系抗炎症薬を使用する場合は，胃潰瘍に注意する。

10. 抗めまい薬

❶めまいの分類
　めまいの原因は，主に回転性めまいを引き起こす末梢前庭性のものと，非回転性めまいを引き起こす中枢性のものに分けられる。このうち，抗めまい薬は，主に末梢前庭性のものに対症療法として投与される。

❷投与の目的

内耳循環障害改善作用をもつベタヒスチン（メリスロン®），椎骨動脈循環改善作用をもつジフェニドール（セファドール®）が用いられる。中枢性のもののなかで，椎骨脳底動脈循環不全によるものに対しては，脳循環・代謝改善薬のイフェンプロジル（セロクラール®）が用いられることもある。

11. 自律神経系作用薬（排尿障害治療薬を含む）

❶自律神経系の改善

自律神経系は，交感神経，副交感神経の両神経系が拮抗しながら全身の各臓器の働きを調節している。両神経系作用薬ともに，それぞれの刺激薬，遮断薬に分類される薬剤が，その病態ごとに投与される。脳・神経疾患で最も重要なのは，神経因性膀胱による排尿障害に対する投薬である。

❷排尿のメカニズム

正常の蓄尿時には，膀胱は弛緩，尿道括約筋は収縮し，排尿時には逆の働きをする。このなかで，副交感神経は排尿促進的に，交感神経は排尿抑制的な働きをする。膀胱の不随意収縮による頻尿，尿失禁には，副交感神経遮断薬としてプロピベリン（バップフォー®），イミダフェナシン（ウリトス®）などが用いられる。排尿困難には，交感神経遮断薬としてタムスロシン（ハルナールD®），シロドシン（ユリーフ®）などが用いられる。

❸副作用

交感神経遮断薬の場合，低血圧が問題になる。

12. 抗不安薬，睡眠薬，抗うつ薬，抗精神病薬

❶症状に合わせた使い分け

脳・神経疾患における合併症としての抑うつ，不安，不眠などの症状に対して，緩和精神安定薬としてベンゾジアゼピン系の薬剤が使用される。抑うつ症状が強い場合，三環系抗うつ薬や選択的セロトニン再取り込み阻害薬（selective serotonin reuptake inhibitor；SSRI），セロトニン・ノルアドレナリン再取り込み阻害薬（serotonin noradrenaline reuptake inhibitor；SNRI）などが用いられる。幻覚，妄想に対しては，抗精神病薬の使用が考慮される。

❷投与の目的

ベンゾジアゼピン系の薬剤は，毒性や依存性が少なく，ジアゼパム（セルシン®），ブロマゼパム（レキソタン®），エスタゾラム（ユーロジン®）などが用いられる。これらは作用時間，睡眠作用，筋弛緩作用のそれぞれの強さによって使い分けられる。三環系抗うつ薬は，アミトリプチリン（トリプタノール®）などがあるが，副作用のため，SSRI，SNRIが用いられることも多い。SSRIには，パロキセチン（パキシル®），SNRIにはミルナシプラン（トレドミン®）などがある。抗精神病薬は，本来は統合失調症などの薬であるが，脳・神経

疾患にも使用される。パーキンソン病では，薬剤の副作用として幻覚，妄想が出現することがある。これに対して薬剤の変更，減量で対応できない場合は，抗精神病薬を用いざるをえない。

❸副作用

三環系抗うつ薬は，抗コリン作用による排尿困難などの副作用がある。抗精神病薬は抗ドパミン作用ももつため，パーキンソン症状を悪化させたり，薬剤性パーキンソン症候群をきたす。このためクエチアピン（セロクエル®）などの抗ドパミン作用の少ないものが用いられる。

B 栄養管理

1. 食事療法

神経疾患の場合，摂食・嚥下障害による栄養素の摂取の障害が主な原因となる。また疾患によっては自律神経障害による便秘や胃内容排出遅延が起きてくることもある。

主な原因である嚥下障害に介入するには，**水飲みテスト**や**嚥下造影・嚥下内視鏡検査**で嚥下の状態を評価することがまず重要である。その結果に応じて刻み食やミキサー食などへの食形態の変更を検討し，また，あまり頻度は多くはないが喉頭挙上術など外科手術を施行して経口摂取を継続する方法もある。嚥下障害が悪化して経口摂取を断念せざるを得ない場合は経腸栄養や中心静脈栄養を用いる。

ここでは神経疾患で注意しなければならない特有の食事療法を選んで紹介する。

1 脳卒中患者への食事療法

脳卒中患者は種々の神経症状を呈するため，意識障害や嚥下障害があると経口摂取が困難で，失行・失認があると食物の認知が障害され，食べること自体がうまくできないこともある。利き手の麻痺があれば箸が扱いにくい。こういった脳卒中の神経症状は栄養管理に大きく影響を与える。特に高齢者では，一般的に喉頭の動きが悪くなり嚥下機能が低下するが，脳卒中患者には高齢者が多く，嚥下障害や誤嚥性肺炎を起こす危険性が高い。

通常，脳卒中急性期には原疾患の治療を優先し，糖質・電解質液を中心に1日の必要水分量を投与する。その後，患者の状態に合わせて経口摂取や経腸栄養を開始する。全身状態や消化管に問題があれば，中心静脈ルートを用いた静脈栄養を行う。亜急性期には，経腸栄養を経口摂取に，静脈栄養を経腸栄養にレベルアップしていく。

2 パーキンソン病患者への食事療法

パーキンソン病患者では，①振戦，②固縮，③言動の障害，④姿勢反射障害の4徴候とともに，しばしば体重減少を認める。体重減少の要因は筋肉量の減少であり，筋固縮やジ

Ⅲ 脳・神経疾患の主な治療法

スキネジアによりエネルギー消費が増加することが原因であろうと考えられているが、明らかではない。また、パーキンソン病患者の栄養状態に関する報告は少なく、栄養管理については定まったものはない。

　パーキンソン病におけるL-ドーパ（パーキンソン病の治療薬）の効果減弱やwearing off現象のある症例では、胃液酸度や食物の胃通過時間短縮、血液アミノ酸濃度（大型中性アミノ酸）の低下がL-ドーパの体内利用率を高めることに留意した工夫を行う。また、消化に時間のかからない食物が望ましく、日中活動時間帯には野菜、果物、イモ類が適している。

　ほかに、神経変性疾患や末梢神経疾患のなかで自律神経系に障害がある患者には起立性低血圧が認められることがあり、この場合、栄養状態不良の改善に努めることが大切である。高たんぱく食、高塩分、高ミネラル食が適しており、アルコール類は避け、食事性低血圧を避けるために少量、頻回の食事摂取も重要である。

3 筋萎縮性側索硬化症（ALS）患者への食事療法

　筋萎縮性側索硬化症（ALS）疾患は病初期には非常に代謝が亢進し、相応したカロリーを摂らないと、瞬く間に痩せてしまう。痩せると筋肉量が低下するため筋力が落ち、ADLの低下に直結する。球麻痺発症例では、四肢は動けることが多いため、栄養さえ摂れていれば摂食以外のADLは当面保てる。進行すると筋肉量が極端に落ちてきたときには、基礎代謝量も低下し、必要以上の栄養摂取は肥満につながる。特に気管切開人工呼吸器を導入した場合は呼吸の仕事量も低下するため、摂取量を減量することもある。そのようなときには経管栄養剤の投与絶対量の低下により、微量元素など必要栄養素が不足する場合があるため、適宜補充するように心がける。

2. 中心静脈栄養

　神経や筋の疾患では、消化管を使用せず、消化管に刺激のない状態にしなければならない疾患はほとんどない。しかし、嚥下機能の悪い患者で経口摂取が困難なため、経管栄養になるまでのつなぎに中心静脈栄養を使用したり、重度の自律神経障害のために腸管の動きが極端に悪く、消化管からの栄養摂取が困難な場合には、中心静脈栄養を使用したりすることがある。

3. 経管栄養法

　神経や筋の疾患では、嚥下筋や口腔、喉頭部の機能障害の患者が多いため、経管栄養による栄養摂取が多い。脳血管障害、変性疾患（パーキンソン病、脊髄小脳変性症、筋萎縮性側索硬化症）、筋疾患（筋ジストロフィー、重症筋無力症）など、多岐にわたる疾患で活用されている。

　また、経管栄養を施行するときには、長期の使用と管理上の理由から経皮内視鏡的胃瘻

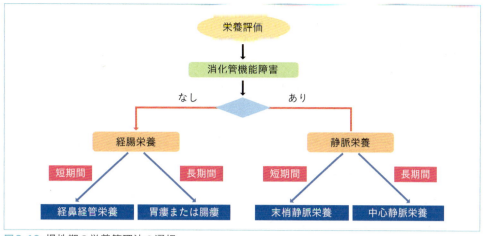
図3-19 慢性期の栄養管理法の選択

造設術（percutaneous endoscopic gastrostomy；PEG）により**胃瘻***を造設し，ここから栄養を与えることが多いのが現状である．その理由として，胃カテーテルの挿入が困難な例や，胃カテーテルがあることによる本人の不快感を取り除くことがあげられる．

4. 慢性期の栄養管理法の選択

脳・神経や筋の疾患の慢性期の栄養は，消化管が使用できる場合は消化管を介した経管栄養，消化管が使用できない場合は末梢静脈栄養あるいは中心静脈栄養を選択するのが基本的な考え方である（図3-19）．

在宅における末梢静脈輸液は脱水の改善を意図したものが多く，その意味では皮下輸液も選択肢に入ると考えられる．経管栄養については近年，胃瘻が特に普及している．認知症終末期における胃瘻の適応については，十分の配慮と情報提供を行い，家族とコミュニケーションをとりながら決定していく必要があると考えられる．

C 透析療法

1. 血漿交換療法・免疫吸着療法

❶血漿交換療法・免疫吸着療法の効果

神経や筋の疾患のなかには，免疫学的な機序を介した疾患が少なからず存在し，それらは様々な神経症状を呈することがある．これらの疾患群に対し，一般的に，免疫学的な治療法としてコルチコステロイド薬やγ-グロブリン薬の大量投与が行われることが多い．

---

* **胃瘻**：嚥下機能が低下し，栄養補給困難な場合，内視鏡的な手術で胃への水分や栄養の入り口として人工的に造られた腹壁と胃の内腔の間の口（瘻孔）．

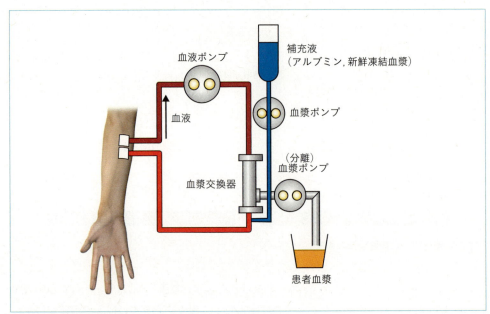

図3-20 透析技術を利用した血漿交換療法・免疫吸着療法

しかし，難治例などには，血漿交換療法や免疫吸着療法により直接，免疫に関連している物質を取り除こうという考えがあり，結果においても，期待どおりかあるいは薬物以上の効果が得られる場合も少なくない。

❷血漿交換療法・免疫吸着療法の方法と適応

具体的な方法としては，透析の技術を利用し，体内血液の血漿中に存在する病因物質を体外循環により除去して，その代わりにプラズマ製剤やアルブミン製剤を入れ替える方法をとる（図3-20）。

血漿交換療法・免疫吸着療法には，単純血漿交換，二重濾過血漿交換，血漿吸着療法の3つがある。適応となる疾患は，ギラン-バレー症候群をはじめ，慢性炎症性脱髄性多発神経炎，重症筋無力症，多発性硬化症などの免疫介在性疾患がある。

2. リンパ球除去療法

❶白血球除去療法

白血球は，からだの免疫機能において重要な役割を担い，からだを守るために働くが，この働きに異常が生じると，自分自身の組織，粘膜をも異物とみなし，攻撃して傷つけてしまい，炎症を引き起こすことになる。炎症には活性化された白血球が関与しており，自己免疫疾患による炎症はこのメカニズムが背景にあると考えられている。

白血球除去療法（leukocyteapheresis：**LCAP**）とは，血液を浄化する方法で，一方の肘または大腿などの静脈から血液を体外に取り出し，フィルターで活性化した白血球（リンパ球，単球，顆粒球）を除去し，浄化された血液を反対側の静脈へ戻す治療法である。

❷ リンパ球除去療法の適応

　リンパ球除去療法は，白血球中のリンパ球だけに照準を当て，これを除去する。内科疾患では，膠原病における関節リウマチ，全身性エリテマトーデスや腎移植後の拒絶反応，白血病などがそれにあたる。神経疾患では自己免疫疾患に関連のある疾患に適応とされている。その代表的な疾患が多発性硬化症である。多発性硬化症の治療は，ステロイドをはじめとする免疫抑制薬の投与が一般的だが，それらの治療に反応しない難治例に，リンパ球除去療法が著しい効果をもたらすことがある。さらに，重症筋無力症，ギラン‐バレー症候群，多発筋炎などにも応用されることがある。

　以上のように透析療法は，期待どおりの効果をもたらす治療として注目されている。しかし，外部から他人の血液製剤が投与されるという点では，まだ解明できていない未知の物質が患者に入り込む危険があることも忘れてはならない。

D 放射線療法

　放射線療法は，内科的な神経・筋の領域では，適応となることはほとんどない。代表的なものは，脳腫瘍と，他の臓器に認められた腫瘍のために神経症状が出現したときに適応とされるくらいである。以前は難治の多発筋炎に適応となることもあったが，最近はその副作用などから行われていないことが多い。

E 低体温治療法

　低酸素，外傷，出血などで損傷を受けた脳に対し，脳保護作用や頭蓋内圧低下作用を目的として，損傷後早期に，一定期間，体温（脳温）を 32 〜 34℃ まで低下させる低体温療法を脳低温療法という。

　心肺蘇生後患者に行う低体温療法は，非施行群に比較して有意に転帰が改善すると報告されている。心肺停止患者で自己心拍再開後に意識回復がみられない症例のうち，初期心電図が心室細動を示した症例に対しては，32 〜 34℃ の低体温療法を 12 〜 24 時間行うことが推奨されており，初期心電図が心室細動でなくとも低体温療法は有効であろうと結論している。

　ただし，重症頭部外傷や脳卒中患者に対する低体温療法の有効性については，いまだ一定の結論に至らず，多くの地域や施設で検討が続行されている。

F その他の内科的治療（呼吸管理，肺炎・褥瘡・拘縮の予防）

　神経や筋の疾患では内科的な合併症が多く，特に変性疾患においては，呼吸筋自体に障害を認めるもののほか，嚥下筋や口腔，喉頭部の機能障害を認める患者も多い。そのため

誤嚥による肺炎で2次的に呼吸不全を呈するものが少なくない。病気の進行とともに，状態がさらに悪化することが予想されるため，気管切開を施行して喀痰の排出や呼吸管理に努めることも多い。また，病気の進行でからだ全体の動きが悪くなり，そのために褥瘡や拘縮が予想される症例も多い。したがって，その予防として，頻回の体位変換やベッドの工夫，受動的ではあってもリハビリテーションが可能な環境をあらかじめ整える必要がある。

G 救急治療

1. 神経系の救急とは

1 神経系の救急事態の特異性

　神経系というシステムは，運動系，感覚系，視覚系，言語系などの神経機能が高度に分化している。そのために，1つのシステムが障害されると他のシステムで機能を補完することができずに，障害された機能がなかなか回復しにくいという特徴がある。救急事態の場面で障害をいかに最小限に食い止めることができるかが，その患者の生命の予後を左右したり，救急期を過ぎた後の長期にわたる日常生活活動（activities of daily living；ADL）や生活の質（quality of life；QOL）のレベルを決定してしまう。そこに救急事態に直面した神経系の特異性があることをよく理解しておく必要がある。

2 「救急」という概念の理解

　神経系の分野での「救急」とは，どのように理解しておいたらよいであろうか。たとえば，交通外傷で激しい脳挫傷があり，ほとんど無呼吸状態で運び込まれた患者が救急患者であることは論をまたない。しかし一方で（ここでは一つの典型的な病態例として取り上げるが），意識もはっきりしていて歩いて来院した一過性脳虚血発作（transient cerebral ischemic attack；TIA）と診断される患者も，TIAの発作が頻繁であればもちろん，1回きりの発作であっても，救急患者として認識することが大切であることを理解してほしい。TIAは，従来考えられていた以上に短期日で完成型脳梗塞を発症するリスクが高く，最近では急性脳血管症候群（acute neurovascular syndrome）とよぶことが提唱されてきている。
　ここで以下の点について理解してほしい。TIAの患者に適切な診断や治療が行われなかった場合に，脳梗塞に移行して永続的な片麻痺をきたしたとすると，確かに生命の危険という点では大きな問題はないものの，患者のその後の生活においては，ほぼ永続的に非常に大きなADLとQOLの低下を招くことになるということである。意識のない脳挫傷患者と，将来の生活にかなりの障害を残す可能性のあるTIA患者とは，いずれも神経系の救急患者として同じような重要性をもっていることを理解する必要があるわけである。

3 | 救急処置場面での症状のみかた（診察スキル）と医療設備，検査

　神経系の救急治療の現場ではどのようなスキルと機器設備が必要であろうか．まず言えることは，臨床症状についての迅速で的確な神経学的評価が最も重要だということである．重症患者では意識レベルの評価がまずは必要である（第2章Ⅰ-A「意識障害」参照）．意識障害があるとすると，次にみなければならないのは，**局在神経症状**（片麻痺や左右眼球の共同偏視，バビンスキー［Babinski］徴候など）の有無を確認することである．

　局在神経徴候のある意識障害患者は，まとめて局在症状を伴う**昏睡**（coma with focal signs）とよぶのがよい．多くは局所的な脳損傷が画像診断的に証明されやすいので，（バイタルサインのチェックと確保が済んだら）直ちにCTを行う．患者の病状に多少の余裕があればMRIを行うことが望ましい．従来のT1，T2，フレア（FLAIR）画像に加えて拡散強調画像（diffusion weighted image；DWI）も必ず指示する．

　一方，局在神経症状がみられない意識障害患者については，まとめて局在症状を伴わない昏睡（coma without focal signs）と呼ぶようにする．何らかの原因による大脳皮質全般の障害であることが多く，代謝性脳症（比較的遭遇することの多いものは低血糖発作である）や，てんかん発作後の発作後もうろう状態（postictal state）であったりする（トッド［Todd］の麻痺がある場合は除く）．そのほかにウイルス性脳炎，薬物中毒（薬剤性脳症）などもみられるが，このような患者では局在的神経欠落症状を探しても見つけることができないことが多い．CTやMRIなどの画像診断でも，大きな異常所見が明らかになることは少ない．このような場合は，血液検査，尿検査，脳脊髄液検査，脳波検査などが重要となる．

　以上，神経系の救急の考え方と救急事態への対処のポイントを簡単に述べたが，以下に，救急の場面での神経損傷・障害をできるだけ少なくしたり回避したりする具体的な手法について述べる．

2. 救急蘇生法のABC

　脳組織は低酸素状態（虚血状態を含む）には非常に弱く，極めて短時間の間に非可逆的な障害を受けやすい．したがって，気道確保，人工呼吸，循環確保などを手際よく行う必要がある．

1 | A：Airway（気道確保）

　心肺蘇生法（cardiopulmonary resuscitation；**CPR**）では，患者を仰臥位にして**頭部後屈顎先挙上法**で気道を確保する．片手で患者の額を押さえながら，もう一方の手の指先で患者の顎先を挙上する．この操作によって，患者の下顎とともに舌が持ち上がり（舌根沈下からの解放），気道が開通する．

2 B：Breathing（呼吸：人工呼吸）

　患者を観察して，自発呼吸があるかどうか，呼吸はあるとしても十分であるかを判断する（自発呼吸が存在しても 30 回/分以上の浅い頻呼吸であったり，呼気時に肋間が陥凹するようであれば，呼吸不全状態である）。

　呼吸がないようなら，直ちに人工呼吸へと移行する。**アンビューバッグ**（AMBU-bag），**ジャクソン-リース**（Jackson-Rees）などの取り扱い方について習熟しておく必要がある。当然，ふだんよりこれらの基本的な医療機器の置いてある場所の確認，常時いつでも使えるように整備してあるかどうか，酸素は直ちに接続して取り込めるかなどを点検し，整備しておく。

　通常は医師と協力して救急処置にあたるわけだが，場合によっては看護師が気管内挿管を行うこともあるので，挿管チューブ，スタイレット（stylet），喉頭鏡（laryngoscope）などの取り扱いについてもよく知っておく必要がある。

3 C：Circulation（循環：心マッサージ）

　頸動脈を触診して微弱ながら拍動を触知できれば，収縮期血圧は少なくとも 70〜50mmHg はあると考えてよい。血圧計で正しい血圧を測定するが，聴診器でコロトコフ（Korotkoff）音が聞こえなければ，触診法により収縮期血圧のみを測定する。同時に，脈拍数はどうか（著しい頻脈や徐脈），不整脈の有無などをチェックする。心室細動などの状態であれば，**自動体外式除細動器**（automated external defibrillator；**AED**）による電気ショックを行う（AED の取り扱いについては，医療従事者としては，一般市民を教育できるくらいの知識をもっていてほしい）。

　心停止状態であれば，胸骨圧迫による心臓マッサージを試みる。最初に人工呼吸を 2 回行った後，心臓マッサージ（胸骨圧迫）を 30 回行う。この方法を繰り返すのが標準となっている。心臓マッサージは，胸骨上に両手の手のひらを重ねて，しっかりと両腕を伸ばし，手のひらの付け根部分だけで胸骨のみを圧迫する。圧迫にかける時間と圧迫を解除している時間はほぼ 1：1 となるようにする。圧迫のテンポは 1 分間に約 100 回とする。

3. まず患者の観察を

1 神経系の3大エマージェンシー

　伝統あるヨーロッパ神経学の教えのなかに「神経系の 3 大エマージェンシーは，意識障害，急性視力障害，尿閉である」という言葉がある。それぞれの問題については各項で詳細に記述されるが，そのなかの意識障害についてはここでも簡単に述べた。

　急性視力障害については，脳卒中でも（多くは半盲という形で）みられるが，多発性硬化症や急性視神経炎などでは単眼性（まれに両側性）視力障害があり，主として副腎皮質ステ

ロイドの大量投与療法が行われる。高齢者でみられるリウマチ様多発筋痛症は，時に側頭動脈炎を伴い，早期に副腎皮質ステロイド療法を行わないと失明するおそれがある。

腰椎椎間板ヘルニアで腰椎腔内中央に突出する大きなヘルニアである場合，急速に排尿障害が出現することがある。このような場合，単に膀胱カテーテルを挿入して済ますのではなく，まさに緊急手術でヘルニアによる神経圧迫を解除するという処置をしないと，永続的な排尿障害を残し，患者のQOLを大きく損なう結果となることに注意したい。

2 多彩な対象疾患，症状

急性の運動麻痺（片麻痺，対麻痺，四肢麻痺など）や激しい頭痛など，神経系に関連する救急の対象疾患，症状は非常に多い。大脳（脳卒中，意識障害，痙攣発作など）のみならず，小脳（小脳出血，小脳梗塞，急性小脳炎など），脳幹部（脳幹部梗塞，脳幹部出血など），脊髄（脊髄腫瘍，脊髄梗塞，脊髄出血など），末梢神経（ギラン-バレー症候群など），骨格筋（重症筋無力症の急性増悪，急性横紋筋融解症など）と，部位別にみても非常に広範囲で多彩な緊急事態がありうる。

3 迅速な観察と適切な対処

このようななかで非常に重要なことは，まずは患者の臨床症状を迅速に，しかもきちんと観察したうえで，次に行うべき検査なり，応急処置なりを考え，選択することである。この「臨床症状の観察と分析」をおろそかにして，とにかく先にCTを撮影するためCT室に運ぶなどの，安易な対応をすればよいというものではない。

救急処置というものは，初期の方向性を誤ると，取り返しのつかない時間の浪費と，患者の呈する病態に対する治療の遅れにつながりかねない。医療従事者としては，まずは患者の臨床症状をよく観察・分析して，専門性を生かす形で頭や知識を十分に駆使して問題を考える，つまり，頭で全体としての方向をつかむよう最大限に努力して，その後に補助手段として検査や画像診断を用いるという気構えをしっかりともちたいものである。

H 手術療法

脳・神経外科の手術が対象とするのは，脳・脊髄・末梢神経疾患および脳血管・頸部血管疾患である。方法には開頭術，穿頭術，脊髄・脊椎の手術などがあり，血管内治療，定位放射線治療も広い意味で手術治療に含まれる（表3-4）。

1. 術前の準備

まず，手術適応の検討を厳密に行い，そのうえで患者の年齢，全身状態，予後，術後に起こりうる後遺症などをよく検討して，本人および家族にインフォームドコンセントを行い，手術を行うかどうか決定する。

表3-4 脳・神経外科の手術

手術の方法	具体的な手術
開頭術	脳腫瘍摘出術，脳動脈瘤クリッピング術，頭蓋内血腫除去術，など
穿頭術	慢性硬膜下血腫洗浄術，脳室ドレナージ術，など
脊髄・脊椎の手術	椎間板ヘルニア摘出術，脊髄腫瘍摘出術，椎弓形成術，など
シャント術	脳室−腹腔シャント（V-Pシャント），腰椎−腹腔シャント（L-Pシャント），など
末梢神経の手術	手根管開放術，など
頭蓋外血管の手術	内頸動脈内膜剝離術，など
血管内手術	脳動脈瘤塞栓術，内頸動脈ステント留置術，など
定位放射線治療	脳動静脈奇形に対するガンマナイフ治療，など
その他	経蝶形骨洞下垂体腺腫摘出術，など

　脳・神経外科の手術では，統計上は比較的頻度の低い合併症であっても，重大な後遺症を残すことがあるので，術前にきちんと説明して理解を得ておくことが重要である。高血圧や糖尿病などの既往症は，術前にできるだけコントロールしておくことが望ましいが，緊急手術では，手術と並行して集中治療を行わなければならない。

　頭部の手術では，必要最低限のバリカン剃毛とし，感染の危険性を減少させるために，執刀直前に行っている。

2. 手術

　手術がうまく行われるためには，よい体位をとることが重要である（表3-5）。
　重みのかかりやすい部分や末梢神経圧迫の加わりやすい部分などに，パッドを入れて褥瘡を予防する。
　顕微鏡を使用する脳や頸椎の手術では，頭部がしっかりと固定されていなければならないため，メイフィールド（Mayfield）3点固定器か杉田4点固定器で強固に固定を行う。

3. 開頭術

1 開頭術の手順

　開頭術は通常，全身麻酔下に行われる。ただし，脳腫瘍やてんかんの手術で，切除範囲に言語野などが含まれる場合には，覚醒下に言語機能を調べつつ手術を行う場合もある。

表3-5 適切な体位と手術部位

体位	手術部位
仰臥位	前頭葉，側頭葉，頸椎前方到達法
側臥位，パークベンチポジション	側頭葉，頭頂葉前部，後頭蓋窩
腹臥位	頭頂葉，後頭葉，後頭蓋窩，頸椎後方到達法，など
座位，半座位	後頭葉，後頭蓋窩

開頭術の手順を図3-21に示す。ほとんどの手術で手術用顕微鏡を使用する。術中の脳血管からの出血は、双極凝固鑷子（バイポーラー）で電気凝固して止血する。

脳腫瘍の手術では、病変部位決定のためにナビゲーションシステムを用いる。

脳動脈瘤の手術では、脳動脈瘤が脳槽内に存在するため、脳実質には切り込まず、クモ膜下腔内のみの剝離で手術を行う。脳動脈瘤のクリッピングが終了したら、ドップラー（Doppler）血流計や蛍光血管撮影で親血管の開存を確認する。

手術が終了したならば、麻酔覚醒が良好かどうか、術前にはなかった異常所見がみられないかどうか、呼吸・循環は良好かを確認し、異常を認めなければ集中治療室に移動し、経過を厳重に観察する。

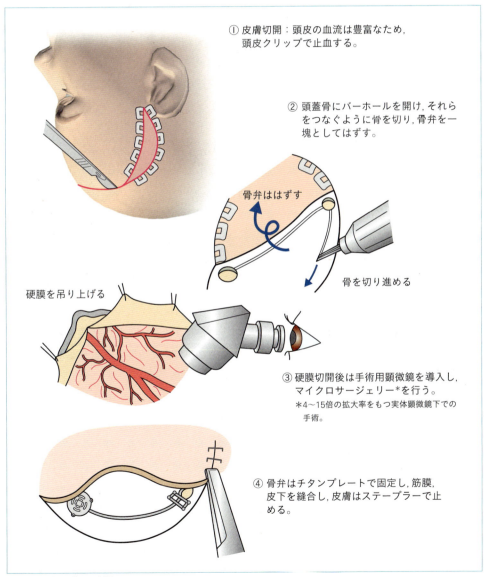

図3-21 開頭術の手順

Ⅲ 脳・神経疾患の主な治療法

2 　術後管理のポイント

- **術後合併症の予防と治療**　開頭術後管理のポイントは，術後合併症の予防と治療である。術後の時期に応じて出現する主な合併症が決まっているので，予防に努め，起こった場合には早期に治療する（図3-22）。
- **呼吸管理**　呼吸管理は，脳の手術においては重要である。気道内分泌物を喀出させ，肺炎の予防に努めることはいうまでもないが，呼吸障害のある場合には頭蓋内圧を下げ，脳に十分な酸素が供給されるようにするために，人工呼吸器などで積極的に補助を行い，血液ガスのPa_{O_2}，Pa_{CO_2}が適切になるようにしなければならない。
- **水分・電解質バランスの観察**　下垂体・視床下部腫瘍の術後には，ホルモンの異常から尿量増加がみられたり，反対に尿量減少がみられたりすることがあり，脱水や電解質異常を引き起こすことがある。また，頭蓋内圧降下薬によっても利尿が図られるので，水分・電解質バランスが狂いやすい。尿および血中電解質をこまめにチェックし，点滴，飲水，食事による水分・電解質バランスに常に注意し，是正していく必要がある。
- **リハビリテーション**　麻痺が認められれば，全身状態が落ち着きしだい，できるだけ早期にリハビリテーションを開始する。
- **ドレナージ**　脳の手術ではドレナージを行うことが少なくない。ドレナージには，①脳室ドレナージ，②脳槽ドレナージ，③硬膜外ドレナージがある。①は急性水頭症や脳室内出血に対して行い，②はクモ膜下出血の脳動脈瘤術後に行う。③はすべての開頭術で術後硬膜外血腫の予防のために行う。

　①②ではドレナージ圧の設定・管理が重要であり，適切なドレナージが行われないと，かえって容態が悪化する可能性がある。③は厳密な圧設定は行わず，ドレナージバッグをベッド上に設置することが多いが，バッグが床上に落下し，陰圧がかからないようにしなければならない。

　③は通常，術翌日に抜去するので問題になることは少ないが，①②は数日〜2週間程度留置することもあるので，感染やドレーンの閉塞が問題になる。①については徐々に

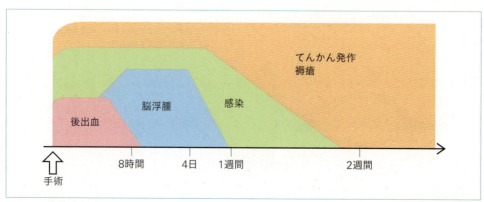

図3-22　術後合併症

徐々に下げて髄液排出量を徐々に減少させ，最終的には一時的にクランプして，意識レベル低下などがなければ抜去する。

4. 定位脳手術

定位脳手術では，局所麻酔下で定位脳手術装置の頭蓋固定枠を頭部に固定し，目標部位決定のための MRI，CT 撮影を行う。座標が決定できたら，やはり局所麻酔下に穿頭する。腫瘍の生検であれば，目標部位に生検鉗子を刺入し，生検を行う。

パーキンソン病の手術では微小電極を刺入し，神経細胞活動記録を行い，神経核を同定する。その後，目標部位に刺激電極を埋め込む。

5. 脊髄・脊椎の手術

脊髄・脊椎の手術は大別すると，後方到達法と前方到達法の2種類がある（図3-23）。

1 後方到達法

頸髄・頸椎から腰仙髄・腰仙椎までの手術のすべてが適応となる。

後方到達法の基本は，椎弓切除術である。椎弓切除術ではまず，皮膚，筋肉を正中で切開し，棘突起に達し，筋肉を棘突起や椎弓から剥離する。棘突起を切除し，椎弓をドリルで切除する。以後は顕微鏡を導入し，硬膜切開，脊髄の操作を行う。十分に止血を行い，

脳室ドレナージでの脳圧管理

脳室ドレナージは脳圧管理に非常に有用であるが，管理は厳密に行う必要がある（図3-24）。

ドレナージ回路の圧設定は通常，水平仰臥位での外耳孔の高さをゼロ点に設定する。理由は，ドレナージチューブ先端がモンロー（Monro）孔に位置するように挿入することが多く，水平仰臥位では外耳孔の高さとモンロー孔の高さがほぼ一致するためである。

ドレナージ施行中のチェックポイントは，①上記の圧設定が患者の体位変換などで変わっていないか，②ドレナージ回路内の液面が拍動しているか，③回路中のクランプが閉まったままになっていないか，④ドレナージ刺入部からの脳脊髄液漏や滲出液が見られないか，などである。②については，ドレナージ回路の閉塞があれば，液面の拍動が見られなくなり，場合によってはドレーン入れ替えの再手術が必要となる。③は，ドレナージ施行中にも CT などの検査に行かなければならないことがあり，一時的に回路をクランプして移動するが，病室に戻ってきたときに開放し忘れることがあるので注意が必要である。また，回路のフィルター部のクランプをし忘れたまま回路を横に倒すと，フィルターに脳脊髄液が染み込んでフィルター部が閉鎖した状態（回路が大気圧に開放されていない状態）になって，圧設定どおりドレナージされなくなるので危険である。

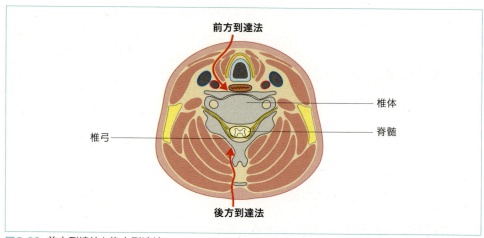

図3-23 前方到達法と後方到達法

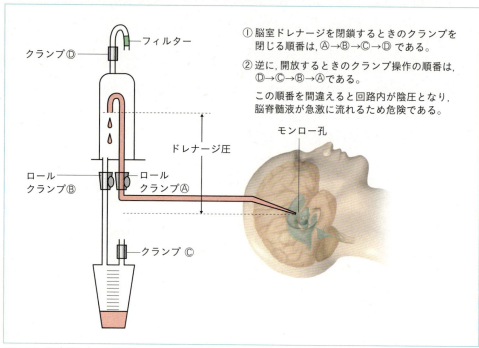

図3-24 脳室ドレナージのクランプの開閉手順

硬膜は脳脊髄液の漏れが生じないように縫合糸，筋肉，皮下，皮膚を縫合する．椎弓形成術では椎弓を温存するが，それには様々な方法が考案されている．

2 前方到達法

頸椎の場合のみが適応となる．

前方到達法では，椎体前方に存在する筋肉，神経，血管，気管などの臓器を圧排して，椎体を切除し，椎間板，骨棘，後縦靱帯などを切除する．直接，脊髄を操作しないでこれ

らに到達できる利点があるが，切除後は椎体の支持性が損なわれるので，骨移植を行わなければならないという欠点がある。

6. 定位放射線治療

定位放射線治療は，病巣に対し多方向から放射線を集中させるため，通常の放射線治療と比べ周囲の正常組織への被曝が非常に少ない。用いる放射線は，ガンマ線，X線，粒子線などがあり，^{60}Coによる**ガンマナイフ**が最も用いられ，実績もある。

照射方法は，1回照射の**定位手術的照射**（stereotactic radiosurgery；SRS）と，数回に分割して照射する**定位放射線治療**（stereotactic radiotherapy；SRT）に大別される。

定位放射線治療の実際は，ガンマナイフでは，定位脳手術頭蓋固定枠を局所麻酔下に頭部に固定し，MRIにより照射部位と線量を決定したのち，手術用フレームをコバルト線量のコリメーターヘルメットに交換して，照射を行う（図3-25）。

リニアック*を用いた**サイバーナイフ***などでは頭蓋固定枠を装着しないですむため，無痛で治療が可能という特徴がある。

7. 血管内治療

血管内治療とは，脳血管撮影と同様に血管内にカテーテルを挿入し治療する方法で，対象疾患としては，①脳動脈瘤，脳・脊髄動静脈奇形（瘻），脳腫瘍，②内頸動脈狭窄，③急性期脳梗塞があげられる。①に対しては，脳動脈瘤や動静脈奇形，脳腫瘍の栄養血管にコイルなどを塞栓，閉塞させる。特に脳動脈瘤の急性期治療ではクリッピングに比べても劣らない結果が出てきている。②では，狭窄部にステントを留置するが，内頸動脈内膜剝離術と比較して術後の有害事象が少ないことが明らかになった。③に対しては，急性期脳梗

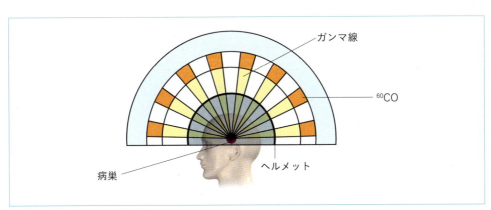

図3-25 ガンマナイフの模式図

***リニアック**：電子を直線に走らせて加速し，タングステンなどに当て，発生したX線を病巣に照射する直線加速器のことで，からだの深部まで治療が可能。
***サイバーナイフ**：コンピューター制御のロボットアームにリニアックを装着した定位放射線治療装置。ガンマナイフと異なり分割照射も可能。

Ⅲ 脳・神経疾患の主な治療法

塞でt-PA治療が有効でなかったり，適応がない場合に行われ，閉塞血管の血栓をカテーテルを用いて吸引したり，血栓除去デバイスで血栓を回収除去することが行われている。

リハビリテーション

1. リハビリテーション治療の特徴

「リハビリテーションとは，障害を受けた人を，その人がなしうる最大の身体的・精神的・社会的・職業的・経済的な能力を有するまでに回復させること」と定義される（1942年，全米リハビリテーション評議会による）。

リハビリテーションは，医学的リハビリテーション，教育的リハビリテーション，職業的リハビリテーション，社会的リハビリテーション，心理的リハビリテーション，および地域リハビリテーションに分類される。このように，たいへん広い領域を含んでいるが，ここでは医学的リハビリテーション，すなわち疾病に引き続いて生じた身体機能障害を軽減し，代償させるための治療的介入（リハビリテーション医療）に限定して述べる。

リハビリテーション医療の特徴は，以下の3点である。
①**対象**：疾病それ自体より，むしろ疾病の結果生じた精神・身体機能障害を対象とする。
②**方法**：多くの専門職および患者・家族を含めたチーム医療の手法をとる。
③**目的**：疾病の治癒より，むしろ日常生活能力の最大限の獲得，および適切な社会参加の実現を目的とする。

2. リハビリテーションの目標

リハビリテーション治療の最も望ましい結果は，疾病あるいは外傷により生じた精神・身体機能障害が完全に回復し，元の生活に戻ることであることはいうまでもない。しかしながら，脳・神経疾患は完治する疾患が少なく，疾患が治癒あるいは寛解しても，いわゆる後遺症として機能障害が残存することが多い。また，神経難病の多くは進行性であるため，機能障害もまた緩徐に進行する。このような特徴をもつ脳・神経疾患のリハビリテーションを行ううえで最も重要なことは，疾病の予後，機能障害の程度と回復可能性を十分に把握したうえで，現実的な目標設定を行い，有効なリハビリテーション治療計画を立てることである。

3. リハビリテーション治療計画

リハビリテーション治療計画は，障害像の正確な把握と予後予測に基づく現実的な目標設定，具体的リハビリテーション処方からなり，リハビリテーション科医師の業務である。

目標設定の際に考慮すべき因子は，原疾患の予後・病期，合併症の有無，障害の重症度，および患者・家族が置かれた社会的状況などである。

1 機能障害の把握

機能障害をきたす脳・神経疾患は，その機能的予後により，以下の4つに分類できる。
① 発症後は一定期間，機能障害をきたすが，ほぼ完全に元の状態に回復する疾患：軽症のギラン‐バレー（Guillain-Barré）症候群，ベル（Bell）麻痺（顔面神経麻痺）など。
② 疾患の発症により重度の機能障害をきたすが，その後は進行しない疾患：脳血管障害，脊髄血管障害，脳炎，脊髄炎など。
③ 緩徐に進行し，重度の機能障害に至る疾患：筋萎縮性側索硬化症，脊髄小脳変性症などの神経難病，進行性筋ジストロフィーなど。
④ 症状の増悪・寛解を繰り返す疾患：脳腫瘍，多発性硬化症，多発筋炎，慢性炎症性脱髄性多発根神経炎など。

2 治療目標の設定

リハビリテーション治療の目標設定は，上述の機能障害の予後に準じて要約すると，以下のようになる。
① の場合：できるだけ早く最大の回復を図る。
② の場合：障害の回復と代償により，できるだけ高い生活機能の獲得を図る。
③ の場合：できるだけ長く身体機能を維持し，2次的な機能低下を予防する。
④ の場合：症状増悪時の迅速な対応と最大の機能回復を図る。

4. リハビリテーション医療の内容

リハビリテーション医療は図 3-26 に示す流れに沿って行われる。

1 インフォームドコンセント

患者や家族に，障害の程度，回復の可能性と，リハビリテーションの意義およびそれに要する期間などについて十分な説明を行い，リハビリテーション治療の同意を得る。リハビリテーション治療の成功には，患者と家族の協力が不可欠なので，この作業は極めて重要である。

2 治療準備

リハビリテーション科医師の障害評価・機能評価と機能予後予測に基づき，目標と治療期間が設定され，理学療法，作業療法，言語聴覚療法，摂食機能療法，補装具利用，医療ソーシャルワークなどの具体的なリハビリテーション処方がなされる。

3 リハビリテーション治療の実施

各専門職はリハビリテーション処方の指示に基づいて各部署で機能評価を行い，治療計

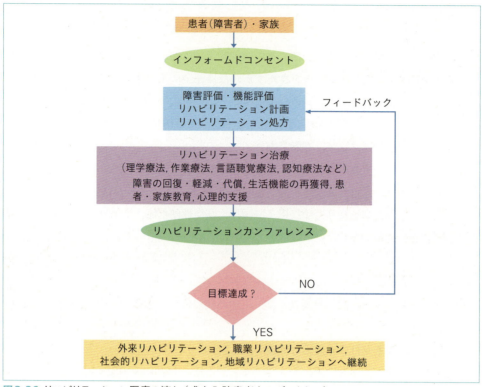

図3-26 リハビリテーション医療の流れ（成人入院患者をモデルとして）

画を立て，治療を実施する。

4 リハビリテーションカンファレンス

治療を開始して一定期間後に，各部署の担当者によるカンファレンスを行う。機能回復の程度を報告，初期の目標設定と期間設定に誤りはないかを確認し，必要があればリハビリテーション計画を修正する。目標が達成されれば退院後の処遇を決定する。

5. リハビリテーション医療におけるチーム医療の構成メンバーと役割分担

表3-6に，リハビリテーション医療チームの構成メンバーと，その役割を示す。在宅医療では，これに訪問看護師，保健師，介護支援専門員（ケアマネジャー）などが加わる。

J 脳・神経疾患の地域医療ネットワーク

1. 在宅療養の背景

脳・神経疾患は，神経難病はもとより，脳卒中，脳腫瘍，脊髄障害などの疾病により重

表3-6 リハビリテーション医療のチームメンバーと役割

チームメンバー	役割
患者・家族	知る権利と自己決定権の行使，治療への主体的参加と協力
医師	障害評価と目標設定，リハビリテーション治療がスムーズに行われるための医学的管理，リハビリテーション計画・処方，チームマネジメント，地域リハビリテーションスタッフへの情報提供
看護師	一般医学的管理，日常生活支援，リハビリテーション治療で獲得した能力の実践指導，患者・家族支援，訪問看護師との連携
理学療法士（PT）	運動療法（麻痺下肢の回復訓練，関節可動域訓練，筋力増強訓練，運動学習訓練，移動動作訓練，歩行補助具の選択，など），物理療法（運動療法前の温熱療法，軟部組織疼痛緩和のための温熱療法・電気刺激療法，など）
作業療法士（OT）	作業療法（麻痺上肢の回復訓練，関節可動域訓練，筋力増強訓練，手指巧緻動作訓練，運動学習訓練，上肢装具の作製，認知障害軽減のための認知訓練，日常生活活動訓練，生活環境整備の指導，など）
言語聴覚士（ST）	言語聴覚機能評価，補聴器の適合，発声訓練，言語訓練，嚥下訓練，実用コミュニケーション訓練
義肢装具士	義肢・装具・車椅子・日常生活用具の作製，適用
医療ソーシャルワーカー（MSW）	患者・家族の社会的背景調査，福祉制度関連の援助，生活支援
栄養士	栄養管理，嚥下障害食の指導
臨床心理士	心理検査，認知訓練，心理的支援
リハビリテーション工学士	リハビリテーション工学機器の適用・調整，住環境整備の支援

度の身体障害を残し，発症後の生活に重大な変化をもたらすことが少なくない。なかでも認知障害と身体障害を合併した例では，それまでの社会生活を断念せざるをえず，日常生活に介護が必要となる例も多い。

このような状況になっても，すべての国民は，障害の有無にかかわらず，等しく基本的人権を享有するかけがえのない個人として尊重され，その尊厳にふさわしい生活を保障される権利を有している（障害者基本法）。このことが示すように，患者は，本人の自己決定権に基づき，家族と共に自宅で生活し，相応の社会参加の機会が保障され，生きがいを実感できる権利をもっているのである。

この権利を実現するために，国と地方公共団体には在宅療養・在宅介護の環境整備を行う義務がある。また一方では，長期入院を是正し，国民医療費を抑制するという国家経済的要請に応えるために，在宅療養・地域医療の制度改革が近年，精力的に進められているのである。

2. 在宅障害者に対する各種支援制度

在宅障害者が利用できる支援制度は，表3-7のとおりである。

1 難病対策

1972（昭和47）年10月に定められた難病対策要領に基づき，各種施策が推進されている。在宅で生活する難病患者には，1996（平成8）年度から，難病患者等居宅生活支援事

表3-7 在宅障害者に対する各種支援制度

制度	事業名
難病対策 ・地域における保健医療福祉の充実・連携 ・QOLの向上を目指した福祉施策の推進	重症難病患者入院施設確保事業 在宅療養支援計画の策定・評価事業 訪問相談事業 医療相談事業 訪問指導（診療）事業 難病相談・支援センター事業 難病患者等ホームヘルプサービス事業 難病患者等短期入所事業 難病患者等日常生活用具給付事業
障害者自立支援法	● 介護給付：居宅介護（ホームヘルプ），重度訪問介護，行動援護，重度障害者等包括支援，児童デイサービス，短期入所（ショートステイ），療養介護，生活介護，障害者施設での夜間ケア（施設入所支援），共同生活介護（ケアホーム） ● 訓練等給付：自立訓練（機能訓練），自立訓練（生活訓練），就労移行支援，就労継続支援，グループホーム（共同生活援助） ● 地域生活支援事業：相談支援，地域活動支援センター，移動支援，福祉ホーム
介護保険制度在宅サービス	訪問介護（ホームヘルプサービス） 訪問入浴介護 訪問看護 訪問リハビリテーション 居宅療養管理指導 通所介護（デイサービス） 通所リハビリテーション（デイケア） 短期入所生活介護（ショートステイ） 短期入所療養介護（ショートステイ） 福祉用具貸与 福祉用具購入費支給 住宅改修費支給

業として，難病患者のQOL向上を目指した施策が行われている。また，1998（平成10）年度から，重症難病患者に対する特別対策推進事業として，緊急時の入院先の確保，医療・看護・生活指導による在宅療養上の適切な支援を図っている。詳細は難病情報センターのホームページで確認できる。

2 障害者自立支援法

2003（平成15）年4月に導入された身体障害・知的障害・精神障害者（児）に対する支援費制度は，従来の上意下達的な措置制度を基盤とした福祉施策の大きな転換点となった。

障害者自立支援法は，支援費制度の制度上の問題点を整理し，障害者が地域で安心して暮らせる社会を実現することを目的として，2005（平成17）年10月に成立した。しかし，財政基盤が不安定であること，利用者の費用負担が増えたことなどの問題点も多く指摘され，見直しが必須となった。また，2006年に国連総会で採択された，「障害のある人の権利に関する条約」批准に向けた法整備の必要性も重なって，その後，障害者自立支援法は2012（平成24）年6月に改正・改称され，「障害者の日常生活及び社会生活を総合的に支

援するための法律（障害者総合支援法）」となり，2013（平成25）年4月より施行された。

本法律の特徴は，
①身体障害，知的障害，精神障害の制度を一本化したこと，
②利用者の自己決定権を尊重し，サービスの利便性を高めたこと，
③支援の必要度を判定する障害度区分を導入したこと，
などにある。

3 介護保険制度

2000（平成12）年に施行された介護保険制度では，65歳以上の要介護あるいは要支援状態と判定された者，および40歳以上65歳未満で老化に起因する疾病（神経・筋疾患では，初老期の認知症，脳血管疾患，筋萎縮性側索硬化症，パーキンソン［Parkinson］病関連疾患，脊髄小脳変性症，多系統萎縮症，糖尿病神経障害，後縦靱帯骨化症，脊柱管狭窄症が指定されている）に罹患し，要介護・要支援状態にあると判断された場合に，介護サービスを受けることができる。

障害者自立支援法，介護保険制度については，独立行政法人福祉医療機構が運営している福祉・医療・保健の総合情報（ワムネット）のホームページに詳しく載っている。

いずれの制度でも，在宅療養を有効に行うためには，開業医（かかりつけ医），地域基幹病院，訪問看護ステーション，保健所，福祉事務所，身体障害者福祉施設，介護保険事業所，介護保険施設などとの有機的連携が必要である。

3. 在宅療養を行う際の留意点

❶リハビリテーション前置の原則

在宅療養では十分な医学的リハビリテーションは困難であることから，退院前に十分な集中的リハビリテーション治療を行い，最大限の機能獲得ができていることが在宅療養の前提となる。

❷患者・家族の意思確認

在宅介護を選ぶか長期施設療養を選ぶかは，患者・家族の自己決定によらなければならない。そのため，疾病の予後や介護内容に関する情報提供を十分に行い，意思決定に十分な時間をとって，患者と家族の選択を待つ必要がある。

❸緊急時対応の補償

在宅療養を行う患者と家族，地域ケアスタッフにとって最も心配な点は，緊急時の対応である。地域基幹病院には，かかりつけ医との緊密な連携と，緊急時の円滑な入院応需体制が求められる。

❹ケアの簡略化

入院中の看護・介護内容を自宅で行うには限界がある。家族の介護能力を理解したうえで，家族に身体的・心理的負担にならないような看護・介護内容を計画し，指導する必要

がある。

❺ 家族の介護負担の軽減

人工呼吸器装着，褥瘡（じょくそう）処置などでショートステイの利用が難しい場合は，定期的検査，集中的リハビリテーションなどを目的として短期入院を行う。短期入院により，ケアの見直しや，本人の身体機能が良好に維持できるだけでなく，家族の介護負担を軽減することができる。

❻ 地域ケアスタッフとの情報交換

かかりつけ医，訪問看護師，地域保健師，ケアマネジャー，ホームヘルパーに対して，患者の全身状態，身体機能，機能予後，家庭環境，治療内容，ケアの内容，介護方法などの情報を正確に伝達することが，円滑な在宅療養につながる。このためには，わかりやすい言葉で，過不足なく情報を伝達する能力が求められる。

図3-27に在宅療養導入の流れと各専門職の役割を示す。

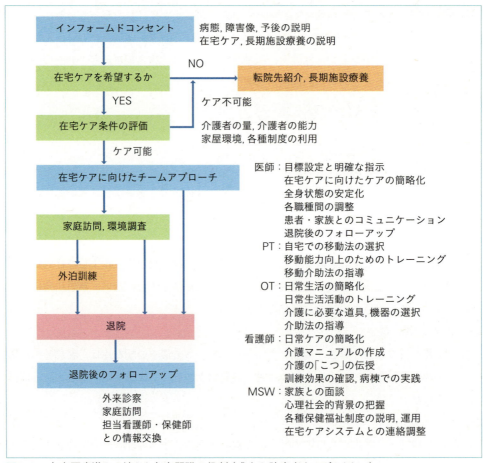

図3-27 在宅医療導入の流れと各専門職の役割（成人入院患者をモデルとして）

国家試験問題

1 疾患と確定診断のために用いられる検査との組合せで最も適切なのはどれか。

(105回 AM59)

1. 脳炎 ――――――――――― 脳脊髄液検査
2. パニック障害 ――――――― 脳波検査
3. 特発性てんかん ――――――― 頭部 MRI
4. パーソナリティ障害 ――――― 頭部 CT

2 Parkinson（パーキンソン）病の治療薬として正しいのはどれか，2つ選べ。 (予想問題)

1. ドパミン受容体作動薬
2. 抗凝固薬
3. 抗コリン薬
4. 筋弛緩薬
5. 副腎皮質ステロイド薬

▶答えは巻末

参考文献

- 石垣泰則, 佐藤猛：免疫性神経疾患に対する血液浄化療法, 神経内科治療, 7(5)：405-412, 1990.
- 伊藤彰一：神経 MRI 診断学, シービーアール, 2009.
- 大久保敏之：CT vs MRI MOOK 医療科学 No.1, 医療科学社, 2005.
- 川埜中征哉：臨床のための筋病理, 第3版, 日本医事新報社, 2005.
- 児玉南海雄編：周術期管理〈脳神経外科大系〉, 中山書店, 2005.
- 篠原幸人監, 永山正雄, 濱田潤一編：神経救急・集中治療ハンドブック, 医学書院, 2006.
- 鈴木央：2. 高齢者在宅医療の実際；6）各種栄養法の適応と実際, Geriatric Medicine, 48 (11)：1527-1530, 2010.
- 武田克彦：ベッドサイドの神経心理学, 改訂第2版, 中外医学社, 2009.
- 利波紀久, 久保敦司編：最新臨床核医学, 改訂第3版, 金原出版, 1999.
- 日本自律神経学会編：自律神経機能検査, 第3版, 文光堂, 2000.
- 柳沢信夫, 柴崎浩：神経生理を学ぶ人のために, 第2版, 医学書院, 1997.
- 有水昇, 高島力：標準放射線医学, 第4版, 医学書院, 1994.
- Osborn, A.G.：Diagnostic neuroradiology, Mosby-Year Book, 1994.

脳・神経

第4章

脳・神経の疾患と診療

この章では

● 脳・神経疾患の原因・症状・治療について理解する。

国家試験出題基準掲載疾患

脳内出血 ｜ くも膜下出血 ｜ 脳梗塞 ｜ もやもや病 ｜ 頭蓋内圧亢進症 ｜ Parkinson〈パーキンソン〉病 ｜ 筋萎縮性側索硬化症〈ALS〉 ｜ 脱髄疾患（多発性硬化症） ｜ Alzheimer〈アルツハイマー〉病 ｜ 血管性認知症 ｜ Lewy〈レビー〉小体型認知症 ｜ 脳炎 ｜ 髄膜炎 ｜ 頭部外傷 ｜ 脊髄損傷 ｜ てんかん ｜ 脳腫瘍 ｜ Guillain-Barré〈ギラン・バレー〉症候群 ｜ 圧迫性神経障害 ｜ Bell〈ベル〉麻痺（顔面神経麻痺） ｜ 自律神経失調症

神経系は，脳，脊髄，末梢神経，骨格筋など，関連する臓器も広範にわたり，それぞれの臓器の構造と機能の複雑性に加えて，神経疾患の種類も多いことから，難解と思われがちである．神経学的診察の意味するところも難解であろう．しかし，病気の原因もしくは病態は，内科の他の領域と共通するものが多い．すなわち，血管疾患，外傷，感染症，炎症性疾患，自己免疫疾患，代謝性疾患，中毒，遺伝子疾患，機能性疾患などである．

　そのほかに，神経疾患に特有なものとして変性疾患がある．変性とは，神経細胞が，外因性の要素によらず，原因不明の経過をたどって死滅していく病態を指す．パーキンソン（Parkinson）病やアルツハイマー（Alzheimer）病，筋萎縮性側索硬化症などが該当する．中枢神経の細胞は体細胞と異なり非再生細胞である．すなわち細胞分裂や再生をしない．この特異性が変性疾患の背景となっている．変性疾患は，神経系の病変部位で症状が決定し，病名も確定するので，病名と病変部位および症状を一体化して記憶するとよい．

　脳・神経系を臓器もしくは組織別に分けると，大脳，脳幹（中脳，橋，延髄），脊髄，末梢神経（運動，知覚），神経筋接合部，骨格筋に分けられる．その他，自律神経系がある．主な神経疾患は，これらの部位と病気の原因によって分類することができる．代表的な疾患について，表4-1に，病気の原因，部位（臓器もしくは組織）別の位置づけを示した．代表的な疾患の位置づけを確認することによって知識が整理され，初めて出合う病名も理解しやすくなると思われる．

　加えて，神経疾患が難解とされるのは，病巣部位によって神経症状が多様に表現される点であろう．しかし，神経症候学の知識があれば，こうした神経症状をたどることによって病変部位が診断できるというメリットがある．すなわち，神経学的診察によって局在徴候を見いだし，病巣を推定することが可能なのである．最近は詳細な神経学的診察を行わずに，磁気共鳴画像（magnetic resonance imaging；MRI）などの画像診断に頼る場面をみかけることがあるが，画像で異常がみられない場合には，かえって病気を見逃すことがある．つまり，疾患によっては，症状が明瞭であるにもかかわらず，MRIなどの画像で病巣を発見できない疾患がある．近年，DATスキャンなど様々な画像診断が可能となっているが，病巣部位の診断において神経学的診察は，全ての基本となる．また神経疾患には，特有の経過をとるものがある．急激な発症（たとえば何日の何時から急に症状が出現した）の場合は，脳血管障害など血管由来の疾患を考える．発症がいつから始まったか不明で，緩徐に症状が増悪する場合にはパーキンソン病やアルツハイマー病などの変性疾患が疑われる．このように神経疾患を考える場合，問診と神経学的診療は特に重要である．

　ここでは，中枢性の脳・脊髄疾患を，循環障害，感染症・炎症性疾患，変性疾患，機能性疾患，腫瘍性疾患，頭部外傷と，病態ごとに分けて記述した．脳脊髄液の圧・還流障害は独立させた．末梢神経疾患，神経筋接合部疾患，筋肉疾患は部位ごとにまとめ，臓器に横断的な代謝・中毒性疾患，一般内科疾患に伴う脳・神経障害，先天奇形・形成障害は病態ごとに扱った．臓器ごと，病態ごとに概念をつかみ，全体像のなかで各疾患の位置づけを確認することによって，理解を深めてほしい．

表4-1 代表的な神経疾患の位置づけ

	循環障害	感染症	炎症，免疫異常	変性疾患	機能性疾患	腫瘍	外傷	先天性遺伝性	代謝，中毒性
脳	〈脳血管障害〉 ● 脳梗塞 ● 脳出血 ● クモ膜下出血 ● 脳静脈洞血栓症 ● もやもや病	● 脳炎 ● 髄膜炎 ● 脳膿瘍 ● 神経梅毒 ● プリオン病	〈脱髄性疾患〉 ● 多発性硬化症 ● 急性散在性脳脊髄炎 〈非感染性炎症〉 ● サルコイドーシス ● 神経ベーチェット病 ● 小舞踏病	● アルツハイマー病 ● ピック病 ● パーキンソン病 ● 多系統萎縮症 ● ハンチントン病 ● 脊髄小脳変性症 ● 筋萎縮性側索硬化症	● てんかん ● 慢性頭痛 ● ナルコレプシー	● 脳腫瘍	● 脳挫傷 ● 頭蓋内血腫	〈先天性代謝性疾患〉 ● ウイルソン病，など	● 代謝性脳症 ● 肝性脳症
脊髄	〈脊髄梗塞〉 ● 前脊髄動脈症候群	● 脊髄炎 ● 脊髄膿瘍		● 球脊髄性筋萎縮症 ● 脊髄性筋萎縮症		● 脊髄腫瘍			● ビタミンB₁₂欠乏症
末梢神経	● 多発性単ニューロパチー		● ギラン-バレー症候群 ● 慢性炎症性脱髄性多発根神経炎			● 末梢神経腫瘍	〈圧迫（絞扼）性ニューロパチー〉 ● 手根管症候群 ● 肘部管症候群	〈遺伝性ニューロパチー〉 ● シャルコー-マリー-トゥース病	● ビタミンB₁欠乏症
神経筋接合部			● 重症筋無力症 ● ランバート-イートン症候群						● フグ中毒
骨格筋		● 感染性筋炎	● 多発筋炎 ● 皮膚筋炎					● 筋ジストロフィー ● 先天性ミオパチー ● 筋緊張症候群 ● ミトコンドリアミオパチー	● 多発神経炎
自律神経					● 自律神経失調症				

注／変性疾患には遺伝性疾患も多い

I 脳・脊髄の循環障害

脳血管障害と危険因子

Digest

脳血管障害（大脳，小脳）

概念／定義	● 脳の一部が虚血もしくは出血によって，一過性または持続性に障害された状態である。
原因・危険因子	● 高血圧，糖尿病，脂質異常症，心房細動，喫煙・加齢などがある。
病態生理	● 脳血管に生じた異常によって起こる疾患である。
分類	● 出血性障害（脳出血，クモ膜下出血）と虚血性障害（脳梗塞）の2つに分けられる。
症状	● 血流障害を生じた脳の部位によって片麻痺や構音障害，失語症などの様々な症状を呈する。
検査	● 画像診断法であるCT/MRIが主となる。
治療	● 超急性期には，血栓溶解薬による血栓溶解療法の適応となる。亜急性期〜慢性期においても経口抗凝固薬などによる薬物療法が適応となる。

1. 高血圧

高血圧は脳血管障害の発症における最大の危険因子であり，血圧値と脳血管障害発症率は正の相関関係があり，血圧が高いほど脳血管障害の発症率は高くなる。高血圧治療は脳血管障害の発症予防に有効である（図4-1，表4-2）。

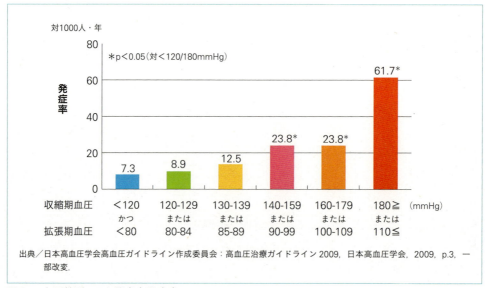

出典／日本高血圧学会高血圧ガイドライン作成委員会：高血圧治療ガイドライン2009，日本高血圧学会，2009, p.3, 一部改変．

図4-1 血圧値別にみた脳卒中発症率

表4-2 脳血管障害を合併する高血圧の治療

		降圧治療対象	降圧目標	降圧薬
超急性期（発症24時間以内）	脳梗塞 発症4.5時間以内 発症24時間以内	血栓溶解療法予定患者[*1] SBP＞185mmHg または DBP＞110mmHg 血栓溶解療法を行わない患者 SBP＞220mmHg または DBP＞120mmHg	血栓溶解療法施行中および施行後24時間＜185/105mmHg 前値の85〜90%	ニカルジピン，ジルチアゼム，ニトログリセリンやニトロプルシドの微量点滴静注
	脳出血	SBP＞180mmHg または MBP＞130mmHg SBP150〜180mmHg	前値の80%[*2] SBP140mmHg 程度	
	クモ膜下出血 （破裂脳動脈瘤で発症から脳動脈瘤処置まで）	SBP＞160mmHg	前値の80%[*3]	
急性期（発症2週以内）	脳梗塞	SBP＞220mmHg または DBP＞120mmHg	前値の85〜90%	ニカルジピン，ジルチアゼム，ニトログリセリンやニトロプルシドの微量点滴静注。または経口薬（Ca拮抗薬，ACE阻害薬，ARB，利尿薬）
	脳出血	SBP＞180mmHg または MBP＞130mmHg SBP150〜180mmHg	前値の80%[*2] SBP140mmHg 程度	
亜急性期（発症3〜4週）	脳梗塞	SBP＞220mmHg または DBP＞120mmHg SBP180〜220mmHg で頸動脈または脳主幹動脈に50％以上の狭窄のない患者	前値の85〜90% 前値の85〜90%	経口薬（Ca拮抗薬，ACE阻害薬，ARB，利尿薬）
	脳出血	SBP＞180mmHg， MBP＞130mmHg SBP150〜180mmHg	前値の80% SBP140mmHg 程度	
慢性期（発症1か月以後）	脳梗塞	SBP≧140mmHg	＜140/90mmHg[*4]	
	脳出血 クモ膜下出血	SBP≧140mmHg	＜140/90mmHg[*5]	

SBP：収縮期血圧，DBP：拡張期血圧，MBP：平均動脈血圧

[*1]：血栓回収療法予定患者については，血栓溶解療法に準じる。
[*2]：重症で頭蓋内圧亢進が予想される症例では血圧低下に伴い脳灌流圧が低下し，症状を悪化させるあるいは急性腎障害を併発する可能性があるので慎重に降圧する。
[*3]：重症で頭蓋内圧亢進が予想される症例，急性期脳梗塞や脳血管攣縮の併発例では血圧低下に伴い脳灌流圧が低下し症状を悪化させる可能性があるので慎重に降圧する。
[*4]：降圧は緩徐に行い，両側頸動脈高度狭窄，脳主幹動脈閉塞の場合には，特に下げすぎに注意する。ラクナ梗塞，抗血栓薬併用時の場合は，さらに低いレベル130/80mmHg未満を目指す。
[*5]：可能な症例は130/80mmHg未満を目指す。

出典／日本高血圧学会高血圧ガイドライン作成委員会：高血圧治療ガイドライン2014．日本高血圧学会，2014，p.59．

　わが国の「高血圧治療ガイドライン2014」では，降圧目標を若年，中年，前期高齢者患者は140/90mmHg未満，後期高齢者患者は150/90mmHg未満，脳血管障害患者には140/90mmHg未満が目標として明記された。「脳卒中治療ガイドライン2015（追補2017）」でも降圧目標として140/90mmHg未満が推奨されている。

2. 糖尿病

　糖尿病は脳梗塞の危険因子であり，2型糖尿病では，血糖のコントロールに加えて，血圧を厳格にコントロールすることによって，糖尿病患者の脳梗塞発症を減少させることが可能である．諸研究により，糖尿病患者では，降圧目標を低めに設定することが推奨されており，「高血圧治療ガイドライン2014」では，糖尿病患者の降圧目標を130/80mmHg未満としている．「脳卒中治療ガイドライン2015（追補2017）」では，2型糖尿病患者は，血圧の厳格なコントロールとHMG-CoA還元酵素阻害剤（スタチン）の投与による脂質管理が強く勧められている．

　糖尿病は，高血圧や脂質異常症や，肥満などの他の危険因子を合併していることが多く，包括的な危険因子のコントロールが重要である．

3. 脂質異常症

　血清総コレステロールやLDLコレステロール，中性脂肪の上昇は，冠動脈疾患の危険因子として知られているが，従来，脳梗塞との関連ははっきりしていなかった．しかし近年，抗脂質異常症薬であるスタチン投与による脂質異常症の改善が，脳梗塞発症を抑制することが明らかとなった．また動脈硬化抑制作用のあるHDLコレステロール値と脳梗塞の発症率との間には負の相関があることが示されており，動脈硬化促進因子としての脂質代謝異常のコントロールは脳梗塞発症予防に有効である．

4. 心房細動

　非弁膜症性心房細動や心筋梗塞などの心疾患を原因として，心臓由来の塞栓子が脳動脈を閉塞する心原性脳塞栓症は全脳梗塞の30％前後を占めており，主幹動脈を突然，閉塞するため，広範な梗塞を生じやすく重症脳梗塞となりやすい．

　65歳以上の非弁膜症性心房細動の有病率は2〜5％程度であるが，高齢になると著しく増加する．非弁膜症性心房細動に，高血圧や心不全，糖尿病などの危険因子が加わると塞栓症の発症リスクはさらに大きくなり，発症リスク評価にCHADS2スコアが用いられ（表4-3），スコアの値によって発症予防のために直接作用型経口抗凝固薬（direct oral anticoaglant：DOAC）やワルファリンなどによる抗凝固療法が必要になる．

B 脳梗塞（脳血栓，脳塞栓）

　脳血管障害は大きく出血性障害（脳出血，クモ膜下出血）と虚血性障害（脳梗塞）の2つに分けられる．現在，脳血管障害の分類として一般的に用いられているアメリカ国立神経疾患・脳卒中研究所（National Institute of Neurological Disorders and Stroke；NINDS）の「脳血管障害の分類　第3版（CVD-Ⅲ）」（1990年）[1)]では，臨床病型による分類に重点が置か

表4-3 CHADS2スコアと脳卒中リスクの評価

危険因子	点数
Congestive heart failure（うっ血性心不全）	1点
Hypertension（高血圧）	1点
Age（年齢≧75歳）	1点
Diabetes Mellitus（糖尿病）	1点
Stroke（脳卒中またはTIA*の既往）	2点
2点以上では，ワルファリンなどによる抗凝固療法を推奨	

CHADS2スコア合計点	脳卒中リスク	脳卒中発症率
0	低	1.0%/年
1	低～中	1.5%/年
2	中	2.5%/年
3	高	5.0%/年
≧4	非常に高	＞7.0%/年

＊TIA：transient cerebral ischemic attack（一過性脳虚血発作）。
出典／NEJM，347：1825-1833，2002．

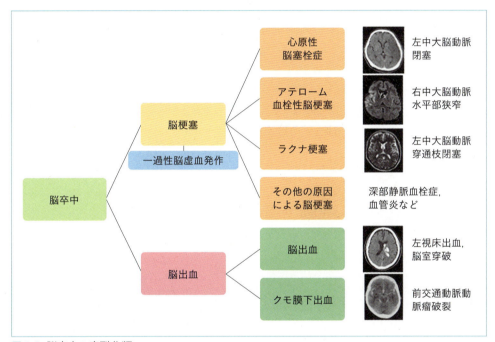

図4-2 脳卒中の病型分類

れている（図4-2，表4-4）。わが国では，従来は脳卒中のなかでも脳出血の比率が高かったが，近年の生活習慣の欧米化や危険因子の変遷に伴い，脳梗塞の占める割合が高くなっている。脳梗塞の病型別分類では，ラクナ梗塞が多くを占めていたが，アテローム血栓性脳梗塞の増加と，高齢化の進展に伴い心房細動などの心疾患を有する割合が増えるに伴って，心原性脳塞栓症も増加している（図4-3）。

1. 無症候性脳梗塞・白質病変

▶概念　コンピューター断層撮影（computed tomography；CT）やMRIなどの画像診断法の進歩によって出現してきた概念である。一過性脳虚血発作（transient ischemic attack；TIA）を含めて脳卒中発作の既往がないにもかかわらず，CT/MRIなどの画像診断で，

表4-4 脳血管障害の臨床的分類

A. 無症候性脳血管障害

B. 局所性脳機能障害
1. 局所性脳虚血発作
2. 脳卒中
   a. 経過・病期
      1) 回復期
      2) 悪化期
      3) 安定期
   b. 脳卒中の病型
      1) 脳出血
      2) クモ膜下出血
      3) 脳動脈奇形よりの頭蓋内出血

4) 脳梗塞
   a) 発症機序
      (1) 血栓性
      (2) 塞栓性
      (3) 血行動態性
   b) 臨床病型
      (1) アテローム血栓性
      (2) 心原塞栓性
      (3) ラクナ
      (4) その他
   c) 閉塞血管による症候

C. 血管性認知症

D. 高血圧性脳症

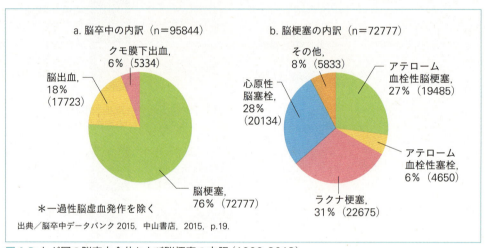

図4-3 わが国の脳卒中全体および脳梗塞の内訳（1999-2013）

梗塞巣や大脳白質に散在する高信号病変，脳室周囲高信号域などを認め，その梗塞巣や白質病変に対応する神経症候（非特異的な頭重感，めまいなどは含まない）を認めないものをいう。

▶ **原因** ①高血圧などによる穿通枝動脈の細動脈硬化や血管壊死，②アテローム血栓性変化，③頸部動脈プラーク（血管内動脈硬化性隆起性病変）や心房内血栓由来の塞栓性病変，④頸動脈や脳内主幹動脈の狭窄による血行力学的変化，などによって生じる。

▶ **症状** 明らかな神経症状を認めないが，めまい，頭重感などの非特異的な自覚症状を訴える場合が少なくない。

▶ **検査・画像所見** CT/MRIで，梗塞巣や大脳白質に散在する高信号病変，脳室周囲高信号域などを認める（図4-4）。頸動脈超音波検査，ホルター（Holter）心電図，採血・尿検査などで脳卒中危険因子の有無を検索する。

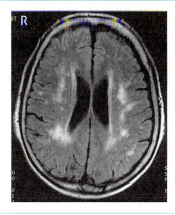

深部白質に両側性にび漫性の高信号域を認めるが，明らかな神経学的異常を認めない。

図4-4 無症候性白質病変のMRI（72歳，女性）

▶ **意義と治療** 無症候性脳梗塞・白質病変をもつ場合，もたない場合に比べて，将来の症候性脳卒中発症率だけでなく認知症の発症率も，有意に高くなる。最大の危険因子は高血圧であり，血圧の管理を徹底することが，症候性脳梗塞の発症予防につながる。高血圧以外の危険因子として，耐糖能異常，頸動脈狭窄，心房細動，メタボリック症候群，慢性腎臓病（chronic kidney disease；CKD），喫煙などがあげられており，血圧管理とともに生活指導も重要である。無症候性脳梗塞に対する抗血小板療法の症候性脳梗塞予防効果に関するエビデンスはまだなく，推奨できない。

2. アテローム血栓性脳梗塞

▶ **概念** アテローム血栓性脳梗塞は，高血圧，糖尿病，脂質代謝異常症，喫煙・加齢などの動脈硬化の危険因子を背景として，頭蓋内主幹動脈や頭蓋外大血管（頸動脈など）に発生したアテローム血栓（プラーク）によって生じる。

▶ **原因** ①粥状硬化の進行による動脈内腔の閉塞，②粥状硬化部位に付着した壁在血栓の遊離による末梢塞栓である血管原性塞栓（artery-to-artery embolism，図4-5），③主幹動脈の狭窄・閉塞部位が存在している場合，全身の血圧低下や脱水によって血流低下部位に生じる分水嶺梗塞（境界領域梗塞）などがあげられる。

▶ **症状** 血流障害を生じた脳の部位によって片麻痺や構音障害，失語症などの様々な症状を呈する。後述する一過性脳虚血発作（TIA）を前駆症状とすることも多く，いったん症状が発症すると，階段状の進行を呈し，重症化することも少なくない。

▶ **検査・画像所見** CT/MRI画像で中等度から大きな梗塞巣がみられる。超急性期には，MRI拡散強調画像が有効である。磁気共鳴血管撮影（magnetic resonance angiography；MRA）で主幹動脈の狭窄や閉塞を認めることがある（図4-6）。主幹動脈の閉塞や高度狭窄を伴う血行力学性機序による梗塞の場合，動脈の支配領域の境界部に梗塞を認める（分水嶺梗塞）。頸部血管超音波検査で，総頸動脈や内頸動脈起始部の狭窄を認めること

I 脳・脊髄の循環障害 165

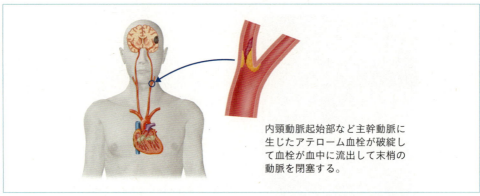

図4-5 血管原性塞栓（artery-to-artery embolism）

内頸動脈起始部など主幹動脈に生じたアテローム血栓が破綻して血栓が血中に流出して末梢の動脈を閉塞する。

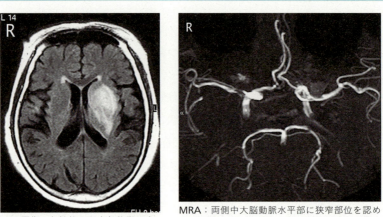

MRI画像：左被殻から内包後脚に高信号域を認める。

MRA：両側中大脳動脈水平部に狭窄部位を認める。

図4-6 アテローム硬化性脳血栓症（70歳，女性。右片麻痺）

がある（図4-7）。ホルター心電図，採血・尿検査などで脳卒中危険因子の有無を検索する。

▶ **治療** 発症4.5時間以内の超急性期には，血栓溶解薬のアルテプラーゼ（t-PA）静注療法による血栓溶解療法の適応となる場合があり，施行可能な施設への迅速な搬送が必要となる。また前方循環系の主幹脳動脈閉塞と診断され，CT/MRI画像診断に基づく治療適応判定となる急性期梗塞に対し，血栓溶解療法に追加して発症6時間以内に血管内治療（機械的血栓回収療法）を開始することが勧められる。急性期には，点滴による抗血栓療法（オザグレルナトリウム，アルガトロバンなど），脳保護療法（エダラボン），抗脳浮腫療法（グリセリンなど）を全身状態に応じ，組み合わせて行う。亜急性期〜慢性期再発予防には経口抗血小板薬（アスピリン，クロピドグレル，シロスタゾールなど）を中心に，患者の危険因子に応じて降圧薬や抗脂質異常症薬（スタチンなど）などを用いて対応する。

外科的治療としては，内頸動脈起始部狭窄が原因と考えられる場合，内頸動脈内膜剝離術（carotid endarterectomy；CEA，図4-8）や頸動脈ステント留置術（carotid artery stenting；CAS，図4-9）などが，内頸動脈閉塞による血流低下が原因と考えられる場合

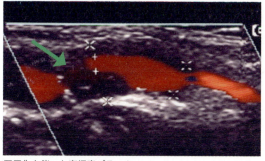
石灰化を伴った高輝度プラーク
（→）が内頸動脈起始部の血管内腔を狭窄している。

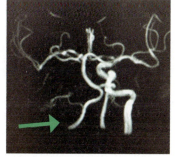
右内頸動脈起始部閉塞患者のMRA
右内（→）頸動脈の血流信号が描出されていない。

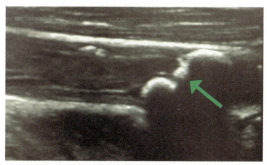
右内頸動脈起始部閉塞患者の頸部超音波検査
石灰化を伴うプラークで血管腔が閉塞している（→）。

図4-7 頸部血管超音波検査

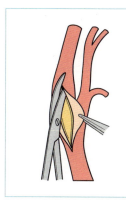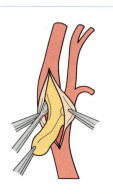

一時的に血流を遮断して狭窄した頸動脈を切開し，肥厚した内膜のみを除去する。

図4-8 内頸動脈内膜剥離術（CEA）

は，浅側頭動脈-中大脳動脈吻合術（STA-MCA吻合術，図4-10）が適応となる場合がある。

3. ラクナ梗塞

▶**概念** ラクナ梗塞（lacunar infarction）は，中大脳動脈や脳底動脈などの脳主幹動脈から分岐する直径200μm以下の穿通枝動脈の血管が閉塞することによって生じる。穿通枝動脈は側副血行路に乏しいため，限局した領域に小梗塞が生じるが，その梗塞巣が直径

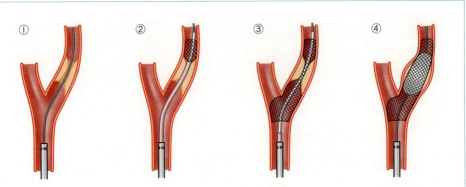

大腿動脈からカテーテルを挿入し，狭窄した頸動脈まで進めて，バルーンカテーテル（風船状の器具）で狭窄した血管を拡張し，ステント（金属の網状の器具）を留置する。

図4-9 頸動脈ステント留置術（CAS）

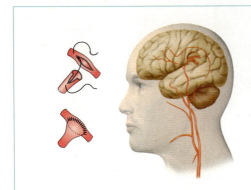

内頸動脈の場合，耳介前方にある浅側動脈（外頸動脈の分枝）を中大脳動脈につなぎ，内頸動脈の支配領域に血流を供給する。

図4-10 浅側頭動脈-中大脳動脈吻合術（STA-MCA吻合術）

15mm以下のものをラクナ梗塞という。主幹動脈に生じたアテローム血栓（けっせん）が複数の穿通枝分枝基部を閉塞することによって直径15mm以上の梗塞巣を生じることがあり，この場合はラクナ梗塞とは分けて，branch atheromatous disease（BAD）とよんでいる。

▶ **原因** 高血圧を背景とし，血管壁に高血圧によるストレスがかかることによって穿通枝動脈血管壁に脂肪硝子変性（しょうし）（lipohyalinosis）が生じ，フィブリノイド壊死（えし）に陥って血管を閉塞する（図4-11）。頻度は少ないが，心原性や動脈原性塞栓（そくせん）によるもの，アテローム血栓，全身血圧低下による脳循環不全によって生じる場合もある。

▶ **症状** 被殻（ひきょう），橋，視床，内包後脚，放線冠など穿通枝動脈の還流域に生じる。生じた部位によって，ラクナ症候群（表4-5）とよばれる症状をはじめ，様々な症状を呈する。

▶ **検査・画像所見** 大脳基底核，視床，橋などの穿通枝領域に15mm未満の小梗塞を呈する。急性期はCTでは病巣を確認できないことが多く，MRI拡散強調画像が病変の同定には有効である。頸部（けいぶ）血管超音波検査で，内頸動脈起始部の狭窄（きょうさく）を認めることがある。ホルター心電図，採血・尿検査などで脳卒中危険因子の有無を検索する。

▶ **治療** アテローム血栓性脳梗塞に準じて行う。高血圧をはじめとする動脈硬化危険因子

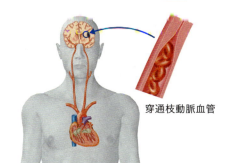

図 4-11 ラクナ梗塞の機序

表 4-5 ラクナ症候群

障害部位	症候	
内包	・純粋片麻痺 ・構音障害・失調手症候群 ・運動失語を伴う異型 PMH	・錯乱を伴う PMH ・知覚運動型卒中（視床内包性）
橋	・純粋片麻痺 ・失調性片麻痺 ・構音障害・失調手症候群 ・水平性注視麻痺を伴う PMH	・反対側の外転神経麻痺を伴う PMH ・純粋構音障害 ・外側橋・延髄症候群
視床	・純粋知覚型卒中 ・中脳・視床症候群 ・視床性認知症	・知覚運動型卒中（視床内包性） ・ヘミバリスム ・視床性急性ジストニー
大脳脚	・純粋片麻痺	・反対側の動眼神経麻痺を伴う PMH：ウェーバー症候群
中脳	・中脳・視床症候群	・小脳失調および反対側の動眼神経麻痺：クロード症候群
延髄	・顔面を除く PMH ・脳底動脈下部枝症候群 ・外側延髄症候群	・外側橋・延髄症候群 ・転びやすさを伴う一脚の筋力の低下

注／PMH：pure motor hemiparesis，粋運動性片麻痺。
　　ヘミバリスム：hemiballism，片側の上下肢を投げ出すような激しい運動。

のコントロールが重要である。

4. 心原性脳塞栓症

▶ **概念** 心原性脳塞栓症は，心房細動などの心疾患によって生じた血栓によって生じ，主幹動脈を閉塞することが多く，広範な梗塞巣を生じ，重篤な症状を呈する場合が少なくない。脳梗塞の3病型のなかで最も重篤であり，機能的予後も不良となることが多く，脳梗塞の急性期死亡のほとんどを占める。

▶ **原因** 以下の2つがあげられる。①心原性脳塞栓症の原因の多くを占める非弁膜症性心房細動をはじめとする様々な心疾患（心臓弁膜症，心筋梗塞，心不全，心筋症，心内膜炎など）による心内血流のうっ滞によって生じた血栓が剥がれて，心臓から動脈を介して脳血管を閉塞することで生じる。まれに心臓粘液腫など，心臓内腫瘍の腫瘍片が剥離して血管

を閉塞する場合もある（図4-12）。②卵円孔開存，肺動静脈瘻，心房中隔欠損（atrial septal defect：ASD）などにより右心系と左心系のシャントが存在する場合，下肢の深部静脈に形成された血栓が，右心系から左心系を介して脳血管を閉塞する場合がある（奇異性脳塞栓症）（図4-13）。

▶ **症状** 他の病型に比べて日中活動時に生じ，心臓由来の塞栓子によって突然，血管閉塞が生じるため，突発完成型の発症形式をとることが多い。側副血行路の発達する時間的

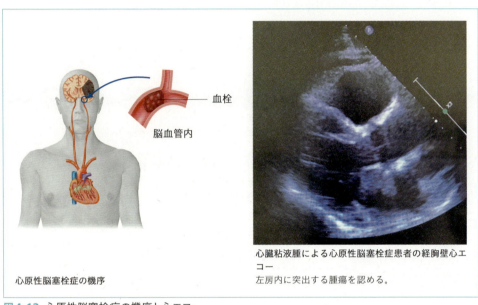

心原性脳塞栓症の機序

心臓粘液腫による心原性脳塞栓症患者の経胸壁心エコー
左房内に突出する腫瘍を認める。

図4-12 心原性脳塞栓症の機序と心エコー

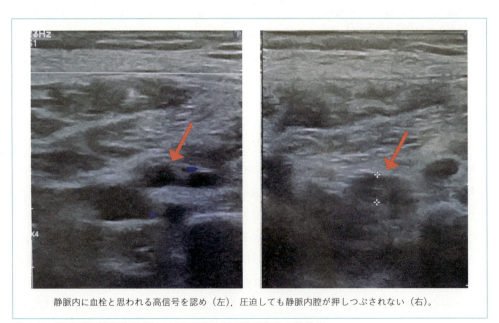

静脈内に血栓と思われる高信号を認め（左），圧迫しても静脈内腔が押しつぶされない（右）。

図4-13 下肢静脈超音波検査による右下肢ヒラメ静脈内の血栓検出

余裕がないために広範な病巣を生じ，付随する脳浮腫も高度となり，重篤な症状を呈する。
　突然の片麻痺，構音障害，失語や半盲などの皮質症状や，意識障害などの症状が急速に出現する。閉塞した血栓に線溶系の亢進が生じ，血栓が溶解して，血流の再開通が生じる場合がしばしばみられる。再開通までの時間が短く，脳組織が不可逆的な変化を生じていない場合には，症状が劇的に改善することがある。これは SSD (spectacular shrinking deficit) とよばれる。しかし，すでに脳組織が不可逆的な梗塞に陥り，脆弱化した血管に血流が再開通した場合には，血管壁からの血液の漏出や血管壁の破壊による出血が生じ，症状の悪化を招く場合が少なくない（出血性梗塞）。

▶**検査・画像所見**　CT/MRIで，境界が明瞭な大きな梗塞巣を呈することが多い（図4-14）。出血性梗塞を認めることも多い（図4-15）。MRAでは，動脈硬化は軽度である場合が多く，血行の途絶がみられることがある。心原性脳塞栓症では，塞栓の原因となる

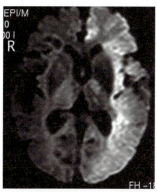

MRI拡散強調画像：左中大脳動脈領域および前大脳，後大脳動脈領域に広範な高信号域を認める。

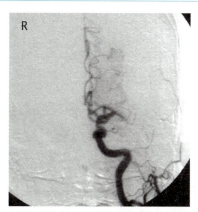

脳血管撮影（左内頸動脈造影）：左中大脳動脈水平部近位部に閉塞を認める。

a：心原性脳塞栓症（74歳，女性。意識障害，右片麻痺，心房細動（＋））

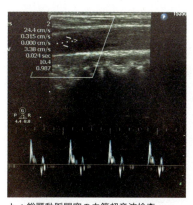

b：総頸動脈閉塞の血管超音波検査
総頸動脈内腔は等輝度のプラークで閉塞している。
血流波形は収縮期のみ血流信号を認める to-and-fro の形態を呈している。

図4-14 心原性脳塞栓症のMRI/MRA，頸動脈超音波検査

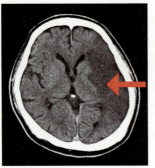
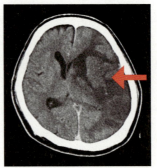

a．発症24時間後
左中大脳動脈領域に広範な低吸収域（→）を認める。

b．発症48時間後
梗塞部位の急激な浮腫増大と出血性変化（→）を認める。

図4-15 心原性脳塞栓症の脳CT

心内血栓や下肢深部静脈血栓を同定するために，経胸壁心臓超音波検査や経食道心臓超音波検査，下肢静脈超音波検査などを行う。不整脈の検索のためにホルター心電図を行う。近年，低侵襲の植え込み型心電図モニターなど，長期間にわたる心電図モニターが可能な機器が開発されており，心房細動など原因となる不整脈の検索に寄与している。頸部血管超音波検査で，総頸動脈や内頸動脈起始部の狭窄や閉塞を認めることがある。ホルター心電図，採血・尿検査などで心原性以外の脳卒中危険因子の有無を検索する。

▶**治療** 発症4.5時間以内の超急性期には，アルテプラーゼ（t-PA）による血栓溶解療法や血管内治療の適応となる場合があり，施行可能な施設への迅速な搬送が必要となる（図4-16）（アテローム血栓性脳梗塞の治療を参照）。急性期には，点滴による抗凝固療法（ヘパ

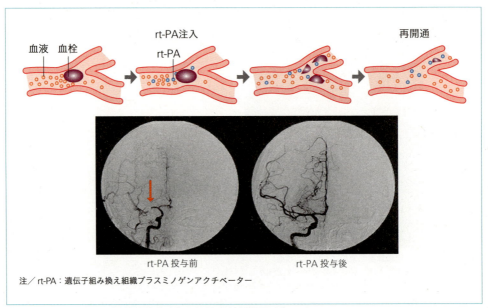

注／rt-PA：遺伝子組み換え組織プラスミノゲンアクチベーター

図4-16 t-PAによる血栓溶解療法（中大脳動脈起始部閉塞）

リンなど），脳保護療法（エダラボン），抗脳浮腫療法（グリセリンなど）を，全身状態に応じ，組み合わせて行う．亜急性期～慢性期には経口抗凝固薬（ワルファリン，ダビガトラン，リバーロキサバン，アピキサバン，エドキサバン）を中心に，降圧薬や抗脂質異常症薬（スタチンなど）などを用いて危険因子の管理を併せて行う．不整脈の原因となる心疾患に対して，塞栓源不明の脳塞栓症抗不整脈薬やカテーテルアブレーションなどの治療を行う．

5. ESUS (embolic stroke of undetermined sources)

▶ **概念** 脳梗塞の原因はアテローム血栓性脳梗塞，心原性脳塞栓症，ラクナ梗塞の主要な3病型で約80％以上を占めているが，そのほか動脈解離（図4-17）や血管炎，抗リン脂質抗体症候群など特定の原因による脳梗塞もみられる．しかしこれら原因疾患の明らかでない脳梗塞が全体の15～20％程度を占めており，潜在性脳卒中（cryptogenic stroke）とよばれている．潜在性脳卒中の多くは塞栓症であり，塞栓源不明の脳梗塞をESUSとよぶことが2014年，Hartらにより提唱された．ESUSは，潜在脳卒中に含まれる塞栓症としてとらえることができる．

▶ **原因** 現在ESUSの塞栓源として想定されているのは，①僧帽弁逸脱症や弁輪石灰化な

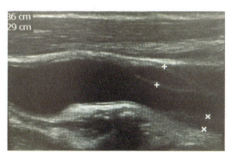

a. 左内頸動脈起始部解離の血管超音波検査
内頸動脈起始部前方壁に解離所見．その遠位厚壁に等輝度プラークを認める．

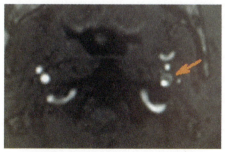

b. 左内頸動脈起始部解離のMRA水平断画像
左内頸動脈起始部の血流信号の狭小化と，前壁に解離によると思われる血流信号低下部位を認める．

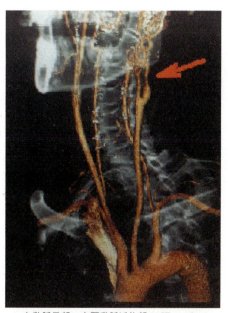

c. 大動脈弓部～内頸動脈近位部のCT angiography 3Dレンダリング画像
左内頸動脈起始部～内頸動脈近位部の高度狭窄所見を認める．

図4-17 動脈解離画像

ど塞栓源として確立されていない心疾患，②発作性心房細動が検出されていない潜在性発作性心房細動，③Trousseau症候群として知られる悪性腫瘍に伴う非細菌性血栓性心内膜炎や凝固亢進状態による脳塞栓症などの悪性腫瘍関連脳梗塞，④主幹動脈に50％以上の狭窄を認めない軽度なアテロームプラークや大動脈弓部の潰瘍・粥腫病変による動脈原性塞栓，⑤正常人でも20〜30％にみられる卵円孔開存や肺動静脈瘻など，右左シャントを生じうる状態を有するものの，静脈血栓や肺塞栓を証明できない奇異性脳塞栓などがあげられる。

▶ **診断** ESUSの診断には，頭部CTまたはMRI，心電図，経胸壁心エコー，24時間以上の心電図モニター，脳虚血領域の頭蓋内外動脈の画像検査（MRA，超音波検査など），血液検査（抗リン脂質抗体，D-dimerなどの凝固系関連検査）などが必要である。経食道心エコーや下肢静脈エコー，より長時間の心電図モニターは必須とされていないが，近年植え込み型ループ式心電計を使用することで潜在性の不整脈をとらえる比率が高まっている。

ESUSは以下の4項目を満たす場合に診断される。①ラクナ梗塞ではない梗塞病変（CT/MRI），②病変に灌流する頭蓋外・頭蓋内主幹動脈に50％以上の狭窄がない，③心房細動，心房粗動，人工弁，心臓内血栓，左房粘液腫，僧帽弁狭窄，最近の心筋梗塞，重度心不全，感染性心内膜炎，弁疣贅などの主要な心塞栓源がない，④動脈炎，動脈解離，偏頭痛・血管攣縮，薬剤などほかの特定の原因がない。

▶ **治療** 現状では心原性脳塞栓症以外の脳梗塞に対する再発予防には，抗血小板療法がガイドラインで推奨されている。しかしESUSには前述のごとく発作性心房細動が潜在している場合や卵円孔開存を有している場合があり，抗凝固療法が有効である可能性が示唆されており，臨床試験が進められている。

C 一過性脳虚血発作

▶ **概念** 一過性脳虚血発作（transient cerebral ischemic attack；TIA）は，虚血によって生じる短時間の局所性脳機能障害である。症状は内頸動脈系または椎骨脳底動脈系のどちらか1つの血管系に限局して生じ，発症より24時間以内に症状が消失して，永続する神経脱落症状を残さないものをいうが，十数分以内に症状が改善する場合が多い。その後2002年に「TIAは局所的な脳または網膜の虚血によって生じる神経機能障害の一過性エピソードであり，臨床徴候の典型的な持続時間は1時間以内であり，急性脳梗塞の証拠がないもの」，2009年に「TIAは，急性脳梗塞を伴わない，局所的な脳，脊髄，または網膜の虚血によって生じる神経機能障害の一過性エピソードである」との定義が提唱されているが，様々な意見があり，まだ国際的なコンセンサスは得られていない。TIAの発作後90日以内に脳梗塞を発症する頻度は10〜20％といわれ，その半数が48時間以内に発症する。TIAは脳梗塞の前駆症状であり，TIAと診断した場合には，可及的速

やかに発症原因の検索を行い，脳梗塞発症予防のための治療を開始する必要がある．脳梗塞に移行する危険が高い TIA を鑑別するために，ABCD2 スコア（表4-6）などの予測スコアが用いられている．

▶ **原因** 動脈硬化性病変（内頸動脈起始部プラークなど）や心臓内血栓からの微小塞栓による脳血管の一時的な閉塞，内頸動脈起始部や頭蓋内動脈の狭窄・閉塞の存在下で，全身血圧の低下時に生じる血行動態的血流不全によって，麻痺などの様々な局所症状が生じる場合が多い．閉塞後に線溶系作用により血栓が溶解し，血流が再開通するため，局所症状は改善・消失する．血液凝固系や線溶系の異常によって生じる場合もある．

▶ **症状** 症状は，虚血が生じる部位によって内頸動脈系と椎骨脳底動脈系に分けられる．内頸動脈系では，片眼の視力消失（一過性黒内症），片麻痺，片側の感覚障害，失語などが，椎骨脳底動脈系ではめまい・複視など（脳幹由来）が生じるが，多くは十数分以内に改善する．

▶ **検査・画像所見** CT/MRI で病変を認めない場合が多いが，症状に対応する病変を認める場合もある．原因検索のため，頸動脈超音波検査や心臓超音波検査，MRA，ホルター心電図などを行う．採血・尿検査などで脳卒中危険因子の有無を検索する．脳梗塞の原因検索に対する検査と同様に検査を進めていく．

▶ **治療** TIA を疑った場合には原則入院治療とし，原因検索を行う．非心原性の TIA の場合は，経口抗血小板薬（アスピリン，クロピドグレル，シロスタゾールなど），心原性 TIA の場合には経口抗凝固薬（ワルファリン，ダビガトラン，リバーロキサバン，アピキサバン，エドキサバン）を中心に加療を行う．症状に関連した部位の高度の頸動脈狭窄がある場合には，内頸動脈内膜剝離術（CEA），頸動脈ステント留置術（CAS）などの外科的・血管内治療を考慮する．高血圧，糖尿病，脂質代謝異常，喫煙などの危険因子を有している場合には，危険因子に応じた投薬，生活指導を行う．

表4-6 ABCD2スコア

A：age（年齢）	60歳以上	1点
B：blood pressure（血圧）	収縮期血圧≧ 140 and/or 拡張期血圧≧ 90mmHg	1点
C：clinical features（臨床症状）	片側脱力 脱力を伴わない発語障害 その他	2点 1点 0点
D：duration（持続時間）	60分以上 10～59分 10分未満	2点 1点 0点
D：diabetes（糖尿病）	あり なし	1点 0点

- TIA 後2日以内の脳梗塞発症率
  0～3点：1.0%
  4～5点：4.1%
  6～7点：8.1%

- 7日間，90日間でもスコアが大きいほど脳梗塞発症率が上昇する．

I 脳・脊髄の循環障害

D 脳出血

1. 脳出血の概要

- **概念** 脳出血（intracerebral hemorrhage；ICH）は，脳実質内の出血により血腫を形成し，血腫や周囲の浮腫による圧迫によって局所神経症状や頭蓋内圧亢進症状を呈する。血腫の部位や大きさによって様々な症状が生じる。
- **原因** 主な原因は高血圧である。高血圧により血管内壁に常に大きなストレスがかかることによって，脳内細動脈の血管壊死，類線維素変性が生じ，それに続く動脈分岐部の小動脈瘤の破綻によって出血し，血腫を形成する（図4-18）。
- **症状** 症状は日中活動時に生じることが多く，急激に発症し，血腫の増大や浮腫の進行に伴って進行する場合が少なくない。出血部位により症状は異なる。脳出血全体のなかでは被殻出血が最も多いが，高齢者では視床出血が多くなる（図4-19）。他の部位では

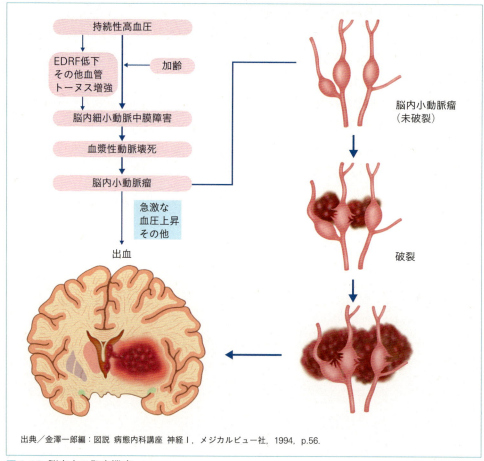

出典／金澤一郎編：図説 病態内科講座 神経Ⅰ，メジカルビュー社，1994，p.56．

図4-18 脳出血の発症機序

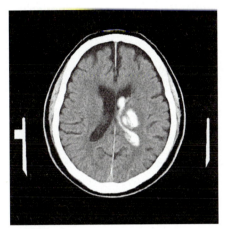
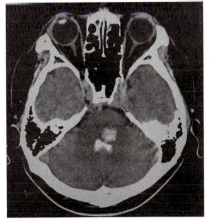

a. 脳出血
左視床出血，脳室穿破を伴っている。

b. 脳幹出血のCT
左橋背側の出血による高吸収域を認める。第4脳室への血液穿破がみられる。

図4-19 脳出血・脳幹出血の部位

皮質下出血，脳幹出血，小脳出血がみられる。

▶ **疫学** 被殻出血は全脳出血の約29％を占め，出血部位の対側の片麻痺・感覚障害，（優位半球の出血では）失語症，意識障害，共同偏視などの症状がみられる。

視床出血は，全脳出血の約26％を占め，出血部位の対側の片麻痺・感覚障害，意識障害などを認める。脳室に近接する部位であり出血が脳室に穿破し，水頭症を呈する場合もある。

皮質下出血は，全脳出血の約19％を占める。症状は出血した部位によって様々な局所症状を呈し，頭痛やてんかん発作を伴う頻度がほかの部位の出血に比べて多い。原因が非高血圧性のものも多く，若年者では脳動静脈奇形が，高齢者では脳アミロイドアンギオパチーによるものが多い。

脳幹出血は全脳出血の約9％を占め，突然の意識障害，呼吸障害，四肢麻痺や，眼球の正中位固定，瞳孔縮小いわゆる針先大瞳孔（pinpoint pupil）を認める。出血量が多い場合は，高度の意識障害，除脳硬直をきたし，予後不良となることが多い。

小脳出血は全脳出血の約8％を占め，後頭部痛，回転性めまい，反復する嘔吐で発症することが多い。四肢の筋力低下は目立たないが，四肢体幹の失調症状のために起立・歩行障害を呈する。出血量が多い場合，意識障害をきたすことも少なくない。テント下のスペースが小さいため，浮腫の進行によって脳ヘルニアを生じやすい。

▶ **検査・画像所見** 単純CTで出血部位に高吸収域（high density area）の血腫を示す。血腫の周囲に，脳浮腫による低吸収域（low density area）を認め，脳梗塞と明瞭に区別が可能である。MRIは，MRAによる血管病変の有無の検索や，脳浮腫の程度を判定するのに有効だが，急性期出血を判別しにくい場合があり，それぞれの画像診断法の特長を生かした使い分けが必要である。2次性高血圧の鑑別を行うため，体幹CTや採血など

の諸検査を行い原因疾患検索を行う。

2. 脳出血の内科的治療

　治療方針の決定には，CT/MRI により，出血部位と血腫の大きさ，広がりの評価を行うとともに，意識状態の評価が必要である。脳出血では，血腫の拡大や浮腫の急速な進行によって，脳ヘルニアを生じることがあり，臨床症状の評価，特に意識状態の評価は重要である。意識レベルの低下がなく，瞳孔散大，対光反射消失，クッシング（Cushing）現象（血圧上昇と徐脈）などの切迫脳ヘルニアを疑わせる所見がなければ，内科的治療が優先されている。

　内科的治療は，呼吸管理や，補液と降圧薬による血圧管理，グリセリンやマンニトールなどによる脳浮腫対策が中心となる。脳出血急性期の血圧は，従来収縮期血圧が 180mmHg 未満，または平均血圧が 130mmHg 未満を維持することを目標に管理されてきた。発症以前のおおよその血圧の値が判明している場合は，降圧は治療前の 20％程度を目標に対応する。近年，強化降圧（収縮期血圧 140mmHg 未満または平均血圧 110mmHg 未満）による急性期の血腫増大抑制効果が示されており，積極的な降圧が行われる傾向にある。血腫の増大は発症後数時間以内に生じることが多く，発症時から血圧高値が持続している場合，急性期には，経静脈投与が可能な降圧薬を使用して十分な降圧を図ることが望ましい。

　意識状態の悪化や，切迫脳ヘルニアを疑わせる症状がみられた場合は，外科的治療を考慮する必要がある。被殻出血や皮質下出血，小脳出血では，症状や血腫の大きさによって開頭血腫除去術や定位的脳内血腫除去術などの手術療法を考慮する。出血の脳室内穿破による脳室拡大が強い場合には，脳室ドレナージを考慮する。

3. 脳出血の外科的治療

　脳出血の治療の主体は，血圧をコントロールし，再出血の防止に努め，抗浮腫薬の投与や全身管理を行う保存的治療である。救命を目的とした積極的手術が必要になることもあるが，それは，再出血が起こり血腫が拡大した場合と，出血後に起こる脳浮腫が進行し頭蓋内圧が上昇したとき，減圧を目的に血腫除去を行う。また，血腫により脳脊髄液の循環路が閉塞し，急性水頭症を呈したときには脳室ドレナージを行う。そのほかに，機能改善を目的とした定位的血腫吸引術や，内視鏡下血腫吸引術を行う場合がある。

　さらに，時間経過については，再出血は 24 時間以内，特に 6 時間以内に多く，入院後も血腫が拡大する可能性がある。そのうえ，血腫周囲の脳浮腫は発症後 3～4 日をピークに進展するため，やや遅れて病状が悪化することがあり，出血直後だけに手術が必要なわけではない。

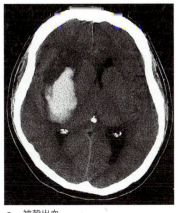
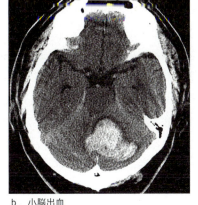

a. 被殻出血　　　　　　　　b. 小脳出血

図4-20 脳出血のCT所見

1 脳出血の部位による手術適応

　高血圧性脳出血の好発部位は決まっており（およそ，被殻出血29％，視床出血26％，皮質下出血19％，脳幹出血9％，橋出血5％，小脳出血8％），出血部位により手術術式と適応が異なる。

❶被殻出血
　現在では，被殻出血（図4-20a）は定位的血腫吸引術が主体であり，開頭手術は，脳ヘルニアが進行し救命処置が必要な症例に行われる。定位的血腫吸引術は，70歳以下で，30mL以上の血腫のある患者に行われる。

❷視床出血，橋出血
　視床出血，橋出血では，手術による侵襲が大きく，直接，血腫除去術を行う適応はない。血腫が脳室に穿破し急性水頭症を呈した際には，脳室ドレナージを行う適応がある。

❸小脳出血（図4-20b）
　小脳出血は，開頭による血腫除去術の適応になる可能性が最も高い。直径3cm以上で脳幹圧迫症状がみられたものには直達手術が必要になる。

❹皮質下出血
　皮質下出血は，血腫が大きければ，開頭手術や定位的血腫吸引術が行われることがある。また，ほかの部位より動静脈奇形や血管腫により出血が生じた可能性が高く，その場合には再出血を起こしやすいため，出血源となる病変に対し処置が必要となる。

2 外科的治療

❶開頭血腫除去術
　開頭血腫除去術とは，全身麻酔下に開頭を行い，脳を直視下に観察し，皮質を切開して，血腫除去を行う術式である。しかし，血腫により損傷された脳機能の回復は困難であ

り，被殻出血について長期経過を観察すると，機能予後は手術群と保存的治療群で有意差がみられないことから，開頭手術の頻度は減少している。

❷穿頭定位的血腫吸引術

穿頭定位的血腫吸引術とは，CTや超音波を用いて血腫の位置を正確に同定し，局所麻酔下に穿頭を行い，血腫腔にチューブを挿入し，このチューブから血腫を可能な限り吸引除去する術式である。血腫吸引量には限界があるため，神経内視鏡を用いたり，数日間，チューブを留置し，間欠的に血栓溶解薬を注入することもある。この方法は侵襲が少なく，血腫の除去により機能予後の改善が期待できる。しかしながら，急性期では止血が困難なため，亜急性期に行われるのが一般的である。麻痺の改善などの機能回復が期待できる症例を選択して手術を行う必要がある。

E クモ膜下出血（脳動脈瘤，脳動静脈奇形）

クモ膜下出血（subarachnoid hemorrhage；SAH）の原因は，70〜80％が脳動脈瘤，5〜10％が脳動静脈奇形，20％が外傷などである。脳動脈瘤や脳動静脈奇形に対する治療は保存的治療では困難であり，外科的治療の対象になる可能性が高い。

1. 脳動脈瘤

▶ **概念** 脳動脈瘤（図4-21）は10mm以下の小さなものが多く，破裂しなければ症状を起こさず，全剖検例の2〜5％に発見されるといわれている。

脳動脈瘤の大部分は，動脈壁の中膜欠損によって生じる嚢状動脈瘤である。嚢状動脈瘤の発生には先天的な要因が関与するため，好発部位が決まっており，その部位は内頸動脈瘤（40％），前大脳動脈瘤（35％），中大脳動脈瘤（20％），椎骨・脳底動脈瘤（5％）である。直径2.5cm以上の動脈瘤を巨大動脈瘤といい，脳動脈瘤による圧迫症状で視野障害や片麻痺を生じ，発見されることもある。巨大動脈瘤も出血する可能性は高い。

嚢状動脈瘤以外に紡錘状に血管が拡張するものもあるが，そのなかで，脳動脈解離に

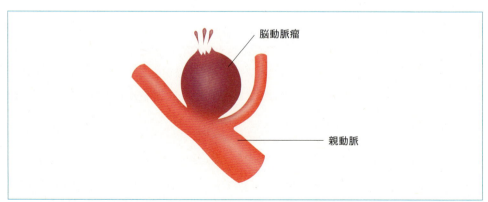

図4-21 脳動脈瘤の破裂

よるクモ膜下出血の頻度が近年増加している。脳動脈瘤破裂によるクモ膜下出血の約30％は初回破裂で死亡する。破裂直後は非常に不安定な状態が続き，24時間以内，特に6時間以内に再出血を生じやすい。

▶ **症状** 脳動脈瘤破裂による症状は，出血の程度により異なる。出血量が比較的少なく，出血がクモ膜下腔に限局する場合は，ほかの脳卒中とは異なり，片麻痺などの局所症状がなく，突然の激しい頭痛を訴え，嘔吐を伴う。中等量の出血では，短時間（30分〜2時間以内が多い）の意識消失を生じ，意識回復後に頭痛を訴える。さらに大量の出血が生じた場合は，意識障害が持続したり，突然死に至る。出血がクモ膜下腔だけでなく脳実質内に血腫を形成すると，片麻痺などの局所症状が出現することもある。そのほか，破裂後に脳動脈瘤が増大し，動眼神経麻痺などの脳神経症状を示すものもある。

▶ **診断** 脳動脈瘤破裂によるクモ膜下出血の診断に最も重要なのは症状であり，激しい頭痛が突然起きたときにはクモ膜下出血を疑う必要がある。画像診断ではCTが最も重要である（図4-22）。ただし，破裂後の時間経過に従いCTでの異常はわかりにくくなり，1週間で正常化する。突然の頭痛から1週間以上経過して来院した患者では髄液検査が必要となる。クモ膜下出血後の髄液は1週間以内では血性であり，その後も2〜3週間は，黄色を呈したまま（キサントクロミー）となり，診断が可能となる。さらに，クモ膜下出血の原因を調べるためには脳血管造影が必要となる。脳血管造影で出血源を明らかにし，再出血防止のためには直達手術や血管内手術が必要となる。最近では，脳血管造影を行わず，3次元CT血管造影（CT angiography：CTA）で術前検査は十分である

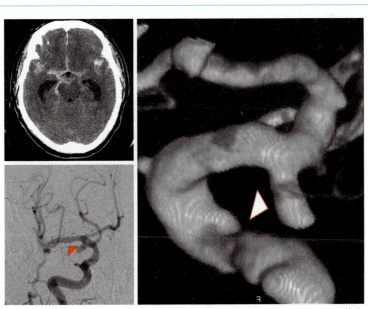

左上：クモ膜下出血のCT所見，左下：内頸動脈瘤の血管造影所見，右：3次元血管造影所見（▲△が動脈瘤）。

図4-22 クモ膜下出血のCTおよび血管造影所見

という施設も増加している。

▶ **経過・後遺症** クモ膜下出血は手術により再破裂防止はできても，その後の死亡率も約10％あり，重大な後遺症を残す場合も約20％ある。これは，手術により脳動脈瘤再出血は生じなくなるが，①すでに出血により脳実質が障害を受けていること，②クモ膜下腔に広がった血液が原因でその後に問題を生じること，により経過を悪くするためである。クモ膜下出血4～14日後に血管内腔が狭くなり，片麻痺，失語症，意識障害などの脳虚血症状が出現することがあり，これを脳血管攣縮という。さらに，髄液吸収障害が生じ，脳室を拡大させる。このため見当識障害，歩行障害，失禁などの症状が出現する。これを正常圧水頭症といい，クモ膜下出血後1～2か月頃，20～30％に出現するが，髄液シャント手術により改善する。

▶ **治療** 手術の適応は，患者の術前状態を評価し，決定される。テント上動脈瘤では，ハント-コスニック（Hunt-Kosnik）の重症度分類GradeⅢより軽症の患者では急性期に手術が行われる。それより重症の患者は，年齢や患者の状態により手術適応を決定する。近年，直達手術ではなく血管内手術を治療の第1選択にしている施設もあり，治療法の選択および時期についても施設により異なるのが現状である。

①**直達手術**：脳動脈瘤に対する手術法として最も確実な手技は動脈瘤頸部クリッピング術である（図4-23 a）。開頭を行い，手術用顕微鏡下で動脈瘤の頸部と親動脈および分枝血管を明らかにし，動脈瘤頸部に金属製のクリップをかける。動脈瘤自体が大きいものや動脈瘤頸部の広いもの，および動脈瘤体部から血管が分枝しているものには，複数個のクリップが必要なこともある。また，クリッピングが困難な場合，次善の策として，**ラッピング，コーティング，トラッピング*** を行う。術中の問題として，脳動脈瘤に到達する前に破裂したり，脳腫脹の強い症例では，手術中に脳の圧迫が必要になり，脳挫傷を起こしたり，静脈を犠牲にせざるをえず静脈性梗塞を生じるなど，術後合併症を生じることがある。

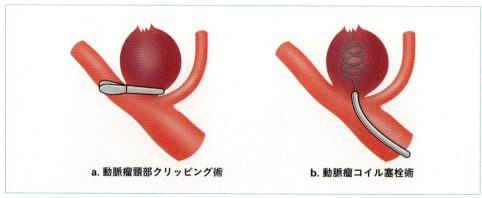

a. 動脈瘤頸部クリッピング術　　　b. 動脈瘤コイル塞栓術

図4-23 脳動脈瘤に対する治療法

* **ラッピング，コーティング，トラッピング**：動脈瘤を筋膜などで包むのがラッピング，動脈瘤壁にフィブリン糊などを塗布するのがコーティング，動脈瘤親血管の中枢側と末梢側にクリップをかけるのがトラッピングである。

②**血管内治療**：動脈瘤に対するコイル塞栓術は，全身麻酔に耐えられない高齢者や，重篤な合併症をもつ症例にも施行可能である。現在では，患者の状態や，動脈瘤の部位によらず，治療の第1選択にしている施設もある。親カテーテルに1～2Frのマイクロカテーテルを挿入し，動脈瘤内に誘導する。その中にプラチナ製コイルを挿入し，動脈瘤内に留置する。コイルは，通電することにより，金属の接続部分に電気分解を起こして離脱させることができ，動脈瘤内に留置することができる（図4-23 b）。さらに瘤の大きさに応じて複数のコイルを挿入する。問題点として，術中に破裂が生じた際の処置が困難なことと，実用化されてから日が浅いため長期経過が不明な点がある。

2. 脳動静脈奇形

▶ **概念** 脳動静脈奇形（arteriovenous malformation；AVM）は，胎生期に形成されるべき細動脈から毛細血管，細静脈に至る血管構築の先天的形成異常により生じる（図4-24）。人口10万人当たり年間1～2人発見され，クモ膜下出血や脳内血腫を生じる疾患である。破裂前にてんかん発作により発見されることもあるが，出血を生じ大血腫を形成すると，緊急に血腫除去術が必要となる。脳動静脈奇形自体の年間出血率は約2％といわれており，特に若年者では動静脈奇形そのものに対する処置が必要となる。

▶ **治療** 以前は動静脈奇形に対する処置は摘出術のみであったが，近年，血管内治療および定位的放射線療法（ガンマナイフなど）などの新しい治療法が開発された。血管内治療は，血管内から異常血管に液体塞栓材料などを注入して閉塞を図る方法だが，血管内治療のみで完全閉塞を図るのは困難である。また，定位的放射線療法は異常血管の閉塞に2～3年の時間を要し，この間の再出血の危険性は処置前と変わらず，経過中に再出血することがある。脳動静脈奇形摘出術の難易度は，動静脈奇形の大きさ，部位，導出静脈の方向により規定され，手術の困難な症例もある。そこで，これらの新しい治療法を

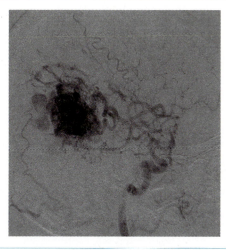

流入動脈，ナイダス（異常血管塊），流出静脈が同時に抽出されている。

図4-24 脳動静脈奇形の血管造影所見

含めて，複数の方法を組み合わせて治療が行われているのが現状である。

F その他の脳血管障害

1. 高血圧性脳症

▶ **概念** 高度の血圧上昇や長期に及ぶ著明な高血圧の持続によって，血管内皮細胞障害，血管壁の透過性亢進が起こり，その結果，脳浮腫を生じて，意識障害や視力障害，痙攣，不穏状態などの神経症状を呈する疾患である。

▶ **原因** 脳血流量は，通常の血圧下では，ある程度の血圧変動があっても，自動調節能により脳血管が収縮または拡張することによって，ほぼ一定に保たれる。しかし自動調節能の限界を超えた血圧上昇が続くと脳循環自動調節能の破綻が生じて，圧依存性の急激な脳血流量の増大をきたすため，脳の細動脈の攣縮や拡張が生じ，その結果，血管透過性の亢進によって脳浮腫，点状出血，微小梗塞などを生じる。

▶ **症状** 本疾患は高血圧をもつ患者に生じやすいが，一般の本態性高血圧患者に比べると比較的若年者に多くみられる。原因疾患は様々であり，一般に血圧の上昇が急激であるほど起こりやすい。前駆症状として，頭痛や悪心・嘔吐がみられることが多く，それに次いで不穏，意識障害などの神経症状が出現する。通常，血圧は 200/100mmHg 以上の著明な高血圧を示していることが多い。

▶ **検査・画像所見** MRI により，T2 強調画像，**フレア（FLAIR）画像**＊で後頭部優位の皮質下白質や基底核に高信号域を認める（図 4-25）。典型的な高血圧性脳症では，病変は両側後頭葉の白質中心に出現し，可逆性の変化を生じることが多く，reversible posterior

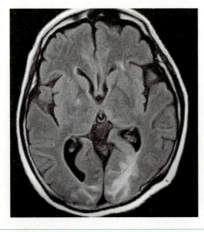

FLAIR 画像で，左優位に後頭葉に高信号域を認める。

図 4-25 高血圧性脳症の MRI

＊**フレア（FLAIR）画像**：FLAIR（fluid attenuated IR）は，髄液信号を抑制する撮像法である。

leukoencephalopathy syndrome（RPLS），posterior reversible encephalopathy syndrome（PRES）とよばれる。急性期には拡散強調画像が有効である。CT では低吸収域を呈するが，病巣の同定が困難なことも少なくない。眼底検査で高血圧性眼底を呈する。2 次性高血圧の鑑別のため体幹 CT や採血などを行う。

▶ **治療**　速やかに降圧を図るため注射薬を用いて降圧療法を行う。脳浮腫に対しては，グリセリン，マンニトールなどの抗脳浮腫薬を，痙攣発作には抗痙攣薬を用いて対応する。

2. 脳静脈洞血栓症

▶ **概念**　様々な原因によって脳静脈洞に血栓が生じ，静脈還流障害のため頭蓋内圧が亢進して頭痛や嘔吐を生じる。還流障害が高度になると，静脈圧が上昇して血流がうっ滞するため，静脈性梗塞を生じたり，静脈壁が破綻してクモ膜下出血を生じることがある。障害される静脈洞の部位によって，上矢状静脈洞血栓症，横静脈洞血栓症，海綿静脈洞血栓症がある。妊娠中は血液凝固系が亢進状態にあることが知られており，妊娠中の発症も多く，特に産褥期に生じることが多い。

▶ **原因**　脳静脈洞血栓症は，髄膜炎や副鼻腔炎などの感染の波及，脱水，多血症，経口避妊薬やホルモン薬の使用，妊娠・出産時の血液凝固亢進状態，自己免疫疾患など，様々な原因で，血栓が静脈洞内に生じて静脈洞が閉塞することによって起こるが，原因が同定できない場合も 20 ～ 30％を占める（表 4-7）。

▶ **症状**　発症形式は，急激な発症をする場合と，数週間の経過で徐々に症状が悪化する場合に分けられる。頭蓋内圧の亢進に伴い，頭痛，嘔吐，うっ血乳頭などがみられるが，急激な発症の場合，うっ血乳頭は目立たない場合も少なくない。頭痛はほとんどの場合に認められ，頭痛にうっ血乳頭や複視（外転神経麻痺）を伴う場合には，当疾患が強く疑われる。頭蓋内圧亢進状態が進行すると，視力障害，意識障害，精神症状，痙攣が，出血や梗塞が生じた場合は，対応する部位の麻痺や感覚障害が生じる。局所的な神経症状は，障害部位によって異なる。

　最も頻度の多い上矢状静脈洞血栓症では，皮質静脈の血栓症が生じるために，大脳縦

表 4-7　脳静脈洞血栓症の原因疾患

感染性疾患	頭蓋内感染症（髄膜炎，脳膿瘍，など），耳鼻科疾患（中耳炎，副鼻腔炎，など），眼科疾患，口腔内感染症，顔面フルンケル，細菌性心内膜炎，敗血症，など
非感染性疾患	血液性状の変化：脱水，多血症，血小板増多・凝集能亢進，播種性血管内凝固症候群（DIC），アンドロゲン療法，経口避妊薬服用，など 妊娠・分娩後 悪性腫瘍，白血病 脳腫瘍，顔面・頭部外傷 先天性心疾患，うっ血性心不全 脳血管障害（脳血栓） 自己免疫疾患：膠原病（全身性エリテマトーデス [SLE] など），ベーチェット病，など 特発性

裂に沿って下肢の運動野が初期に障害を受け，その後，正中からやや外側に位置する上肢の運動野が障害を受けるために，麻痺などの神経症状は下肢から始まり，上肢へ進展する場合が多い。

横静脈洞血栓症では，後頭部に病変が生じた場合，視覚障害を呈することがある。

海綿静脈洞血栓症では，眼瞼浮腫や眼球突出とともに，海綿静脈洞に隣接する動眼神経，滑車神経，三叉神経第1・2枝，外転神経などが障害され，眼瞼下垂や眼球運動障害による複視，顔面知覚障害などを生じる。一側性で生じることが多いが，しばしば対側へ進展し，両側性障害となる。

▶ **検査・画像所見** 造影CTで，上矢状静脈洞血栓症では静脈洞内の欠損像（**empty triangle sign***）を認める。MRI（図4-26）や磁気共鳴静脈造影（magnetic resonance venography；MRV）で，広範な浮腫を伴う梗塞像や静脈の欠損像を認める。多くは出血性梗塞を合併するが，高血圧性脳出血と比べると辺縁が不規則な脳出血が散在する形態をとることが多く，出血周囲の浮腫が広範囲に及ぶ。脳血管造影では，静脈洞の造影不良，コルク栓抜き（corkscrew）様の異常静脈の出現，静脈相の循環時間遅延，上眼静脈の拡張などの所見が得られる。

▶ **治療** 副鼻腔炎や髄膜炎など原因となる疾患がある場合，原因疾患の治療を並行して行う。発症直後には，t-PAによる血栓溶解療法の適応となる場合がある。2次的な血栓形成を抑制する目的でヘパリンなどによる抗凝固療法が行われる。血栓溶解療法の効果は十分立証されていないが，重症例ではt-PAの局所投与が考慮される場合がある。脳浮腫に対しては，グリセリン，マンニトールなどの抗脳浮腫薬を，痙攣発作には抗痙攣薬を用いて対応する。コントロール困難な脳浮腫や，合併する脳出血による切迫脳ヘルニアに対しては，外科的な減圧術が必要となる場合もある。

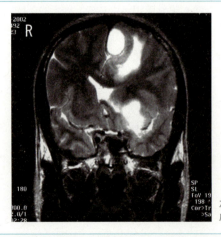

左前頭葉・頭頂葉皮質下，および側頭葉皮質下に広範な浮腫を伴った高信号域を認める。

図4-26 左矢状静脈洞，左横静脈洞血栓症のMRI（T2強調画像）（24歳，男性。急性副鼻腔炎［＋］）

＊**empty triangle sign**：造影CTでは，静脈洞内に血栓が存在する場合，造影欠損として認められる。

3. 脳血管性認知症

▶**概念** 脳血管性認知症は，脳血管障害（脳梗塞，脳内出血，クモ膜下出血など）を原因として発症する認知症であり，脳血管障害と認知症発症の間に因果関係が存在するものと定義される。全認知症の原因の約20～30％前後を占め，わが国ではアルツハイマー型認知症に次いで多い。高齢の認知症患者においては，アルツハイマー型認知症の病理と脳血管病変が併存することも多く，「脳血管障害を伴うアルツハイマー型認知症」ととらえられている。

▶**原因** 脳血管性認知症は，その原因から，以下のように分けられる。
①多発性脳梗塞型：大脳皮質を含むアテローム血栓性脳梗塞，心原性脳塞栓が多発することによって生じる。梗塞巣の大きさと認知機能障害の大小は，ある程度相関する。
②小血管病変型：穿通枝領域に多発する多発性ラクナ梗塞型と，大脳白質にび漫性に広範な脱髄を生じるビンスワンガー（Binswanger）病に分けられる。
③局在病変型：視床，前脳基底部，角回，帯状回，後大脳動脈領域などの認知機能に直接かかわる部位の梗塞によって生じる（図4-27）。
④低還流型：心停止や著明な血圧低下など，全身の循環不全の結果引き起こされた脳循環不全によって生じる。
⑤脳内出血型：脳内出血（特に視床や前頭葉皮質下など），クモ膜下出血後に生じる。

表4-8に診断基準を示す。

▶**症状** 記銘力障害はほぼ必発だが，アルツハイマー型認知症などの変性性の認知症に比べると程度は軽いことが多い。抑うつや自発性の低下，情動失禁などが目立ち，障害部位によって運動麻痺や感覚障害，仮性球麻痺（構音障害，嚥下障害など）を生じる。脳血管性パーキンソニズムによる小刻み歩行や，すくみ足などの歩行障害が目立つ場合もある。

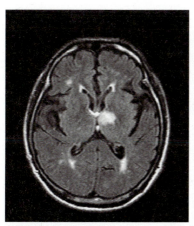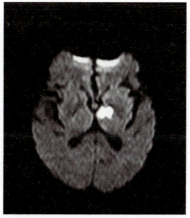

左視床前内側に急性期梗塞を認める。著明な記銘力障害を呈した。

図4-27 局在病変型脳血管性認知症のMRI（左：FLAIR画像，右：拡散強調画像）

表4-8 脳血管性認知症の診断基準（DSM-IVによる）

A. 多彩な認知障害の発現で，以下(1)，(2)の両者によって明らかにされる。
  (1) 記憶障害（新しい情報を学習する。または以前に学習した情報を想起する能力の障害）
  (2) 以下の認知障害の1つ（またはそれ以上）
    (ア) 失語（言語の障害）
    (イ) 失行（運動機能が損なわれていないにもかかわらず動作を遂行する能力の障害）
    (ウ) 失認（感覚機能が損なわれていないにもかかわらず対象を認識または同定する能力の障害）
    (エ) 実行機能（計画を立てる，組織化する，順序立てる，抽象化する）の障害
B. 基準A(1)およびA(2)の障害は，それぞれが，社会的または職業的機能の著しい障害を引き起こし，病前の機能水準からの著しい低下を示す。
C. 局所性神経徴候や症状（例：深部腱反射の出現，伸展性足底反射，偽性球麻痺，歩行異常，1肢の筋力低下），または臨床検査結果が障害に関連をもつと判断される脳血管性疾患（例：皮質や皮質下白質を含む多発性梗塞）を示す。
D. 認知障害はせん妄の経過中にのみ現れるものではない。

出典／American Psychiatric Association：Diagnostic and Statistical Manual of Mental Disorders（Fourth Edition），DSM-IV，American Psychiatric Association, 1994，p.133，一部改変．

　脳血管性認知症では，血管障害部位に対応した機能低下が生じるために，記銘力や判断力，遂行機能などの機能低下の程度に差があり，まだら認知症といわれる状態を呈することが多い。脳梗塞や脳出血が発症するごとに症状の悪化がみられ，階段状の臨床経過をとることが多いが，緩徐進行型の経過をとる場合もあり，アルツハイマー型認知症との鑑別が困難となることも少なくない。

　アルツハイマー型認知症と脳血管性認知症が併存し，認知症発症に同程度かかわっていると考えられる場合には，混合型認知症と診断する。

▶ **検査・画像所見**　CT/MRIで，多発する脳梗塞や脳出血を認める。ビンスワンガー病では白質に広範な脱髄所見を認め，MRIのT2強調画像（図4-28）やFLAIR画像では高信号域を，CTでは低吸収域を呈する。

▶ **治療**　脳血管性認知症そのものに対する特異的な治療法はない。脳血管障害の再発に

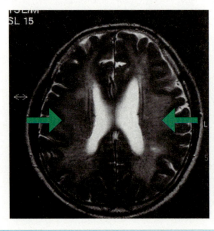

皮質下から深部白質にかけてび漫性に広範な高信号域（→）を認める。

図4-28　ビンスワンガー病のMRI（T2強調画像）

よって症状が増悪するため，脳血管障害の危険因子である高血圧，糖尿病，脂質代謝異常，心疾患などの治療を行うことによって，脳血管障害の進行を防止する。脳梗塞が原因となっている場合には，その症状に応じて抗血小板療法や抗凝固療法などを行う。

4. もやもや病（ウィリス動脈輪閉塞症）

▶ **概念** ウィリス（Willis）動脈輪（内頸動脈遠位部－前・中大脳動脈分岐部。図4-29）の進行性狭窄・閉塞によって脳への血流低下が生じ，血流を代償するために異常な側副血行路（もやもや血管）が形成される疾患である（図4-30）。異常な側副血行路による脳血流の代償が不十分であるために，血流低下により脳梗塞を生じたり，側副血行路の血管が脆弱であるために脳出血を生じたりする。

▶ **原因** 10～20％前後に家族内発症がみられる。2011年にRNF213遺伝子がもやもや病の感受性遺伝子であることが確認された。同遺伝子多型は，健常者も保因している場合があり，遺伝子のみではなく炎症など何らかの2次的要因も発症に関与する，多因子疾患と考えられている。

▶ **症状** 発症の年齢分布は2峰性を示し，5歳前後を中心とする若年型発症群と，30～40歳代を中心とする成人型発症群に分けられる。若年型は脳虚血発作で発症するものがほとんどだが，成人型では頭蓋内出血が30～40％にみられ，虚血型，出血型，てんかん発症型，無症候型などがみられる。

①**虚血型**：脳主幹動脈の狭窄・閉塞による脳還流圧の低下によって，脱力，痙攣，意識障害などの様々な虚血症状を呈する。一過性脳虚血発作（TIA）の形態をとることが多く，啼泣あるいは熱い食事を冷ましながら（フーフー吹いて）食べる場合など，過換

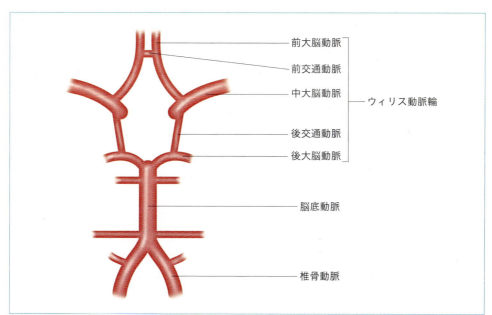

図4-29 ウィリス動脈輪

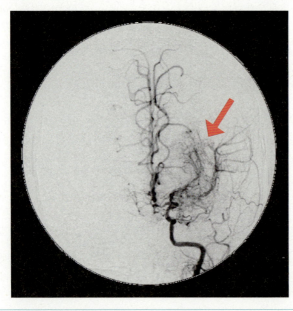

左内頸動脈遠位端の狭窄ともやもや血管（→）を認める。

図4-30 もやもや病の脳血管撮影（左内頸動脈）

気を誘発する動作で，血中の CO_2 濃度が低下し，脳血管の攣縮を生じて脳血流が低下することにより症状が発症する。

②**出血型**：虚血症状で発症する場合は，一般成人のTIAと同様な症状を呈する。脳出血で発症する場合，突然の頭痛や意識障害，片麻痺で発症することが多い。出血は脳室近傍に生じることが多く，しばしば脳室穿破をきたす。クモ膜下出血が生じることもある。

▶ **検査・画像所見**　MRI/MRAや脳血管撮影により，①ウィリス動脈輪の狭窄または閉塞，②大脳基底核部の異常血管網や **flow void**＊（MRI）を確認する。両側に①②がみられる場合，確定診断となる（図4-30）。治療方針の決定や手術後の効果判定のために単一光子放射断層撮影（single phonton emission computed tomography；SPECT）や陽電子放射断層撮影（positron emission tomography；PET）による脳血流検査が行われる。

▶ **治療**　ウィリス動脈輪の狭窄・閉塞を阻止しうる根本的な治療法はない。内科的治療は，脳卒中急性期・慢性期の再発予防，無症候性もやもや病に分けられる。TIAなどの脳虚血症状に対しては，抗血小板薬を中心とした加療が行われるが，脳卒中急性期には，アテローム血栓性脳梗塞の治療に準じて行われる。虚血発作を繰り返す場合には，再発予防を目的とした外科療法を考慮する。外頸動脈系より脳内へ側副血行路を形成し，脳循環を改善する目的で，浅側頭動脈−中大脳動脈血管吻合術（STA-MCA anastomosis），大脳硬膜浅側頭動脈縫着術（encephalo-duro-arterio-synagiosis；EDAS），大脳筋肉縫着術（encephalo-myo-synagiosis；EMS）などの外科治療が行われる。

＊ **flow void**：血液や脳脊髄液などのように，流れている組織が画像上で無信号となる現象。

5. 脊髄血管障害

▶ **概念** 脊髄血管障害は虚血型と出血型に分けられる。虚血型では前脊髄動脈の閉塞が多く，出血型では外傷や脊髄血管奇形によるものが多い。

▶ **原因** 脊髄への血液供給は，頸髄へは上行大動脈-弓部大動脈から，椎骨動脈，上行頸動脈を経て行われ，胸髄・腰髄へは下行大動脈から肋間動脈およびアダムキービッツ（Adamkiewicz）動脈を経て行われている（図4-31）[2]。

　虚血型である脊髄梗塞は，脳梗塞と同様の危険因子を背景とする動脈硬化や，大動脈解離による肋間動脈始部の閉塞，脊髄動静脈奇形による還流障害などによって生じる。出血型障害は，外傷や脊髄動静脈奇形の血管の破綻，血液疾患，抗凝固薬服用などによって生じる。

▶ **症状** 虚血型，出血型の症状は以下のとおりである。

①**虚血型**：前脊髄動脈の閉塞による前脊髄動脈症候群では，障害された脊髄部位に対応する分節周囲の背部痛を生じることがある（特に解離性病変で多い）。突然，発症し，数

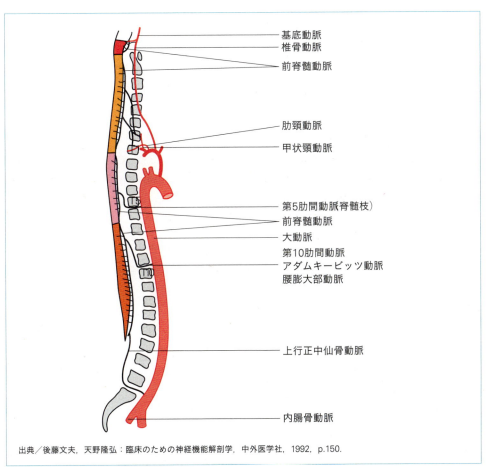

出典／後藤文夫，天野隆弘：臨床のための神経機能解剖学，中外医学社，1992, p.150.

図4-31 前脊髄動脈への血管支配

I　脳・脊髄の循環障害

時間から2～3日で症状が完成することが多い。

運動系では病巣部位で脊髄前角細胞が障害されるため、発症初期には脊髄ショック（spinal shock）により、障害部位以下の支配筋に弛緩性麻痺が生じる。また、深部腱反射は低下・消失するが、しだいに痙性麻痺に移行する。

感覚系では、障害部位以下に解離性感覚障害を呈する。前脊髄動脈の還流域である脊髄の前2/3に存在する前索が障害されるため、温・痛覚は損なわれるが、後方1/3に存在する後索は温存されるため、振動覚や位置覚は保たれる。

膀胱直腸障害は、錐体路障害による括約筋機能不全によって生じる。後脊髄動脈が閉塞する後脊髄動脈症候群は、側副血行路が多いためまれな疾患だが、後索障害による振動覚・位置覚などの深部知覚障害に加えて、病変が側索にも及ぶため運動麻痺を伴うことが多い。

脊髄の半側が障害された場合、ブラウン・セカール（Brown-Séquard）症候群という特徴的な症状をきたす。障害された分節では障害側での感覚過敏と全感覚脱出、障害分節以下では障害側での運動麻痺と深部感覚障害、対側での温・痛覚障害が生じる（図2-28参照）。

②**出血型**：発症は激烈で、発症時の背部痛とともに、障害分節以下の弛緩性麻痺、感覚障害、膀胱直腸障害などの症状が数時間以内にみられることが多い。

▶ **検査・画像所見** 虚血型では、CTでの病巣の同定は困難なことが多い。出血型では血腫の範囲によってはCTでの描出が可能だが、小さな病変では**アーチファクト**（artifact）*との区別がつきにくい場合が少なくない。MRIが有効であり、矢状断画像を用いることで病巣の範囲の同定も可能になる。T2強調画像で障害部位の高信号域と、急性期には脊髄腫脹を認める。急性期には拡散強調画像で高信号域を呈する。脊髄動静脈奇形ではMRIのT2強調画像で脊髄表面の異常血管（flow void）、髄内の静脈うっ滞による高信号域を認める（図4-32）。治療方針の決定や確定診断のために脊髄血管撮影による異常血管の同定が行われる。

▶ **治療** 虚血型では、抗血栓療法が主体となる。急性期の脊髄浮腫に対してグリセリンやマンニトールによる抗浮腫療法が行われる。出血型では、抗浮腫療法が主体となるが、脊髄動静脈奇形が原因である場合、血管内治療による異常血管の閉塞や、外科的手術による異常血管の摘出が行われる。

---

*アーチファクト（**artifact**）：障害陰影。MRIやCTで被検者の体動や金属で生じ、病巣や正常組織との区別を困難にする。

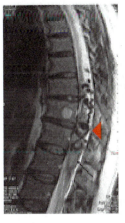
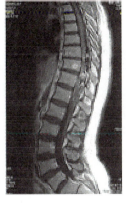

胸髄下部に異常血管による flow roid（▶）を認める脊髄。

出典／Aydin, K., et al.：Angiography-induced closure of perimedullary spinal arteriovenous fistula, Br. J. Radiol., 77：969-973, 2004.

図4-32 脊髄動静脈奇形のMRI

II 脳・脊髄の感染症・炎症性疾患

Digest

感染症（脳炎，髄膜炎）	
概念／定義	● 脳・脊髄の微生物を原因とした炎症である。
原因	● ウイルス，細菌，結核菌，リケッチア，真菌，寄生虫のほか，プリオンとよばれるたんぱくによる感染症もある。
分類	● 炎症の部位によって，脳実質を侵す脳炎，脊髄に起こる脊髄炎，髄膜を中心とする髄膜炎に分類される。 ● ウイルス，細菌，結核菌，リケッチア，真菌，寄生虫のほか，プリオンとよばれるたんぱくによる感染症でも分類される。 ● 経過による分類として急性，亜急性，慢性，再発生がある。
症状	● 急性髄膜炎：感染症状（発熱，倦怠感など）と髄膜刺激症状（頭痛，悪心・嘔吐，項部硬直，ケルニッヒ［Kernig］徴候，ブルジンスキー［Brudzinski］徴候）からなる。 ● 急性脳炎：初発症状は頭痛，悪心・嘔吐である。ほかに髄膜刺激症状，局所神経徴候（運動麻痺や感覚障害，失語，不随意運動，筋固縮，小脳失調），精神症状（異常行動，幻覚，妄想，興奮，せん妄）を伴う。
検査	● 脳脊髄液検査が最も重要である。病原体の同定法として，血液・髄液の染色・培養検査のほか，抗原検査（肺炎球菌など）やペア血清抗体の測定（日本脳炎，麻疹，風疹，ムンプスなど）も有用である。
治療	● 適切な抗菌薬や抗ウイルス薬を投与する。対症療法として適宜，解熱薬，補液，抗浮腫薬（グリセオール®），酸素吸入，抗てんかん薬を使用する。

総論

❶ 病態

脳・脊髄の感染症は，感染の広がりとしての炎症部位，病原体，経過により分類される。それぞれに属する主な疾患の病態は以下のとおりである。

①**炎症部位による分類**：炎症の場によって，脳実質を侵す脳炎，脊髄に起こる脊髄炎，髄膜を中心とする髄膜炎に分類される。髄膜炎で炎症が脳実質に波及した場合には髄膜脳炎と診断する。

②**病原体による分類**：ウイルス，細菌，結核菌，リケッチア，真菌，寄生虫のほか，プリオンとよばれるたんぱくによる感染症もある。急性髄膜炎はウイルス・細菌感染の頻度が高く，脳炎，脊髄炎は主にウイルス感染である。細菌性は化膿性ともよばれる。細菌が脳内に感染して増殖した場合は脳膿瘍になる。

③**経過による分類**：急性，亜急性，慢性，再発性（反復性）に分類される。

❷ 症状

急性髄膜炎と急性脳炎の症状はそれぞれ以下のとおりである。

(1) 急性髄膜炎

感染症状（発熱，倦怠感など）と髄膜刺激症状（頭痛，悪心・嘔吐，項部硬直，**ケルニッヒ**[Kernig] **徴候***，**ブルジンスキー**[Brudzinski] **徴候***）からなる。高齢者では，発熱と精神症状（意識障害，不穏，興奮，異常行動，失見当識，記銘力障害）で発症し，髄膜刺激症状を伴わない場合もある。

(2) 急性脳炎

初発症状は頭痛，悪心・嘔吐で，3主徴は「発熱，意識障害，痙攣」である。ほかに髄膜刺激症状，局所神経徴候（運動麻痺や感覚障害，失語，不随意運動，筋固縮，小脳失調），精神症状（異常行動，幻覚，妄想，興奮，せん妄）を伴う。

❸ 検査

脳脊髄液検査が最も重要である。髄液所見（圧，外観，細胞数［分画］，たんぱく，糖，電解質，ウイルス抗体価，細菌・真菌の染色・培養）（表4-9）では，圧上昇，細胞増加，たんぱく上昇に注意する。髄液糖は血糖に影響され，血糖値の1/3以下では異常低値と判定される。糖はウイルス性脳髄膜炎では正常だが，細菌，結核菌，クリプトコッカスでは減少する。

病原体の同定法として，血液・髄液の染色・培養検査のほか，抗原検査（肺炎球菌など）

---

* **ケルニッヒ徴候**：股関節，膝関節を屈曲した位置から，膝関節が曲がったままで伸展できない場合を陽性とする。大腿屈筋の攣縮によって生じる。通常，両側性である。

* **ブルジンスキー徴候**：頭を他動的に前屈させたときに，股関節と膝関節が自動的に屈曲する場合を陽性とする（nape of the neck sign）。馬尾神経根が伸展されることによって生じ，この伸展を減じようとして下肢を屈曲しようとする。

表4-9 髄膜炎の髄液所見

病原体	外観	圧 (mmH$_2$O)	細胞数 (個/mm^3)	たんぱく (mg/dL)	糖 (mg/dL)	その他: 塗抹標本など
正常	水様透明	60〜180	5以下 (単核球優位)	15〜40	45〜80	
細菌	混濁	200〜600	500〜1万 (多核球優位)	50〜1000	40未満	細菌証明 細菌免疫学的迅速抗原検出法
ウイルス	水様透明	70〜180	30〜1000 (単核球優位)	50〜200	正常	塗抹(−), ウイルス抗体価 PCR
結核菌	水様, 時にキサントクロミー	200〜600	30〜500 (単核球優位)	50〜500	40未満	抗酸菌, Cl低下, ADA上昇 PCR
クリプトコッカス	水様, 時にキサントクロミー	200〜600	30〜1000 (単核球優位)	50〜500	40未満	酵母様真菌, 莢膜 (墨汁染色)

注/ PCR: polymerase chain reaction, ADA: adenosine deaminase activity。

やペア血清抗体の測定（日本脳炎，麻疹，風疹，ムンプスなど）も有用である。核酸同定検査法の一つであるポリメラーゼ連鎖反応（polymerase chain reaction；PCR）法による病原体のDNA同定（結核菌，単純ヘルペスウイルス，水痘帯状疱疹ウイルス，EBウイルスなど）も行われる。

MRI/CT画像では，炎症と脳浮腫，出血，水頭症などの病変を診断する。意識障害，痙攣発作には脳波が有用である。

❹治療

適切な抗菌薬や抗ウイルス薬を投与する。対症療法として適宜，解熱薬，補液，抗浮腫薬（グリセオール®），酸素吸入，抗てんかん薬を使用する。

❺予後

通常は良好であるが，免疫力の低下，治療開始の遅れ，全身状態不良，重篤な合併症（敗血症，心機能障害，肺炎など）のあるときは不良な場合がある。

B 各論：感染症・炎症性疾患の診療

1. 髄膜炎，髄膜脳炎を主体とする感染症

1 急性化膿性髄膜炎

▶ **主な起因菌** 化膿性髄膜炎は細菌による髄膜炎（細菌性髄膜炎）を指す。主な起因菌は，肺炎球菌（15歳以上では最も多い），インフルエンザ菌（主に2歳以下），髄膜炎菌，リステリア菌（65歳以上や細胞性免疫不全），黄色ブドウ球菌（心内膜炎に続発），グラム陰性桿菌（クレブシエラなど），B群レンサ球菌である。年代別では，生後3か月未満の新生児では

B群レンサ球菌，大腸菌，リステリア菌，3か月以降の小児ではインフルエンザ菌，肺炎球菌，成人では肺炎球菌，高齢者ではリステリア菌，グラム陰性桿菌が多い。

▶ **感染経路** 菌血症（肺炎，心内膜炎），髄膜傍感染症（中耳炎，乳突蜂巣炎，副鼻腔炎），外傷感染巣から波及する。

▶ **症状** 前駆症状（全身倦怠感，頭痛，過敏ないし刺激性）を認めることもあるが，多くは突然，頭痛，悪寒戦慄，高熱，悪心・嘔吐で始まる。髄膜刺激症状は重要である。

髄膜炎菌による髄膜炎は脳底部に病変が強く，脳神経症状を起こしやすい。

ウォーターハウス - フリーデリクセン（Waterhouse-Friderichsen）**症候群**＊を合併することがある。

ブドウ球菌はまれだが，重篤になりやすい。顔面の癤などの感染巣から侵入する。海綿静脈洞血栓，脳硬膜の膿瘍，脳膿瘍を併発することがある。メチシリン耐性黄色ブドウ球菌（methicillin-resistant Staphylococcus aureus；MRSA）による髄膜炎もある。

▶ **検査** 髄液検査は，髄液圧（初圧）上昇，混濁，細胞数著増，たんぱく上昇，糖低下が重要である。肺炎球菌抗原検査や細菌のグラム染色・培養で起因菌を確定する。血行性は髄膜に達することが多いので，血液培養も有用である。重篤な場合は頭部CTも行われる。

▶ **治療** 起因菌に適切な抗菌薬（アンピシリン，第3世代セフェム系抗菌薬［セフォタキシム，セフトリアキソン］，カルバペネム系抗菌薬［パニペネム，ベタミプロン，メロペネム］など）を投与する。

▶ **予防** インフルエンザ菌b型（Hib）ワクチンと結合型13価肺炎球菌ワクチン（PCV13），があり，適切な接種により細菌性髄膜炎は著しく減少している。

▶ **予後** 死亡率は5〜25％，後遺症は15〜30％とされている。

2　脳膿瘍

▶ **原因** 脳膿瘍（brain abscess）の発生原因として，耳鼻科疾患が約半数であり，そのほか，先天性心疾患により右左短絡のある症例，穿通性頭部外傷の症例にも起こりやすい。起炎菌としてレンサ球菌，黄色ブドウ球菌が多い。抗菌薬の普及により，炎症症状より腫瘤としての徴候を示すことが多い。

▶ **症状** 頭痛，痙攣，巣症状を呈する。

▶ **診断** 造影CT，造影MRIでリング状に壁が造影されることにより診断される。初期にはリング状を呈さない時期もある。

▶ **治療** 膿瘍の発生部位によるが，可能であれば穿刺排膿し，さらに抗菌薬の投与を行う。

＊**ウォーターハウス - フリーデリクセン症候群**：副腎の出血と紫斑を生じ，血圧下降，昏睡をきたして24時間以内に死亡する。

3 結核性髄膜炎

- ▶ **原因** 肺結核，その他の体内感染巣から侵入した結核菌による髄膜炎である。幼児，高齢者に多い。
- ▶ **症状** 亜急性に進行する。発熱，髄膜刺激症状，意識障害，精神症状（せん妄など），痙攣のほか，脳神経麻痺（動眼神経，外転神経，顔面神経など）を生じることがある。
- ▶ **検査** 髄液所見では圧上昇，浮遊物，細胞数増加（リンパ球優位），たんぱく上昇，糖低下に注意する。髄液中の結核菌の塗抹標本（チール-ネルゼン［Ziehl-Neelsen］染色），培養によって菌を確認する。髄液のアデノシンデアミナーゼ（adenosine deaminase activity；ADA）活性測定，核酸増幅法（PCR法）による結核菌DNAの検出も有用である。
- ▶ **治療** 抗結核薬を多剤併用（イソニアジド，リファンピシン，ピラジナミド，エタンブトール，ストレプトマイシンなどを併用）する。副腎皮質ステロイドの併用も行われる。
- ▶ **合併症** 経過中，髄膜癒着による髄液吸収障害が原因となって，正常圧水頭症（normal pressure hydrocephalus；NPH）を生じることがある。NPHは，認知症，歩行障害，尿失禁が3徴候だが，CT/MRI，脳槽シンチグラフィーで診断され，脳室シャント手術で軽快する。また，抗利尿ホルモン分泌異常症候群（syndrome of inappropriate secretion of antidiuretic hormone；SIADH）による低ナトリウム血症，尿崩症を合併することがある。

4 真菌性髄膜炎（クリプトコッカス髄膜炎）

- ▶ **概念** 中枢神経系の真菌感染症は，多くは全身性真菌症の部分症状として生じる。クリプトコッカス（80〜85％），カンジダ，アスペルギルス，ムコール菌などが原因となるが，特にクリプトコッカス髄膜炎は重要なので，これを中心に述べる。
- ▶ **症状** 土壌やハト糞などからの経気道感染が想定されるが，気道感染症は軽い。肺から血行性に播種するが，髄膜炎の経過は亜急性ないし慢性である。症状は，頭痛，精神症状，パーキンソン症状，失語症，錐体路症状，脳神経症状で，特に髄膜刺激症状を示す。経過中，結核性髄膜炎と同様，正常圧水頭症（NPH）を生じることがある。
- ▶ **検査** 髄液所見では，軽度の圧上昇，細胞数増加（主にリンパ球），たんぱく上昇，糖とクロールの低下が重要である。髄液の染色（墨汁染色，**PAS染色**＊など）とサブロー（Sabouraud）培地での培養を行う。血清，髄液中のクリプトコッカス抗原検査も実施する。CT/MRI画像では，脳浮腫，水頭症，脳膿瘍，肉芽腫，出血性梗塞のほか，脳底部髄膜炎の造影効果所見，小脳病変，大脳深部白質・基底核病変に注意する。
- ▶ **治療** アムホテリシンBとフルシトシン（またはフルコナゾール）の併用療法を行う。
- ▶ **合併症** NPHの症状（認知症，歩行障害，尿失禁が3徴候）を認めた場合には，CT/MRI，

＊**PAS染色**：periodic acid-Schiff stain（過ヨウ素酸シッフ染色）。炭水化物（多糖類）が染色される。真菌が赤紫色に染まるので，髄液中の真菌を検出できる。

脳槽シンチグラフィーで確定診断し，脳室シャント手術を行う。
- ▶ 予後　死亡率は20～30％とされている。

5 ウイルス性髄膜炎

- ▶ 原因　ウイルス性髄膜炎は髄膜炎のなかで最も多い。無菌性髄膜炎とよぶ場合もあるが，この名称にはウイルス性以外のものも含まれる。髄膜には感染病原体が確認できないが，髄膜刺激症状と髄液異常所見を認める場合には無菌性髄膜反応という。一方，髄膜刺激症状があっても髄膜炎のない状態をメニンギズムとよぶ。小児や若年者の急性感染症でみられる。

  起因ウイルスは，コクサッキー，エコー，ムンプス，単純ヘルペス，麻疹，風疹，インフルエンザ，アデノなどの各ウイルスで，小児ではエンテロウイルス属が多い。
- ▶ 症状　感冒症状に伴って髄膜刺激症状を発症する。
- ▶ 検査　髄液所見は，細胞数増加，たんぱく上昇，糖正常である。細胞数は，病初期に好中球主体のこともあるが，通常はリンパ球優位である。起因ウイルスの特定に，ウイルス抗体価を中和抗体もしくは酵素結合免疫吸着測定法（enzyme linked immunosorbent assay；ELISA）で測定する。中和抗体をペアで2回測定して4倍以上の変化（ペア血清抗体），ELISAでウイルスIgM抗体価上昇があれば起因ウイルスと判定する。PCR法によるウイルスDNAの同定も有用である。脳波で徐波傾向が強い場合には，炎症が脳実質に及んでいる場合がある。
- ▶ 治療　対症療法を行う。単純ヘルペスウイルス，水痘・帯状疱疹ウイルスによる髄膜炎では，アシクロビル（ACV）を投与する。
- ▶ 予後　脳炎に進展しなければ良好である。

6 脊髄膿瘍，脊髄硬膜外膿瘍

- ▶ 概要　脊髄膿瘍（spinal abscess）とはいうものの，脊髄そのものに膿瘍を形成することはまれである。しかし，脊髄硬膜外膿瘍（spinal epidural empyema）の場合，脊髄硬膜外に膿瘍を形成すると，脊髄圧迫の程度が重度であれば四肢麻痺を呈する。

2. 脳炎，脊髄炎を主体とする感染症

1 ウイルス性脳・脊髄炎

❶単純ヘルペス脳炎

- ▶ 原因　単純ヘルペスウイルス（HSV）は1型と2型に分類され，脳炎はほとんど1型による（髄膜炎は主に2型）。ウイルス性脳炎の10～20％を占める。
- ▶ 症状　急性脳炎症状のほか，特徴的な側頭葉の出血性病変に伴って，人格変化，異常行動，記銘力障害，幻臭・幻味，性行動異常が出現する。運動麻痺は少ない。

- ▶ **検査** ウイルスの証明には，髄液の高感度PCR法によるHSV-DNA検出，髄液を用いた抗体測定（補体結合反応，中和試験，ELISA），ウイルス分離が行われる。CT/MRIで，側頭葉・前頭葉を中心に炎症や出血性病変がみられる。脳波はほぼ全例に異常を認めるが，約30％の例で，周期性一側てんかん型放電（periodic lateralized epileptiform discharges；PLEDs）がみられる。
- ▶ **治療・予後** アシクロビル（ACV）の点滴静注を行う。ACV抵抗性の場合はビダラビン（Ara-A）を使用する。20～30％が再発する。死亡率は10～30％である。治癒しても高次脳機能障害を残すことがある。

❷エプスタイン-バーウイルス脳炎

- ▶ **原因** エプスタイン-バーウイルス（Epstein-Barr virus；EBウイルス）脳炎は，EBウイルス感染による。EBウイルスは，神経系感染のほか，伝染性単核球症，リンパ腫，上咽頭がんの原因となる。
- ▶ **症状** 中枢神経症状として，髄膜脳炎，脳幹脳炎，小脳炎，脊髄炎を，また，末梢神経系の症状として，脳神経麻痺，急性炎症性脱髄性多発根神経炎などを呈する。アレルギー性の病態も関与する。
- ▶ **検査** 髄液所見として，圧上昇，細胞数増多，たんぱく上昇がみられる。ウイルス抗体価，PCR法によるDNA同定で診断する。
- ▶ **治療** 対症療法となる。

❸日本脳炎

- ▶ **原因** コガタアカイエカが媒介する日本脳炎ウイルスによって発病する。ワクチンの普及により激減したが，西日本を中心に8～9月頃に流行する。小児，高齢者に多い。不顕性感染が多い。
- ▶ **症状** 潜伏期は6～16日間。前駆症状は，発熱，頭痛，消化器症状，めまい，全身倦怠感である。項部硬直，光線過敏，意識障害などの急性脳炎症状に加え，固縮，振戦，不随意運動などの錐体外路徴候が特徴的である。脊髄症状や球麻痺もみられることがある。後遺症は，パーキンソン症候群，痙攣，麻痺，精神発達遅滞などである。
- ▶ **検査** 髄液検査では，圧上昇，細胞数増加，たんぱく上昇がみられる。血清抗体価は，赤血球凝集抑制試験，補体結合試験，ELISA，中和試験などがある。血液のペア血清抗体を測定し，4倍以上の上昇がみられれば，ほぼ確実といえる。MRI画像では，脳幹，海馬，視床，大脳基底核，白質にT2強調画像で高信号域がみられる。
- ▶ **予防** 予防接種，誘因（過労，睡眠不足，炎天曝露，栄養障害など）の回避が重要である。
- ▶ **治療** 対症療法を行う。

❹急性灰白髄炎（ポリオ）

- ▶ **原因** ポリオウイルス感染による。ウイルスは患者糞便から排出され，経口感染する。不顕性感染，不全型，非麻痺型，麻痺型がある。6～10月に流行する。1～4歳頃の小児に好発する。

- ▶ **症状** 麻痺型では，急性熱性疾患に続いて脊髄前角細胞に感染し，運動麻痺を生じる。感覚障害はない。下肢および近位に障害が強く，非対称性の弛緩性麻痺を生じ，神経原性筋萎縮，骨の成長障害を伴う。
- ▶ **予防** 生ワクチンによって予防が可能である。
- ▶ **予後** ポリオ罹患から数十年後に，萎縮筋とは別の部位に緩徐に筋萎縮，筋力低下を生じるポリオ後筋萎縮症が知られている。

2 レトロウイルス感染症

❶ HTLV-Ⅰ関連脊髄症（ハム）

- ▶ **概念・原因** HTLV-Ⅰ関連脊髄症（HTLV-Ⅰ associated myelopathy；HAM，ハム）は，レトロウイルスの一種である HTLV-Ⅰ（human T-lymphotropic virus type-Ⅰ）の感染による慢性脊髄炎である。成人T細胞白血病を起こすウイルスと同一だが，本症の患者では白血病細胞を認めない。ほとんどはキャリアとして持続感染するが，一部で多臓器に疾患を発症する。感染経路は，母乳を介した母子感染，輸血，男女間感染が考えられている。平均発症年齢は 40 歳代前後，男女比は 1：2 で女性に多い。
- ▶ **症状** 緩徐進行性の痙性対麻痺が特徴で，歩行困難となる。膀胱直腸障害，下肢優位の軽度の感覚障害，発汗障害を伴う。
- ▶ **検査** 髄液および血清の抗 HTLV-Ⅰ抗体が陽性となる。
- ▶ **治療** 副腎皮質ステロイド薬により，しばしば症状が改善される。主症状である痙性対麻痺には筋弛緩薬を使用する。

❷ 後天性免疫不全症候群（エイズ，HIV 脳症）

- ▶ **概念・原因** 後天性免疫不全症候群すなわちエイズ（acquired immunodeficiency syndrome；AIDS）は，レトロウイルスの一種である HIV（human immunodeficiency virus, ヒト免疫不全ウイルス）の感染による。3 つの病期（急性感染期，無症候期，AIDS 期）に分けられ，エイズが発症すると免疫力低下を生じて日和見感染を起こすが，HIV の直接感染による脳，脊髄，末梢神経の障害もある。

  HIV 脳症は，HIV 関連認識機能障害（HIV-associated dementia）や HIV 関連認知／運動コンプレックス（HIV-associated cognitive/motor complex）あるいはエイズ認知症症候群（AIDS dementia complex）とよばれ，HIV が進行してエイズの状態になってから発症する。脳神経領域の日和見感染としては，クリプトコッカス症，トキソプラズマ脳症，サイトメガロウイルスなどによるウイルス脳炎，進行性多巣性白質脳症がある。HIV 関連脊髄症では対麻痺，膀胱直腸障害などを生じる。HIV によって末梢神経障害も生じるが，治療薬である逆転写酵素阻害薬の副作用の場合もある。この副作用はミトコンドリア障害によって起こるもので，乳酸アシドーシスで死亡する場合があるため，すぐに薬剤を中止する。
- ▶ **症状** HIV 脳症の特徴的な症状は，認知機能，運動機能，行動の障害である。これら

は数か月にわたって進行し，末期には，四肢麻痺，高度の認知障害から植物状態となる。運動機能は巧緻運動の障害，認知機能は記憶，集中力，思考過程，遂行機能の障害，行動は無気力，興味の喪失，抑うつ，無感動，被刺激性などである。ほかに，自律神経症状として尿便失禁，性欲低下がみられる。

▶ **検査**　正常な免疫能を維持するためには末梢血のCD4陽性リンパ球が必要であるが，200個/μL未満になると細胞性免疫不全の状態となり，AIDS期となる。髄液では，軽度単核球増加，たんぱく上昇，IgG増加のほか，抗HIV抗体やHIV-RNA量の測定が可能である。脳波では徐波化，CT/MRIでは早期から脳萎縮，MRIのT2強調/FLAIR画像では大脳白質にび慢性の高信号域を示す。

▶ **治療**　ヌクレオシド系逆転写酵素阻害薬などの抗ウイルス薬を3～4剤組み合わせて併用する抗レトロウイルス療法（artiretroviral therapy；ART）が標準的治療とされている。

3　神経梅毒

▶ **概念**　梅毒トレポネーマ（Treponema pallidum）の感染により生じた中枢神経系の病変を総称して神経梅毒（neurosyphilis）という。感染から数年～十数年後に生じることが多い。

▶ **分類**　本疾患は臨床症状や病変部位から以下のように分類される。

- **無症候型**：髄液所見の異常はあるが神経症状を欠くもの。
- **髄膜血管型**：髄膜と血管に主病変があるもので，その程度によりさらに髄膜型，脳血管型，脊髄髄膜血管型に分けられる。
- **実質型**：脳・脊髄実質に病変があるもので，脊髄癆，進行麻痺，視神経萎縮に分けられる。
- **先天梅毒**：母体の感染により胎児に感染したもの。

▶ **臨床症状**　主な症状は以下のとおりである。

- **髄膜型**：初感染から数年以内に発症することが多く，急性ウイルス性髄膜炎に似た症状や水頭症を生じる。
- **脳血管型**：5～30年後に脳梗塞として発症する。脳梗塞発症の数週間前から頭痛や性格変化がみられることがある。
- **脊髄髄膜血管型**：横断性脊髄炎を生じ，運動麻痺，感覚障害（錯感覚，感覚低下など），膀胱直腸障害などがみられる。
- **脊髄癆**：電撃痛，アーガイル・ロバートソン（Argyll Robertson）徴候*，深部腱反射消失，脊髄後索性失調，ロンベルグ（Romberg）徴候，深部知覚低下，視神経萎縮，**シャルコー（Charcot）関節***などが認められる。脊髄障害の症状と瞳孔異常が特徴である。

＊ **アーガイル・ロバートソン徴候**：瞳孔反応の異常である。光を当てても瞳孔は収縮しない（対光反射の消失）が，近くを見るときは瞳孔が収縮する（輻輳反射の保持）。

＊ **シャルコー関節**：関節の過伸展と変形を生じ，関節の無痛性腫大を生じたもの。

- **進行麻痺**：人格変化，痙攣，認知症などが認められる。
- **先天梅毒**：死産・早産，難聴，視神経萎縮，知能低下，ハッチンソン（Hutchinson）歯などが認められる。

▶ **検査**　血清および髄液で梅毒反応試験を行う。梅毒反応には，非特異的脂質抗原を用いる反応（serologic test for syphilis；STS），梅毒抗原を用いる反応（Treponema pallidum hemagglutination test；TPHA）がある。STSでは梅毒以外の疾患で陽性になることがある（生物学的偽陽性）。一方，TPHAでは，一度陽性になると治療しても消失せず，治療効果の判定には使用できない。したがって本症では必ずSTS，TPHAの両者を調べる必要がある。また，髄液の一般所見では，単核球増多，たんぱく増加，γ-グロブリン増加などが認められるが，神経梅毒に特異的というわけではない。

▶ **治療**　ペニシリンが第1選択である。ペニシリンアレルギーのある場合は，テトラサイクリン，エリスロマイシンを投与する。無症候性でも，症候性と同様の治療を行う。STSが低下し，髄液所見が正常化するまで治療を継続する。梅毒患者にペニシリンを使用した場合には，副作用としてヤーリッシュ-ヘルクスハイマー（Jarisch-Herxheimer）反応（発熱，全身倦怠感，頭痛が生じたり，病変部が悪化する）が出現することがある。

4　遅発性ウイルス感染症

　遅発性ウイルス感染症（slow virus infection）は，感染後数年の長い潜伏期間をもって発症し，特定の臓器に限定して，数か月〜数年の亜急性の経過で進行するウイルス感染症である。治療が奏効しない場合には，しばしば致死性である。
　麻疹ウイルスによる亜急性硬化性全脳炎（subacute sclerosing panencephalitis；SSPE）と**JCウイルス***による進行性多巣性白質脳症（progressive multifocal leukoencephalopathy；PML）が知られている。

❶ 亜急性硬化性全脳炎（SSPE）

▶ **概念**　変異麻疹ウイルスの脳内持続感染によって起こる。ほとんどが20歳以下の発症である。麻疹ワクチンの普及によって減少しており，予防が可能である。ワクチン接種例は，未接種例に比べて1/16〜1/20の発症とされている。発症は麻疹に罹患した年齢が1歳未満の例に多く，2歳未満の例がSSPE全体の約80％を占めている。ウイルスの構成たんぱくに異常がある変異が関連していると考えられているが，発症機序は明らかではない。

▶ **症状**　麻疹感染後数年の潜伏期間を経て発症する。臨床的経過は比較的定型的で，通常，4期（ジャブール［Jabbour］の分類）に分けられている。4期までの経過は数か月（急

***JCウイルス**：ポリオーマウイルス科ポリオーマウイルス属に分類される二重鎖環状構造をもつDNAウイルスである。最初に分離された患者のイニシャルから命名された。成人の約70％以上に不顕性感染しており，通常は発症しない。しかし，エイズや臓器移植など，免疫力が低下した状況で活性化し，脳内に多発性の脱髄病巣をきたす。これが，進行性多巣性白質脳症である。

性型）から数年以上に及ぶもの（慢性型）まである。
- **1期**：性格変化，周囲への無関心，意欲の低下，成績の低下，軽度の知能低下などがみられる。時に痙攣発作，失立発作が出現する。
- **2期**：周期的な四肢のミオクローヌスが特徴的である。知的能力，精神活動は低下し，歩行障害などの運動能力低下もみられる。
- **3期**：知的退行が著明である。運動障害が進行し，座位保持も困難となり，しだいに臥床するようになる。経口摂取もしだいに困難となる。自律神経症状として異常な発汗，不規則な発熱，口腔内の分泌亢進が著明となる。また，ミオクローヌスも激しくなる。
- **4期**：昏睡状態となる。両上肢を屈曲し，両下肢を進展した除皮質肢位，両上肢も伸展回内した除脳肢位をとる。ミオクローヌスは減弱ないしは消失する。

▶ **検査** 特徴的な検査所見として，①血清の麻疹抗体価の上昇，②髄液の麻疹抗体価の上昇，髄液IgGの上昇，③脳波で周期性の高圧徐波結合を認める。

▶ **治療** 免疫賦活の目的で，イノシンプラノベクス（イソプリノシン®）の内服療法とインターフェロンの脳室内投与療法を併用する。これらの使用により進行抑制や改善がみられるが，治癒はまれである。痙攣，ミオクローヌスには適宜，抗てんかん薬を使用する。

❷ 進行性多巣性白質脳症（PML）

▶ **概念** 進行性多巣性白質脳症（PML）はJCウイルスによる亜急性の中枢神経感染症であり，中枢神経組織に多発性の脱髄病変を呈する生命予後が不良の疾患である。後遺症として高度の機能障害を残すことが多い。JCウイルスは小児期に初感染するが無症状であり，健康成人の70％以上に存在する。悪性腫瘍，膠原病，慢性疾患，エイズなどの患者，免疫抑制薬，生物由来抗体薬（ナタリズマブ）などによって免疫異常状態になると活性化して発症する。脳内のオリゴデンドロサイトがJCウイルスの感染によって死滅し，その結果，神経細胞の脱髄が生じるためである。脳にJCウイルスが感染していることを証明することによって診断が確定する。

▶ **症状** 初発症状は大脳の局在症状である。すなわち，片麻痺，知能障害，視力障害，意識障害，言語障害，性格変化・行動異常，歩行障害，情動障害，顔面筋麻痺，頭痛，めまい，などで始まり，限局性の症状から徐々に拡大する。髄膜刺激症状や発熱などの炎症症状はなく，小脳，脳幹症状は比較的少ない。しかし，小脳症状で初発し，小脳，脳幹の重い障害を主とした例も報告されている。

経過中にみられる主要症候としては，片麻痺または四肢麻痺，知能低下，意識障害，顔面筋麻痺，嚥下障害，構音障害，尿失禁，失語，失認，半盲，痙攣，視神経萎縮，失行，バリント（Balint）症候群，知覚障害，ゲルストマン（Gerstmann）症候群，情動障害，小脳失調，などである。

▶ **検査** 脳脊髄液では軽度のたんぱく増加程度で細胞は増加しない。髄液を用いてJCウイルスのDNAをPCR法で検出するか，脳組織でJCウイルス抗原や遺伝子を検出する

Ⅱ 脳・脊髄の感染症・炎症性疾患

ことによって診断が確定する。MRIで大脳白質に大小不同の融合した不整な形状をした脱髄巣を多数認める。圧排効果や造影効果を認めないことが腫瘍性疾患との鑑別のうえで重要である。また，特定の血管支配領域に一致しないことで脳梗塞と鑑別できる。

▶ **治療** 免疫抑制療法や生物由来抗体薬を中止する。ヒト免疫不全ウイルス（HIV）によるPMLでは，エイズの多剤併用療法（抗レトロウイルス療法；ART）を行う。重篤な場合は，ステロイドパルス療法が行われる。

5 プリオン病（クロイツフェルト-ヤコブ病）

▶ **概念** プリオン病は，正常プリオンたんぱくが何らかの理由で伝播性を有する異常プリオンたんぱくに変化し，異常プリオンたんぱく（prion protein；PrP）の脳内蓄積によって神経細胞変性が起こる致死性疾患である。プリオン病には，クロイツフェルト-ヤコブ（Creutzfeldt-Jacob）病やゲルストマン-シュトロイスラー-シャインカー（Gerstmann-Sträussler-Scheinker）病などがある。主な症状は認知症とミオクローヌスだが，病型によって多少異なる。末梢血リンパ球や脳組織を用いてPrP遺伝子変異の検索を行うことによって診断を確定する。クロイツフェルト-ヤコブ病は，1年間に100万人に1人程度の割合で発症することが知られている。プリオン病は厚生労働省の指定難病となっている。

▶ **分類・臨床症状** 発症機序から，①原因不明の孤発性，②プリオンたんぱく遺伝子変異による遺伝性，③異常プリオンたんぱくの伝播による感染性の3つに分けられる。

①**孤発性プリオン病**：大多数はこのタイプのクロイツフェルト-ヤコブ病である。40～70歳で発病することが多い。初期には抑うつ傾向，活動性低下，視覚異常，記憶障害，失調症状などがみられ，認知症の急速な進行とともに，ミオクローヌス，驚愕反応が出現する。寝たきり，無言無動状態となり，多くは1～2年で死亡する。脳波では基礎波の徐波化と周期性同期性放電（periodic synchronous discharge；PSD）が認められる。PSDは本症に特徴的な所見だが，末期には消失する。脳CT/MRTは初期には正常だが，発症3か月頃から急速に萎縮が進行する。脳は，神経細胞が広範に脱落し海綿状となるため，海綿状脳症ともよばれる。

②**遺伝性プリオン病**：プリオン遺伝子の変異が多種報告されており，変異型によって症状も多彩である。ゲルストマン-シュトロイスラー-シャインカー病も家族性に発症する遺伝性プリオン病だが，常染色体優性遺伝を示すことが多い。症状は小脳性運動失調が特徴だが，錐体路症状，錐体外路症状，進行性認知症などが認められる。クロイツフェルト-ヤコブ病に比べ経過が遅い。わが国で家族性に発症するプリオン病で最も多い型では，典型的なクロイツフェルト-ヤコブ病の臨床像を示す。

③**感染性プリオン病**：以下に分類される。

- **変異型プリオン病**：変異型は，1986年頃から流行したウシ海綿状脳症（bovine spongiform encephalopathy；BSE）すなわち狂牛病に罹患した牛肉などの摂食によっ

で感染したと考えられている。孤発性クロイツフェルト‐ヤコブ病に比べて若年（平均26歳）で発症し，経過が長く，脳波で周期性同期性放電を認めないことが特徴である。

- **医原性プリオン病**：医原性プリオン病は，プリオン病患者から採取した角膜・脳硬膜の移植，下垂体ホルモン投与，患者に使用した電極の脳への刺入，変異型プリオン病患者の献血などによって感染，発症したと考えられるものである。移植などの時点から1〜3年の潜伏期間を経て発症する。症状は孤発性プリオン病と同様である。

▶ 治療　現時点では対症療法のみであり，根治療法がない。突然の喉頭痙攣によって窒息することがあるので，気道の確保が大切である。

▶ 注意事項　クロイツフェルト‐ヤコブ病患者の組織は，部位によって感染性の強さが異なる。患者に接する者として必ず知っておかなければならない注意事項を以下にあげる。

①**感染性が強い**：脳，眼球，脊髄。
②**感染性があると考えられる**：脳脊髄液，腎臓，肝臓，肺，リンパ節，血液。
③**感染性がほとんどないと考えられる**：汗，尿，便，皮膚，唾液。
④**消毒は以下のいずれかを行う**。

- オートクレーブ：132℃で1時間。
- 3％ドデシル硫酸ナトリウム（SDS）：で3分間以上。
- 1NNaOH*：室温で1時間。
- 次亜塩素酸塩液：原液で1時間。
- 煮沸，エタノール，ヨードなどは無効。

3. 中枢神経系炎症性脱髄疾患

脱髄とは，神経線維の軸索を取り巻く髄鞘が侵されて脱落する病態を指す。ここでは，中枢神経系に脱髄病巣を生じる多発性硬化症と急性散在性脳脊髄炎について概説する。

1 多発性硬化症

Digest

多発性硬化症	
概念／定義・原因	・再発・寛解を繰り返す中枢神経系炎症性脱髄疾患である。遺伝的要因と環境的要因が関与する自己免疫的疾患と考えられている。
症状	・初発症状としては，視力低下（40％），感覚障害（30％），運動麻痺（25％），複視（10％），言語障害（5％）などが多い。
検査	・髄液ではたんぱく細胞解離を認める。

＊**1NNaOH**：1規定の水酸化ナトリウム溶液のこと。1規定は溶液1L中に溶質1g当量を含む場合の濃度。したがって，1Lの溶液に水酸化ナトリウム（分子量40）が40g含まれている濃度を意味する。

治療	● 急性増悪期の治療では，ステロイドパルス療法が行われる。再発予防（進行抑制）の治療では，インターフェロンβ療法，フィンゴリモド，ナタリズマブ，グラチラマー酢酸塩などを使用する。対症療法としては，痙縮，疼痛・しびれ感，排尿・排便障害，性機能障害，疲労・倦怠感，うつなどの精神症状，認知機能障害などの症状に対して，必要に応じて対応する。

▶ **概念** 多発性硬化症（multiple sclerosis；MS）は，再発・寛解を繰り返す中枢神経系炎症性脱髄疾患である。遺伝的要因と環境的要因が関与する自己免疫疾患と考えられている。

▶ **疫学** 有病率はわが国では人口10万人当たり約8人である。男女比は1：3で女性に多い。発症年齢は20～30歳代に多く，20歳代にピークがある。

▶ **原因・病理** 髄鞘の構成成分に対する自己免疫的機序の関与が推定されているが，感染説もある。神経病理学的特徴は以下のとおりである。
①血管周囲性にリンパ球浸潤を認める。
②新旧の脱髄病変（プラーク）が大脳，小脳，脳幹，脊髄の白質，視神経に多発する。
③軸索は比較的保存されている。

▶ **臨床症状** 初発症状としては，視力低下（40％），感覚障害（30％），運動麻痺（25％），複視（10％），言語障害（5％）などが多い。眼球のすぐ後ろで視神経に脱髄病変を生じる球後視神経炎を起こしやすく，その結果，視力低下，視野欠損が起こる。また，脳脊髄の脱髄病変によって神経経路が遮断される結果，感覚異常，痙性麻痺，運動失調，膀胱直腸障害，構音障害，眼球運動障害などを引き起こす。これらは，体温上昇によって一過性に増悪する（ウートフ［Uhthoff］徴候）ことがある。また，有痛性筋痙攣，レルミット（Lhermitte's Sign）徴候などがみられる。時に末梢神経障害を合併する。

　本症の臨床的特徴は，中枢神経系の脱髄病変の「時間的・空間的多発性」である。すなわち，空間的には，脳，脊髄，視神経などに2か所以上の病巣に由来する症状があること，時間的には，症状の寛解・増悪があることが，他疾患との鑑別のうえでも重要である。症状は，過労，ストレス，感染症，出産などが誘因となって悪化しやすい。

▶ **検査** 髄液ではたんぱく細胞解離を認める。すなわち総たんぱくやIgGは増加しているが，細胞数は正常かごくわずかの増加にとどまる。増加したたんぱくのなかに，ミエリン塩基性たんぱく，オリゴクローナルIgGなどが認められることがある。脳CT/MRIは脱髄病変の検出に有用である（図4-33）。特にMRIは，脳内の小病変や脊髄病変を高感度で検出することができる。また，急性期には造影効果も認められる。このほか，視覚誘発電位（visual evoked potential；VEP），体性感覚誘発電位（sensory evoked potential；SEP）などの電気生理学的検査が行われる。VEPは視神経の潜在性病変の検出に有用である。

▶ **治療** 治療は急性増悪期と症状の安定した慢性期で異なる。慢性期には再発予防を目的とした治療が行われる。

　● 急性増悪期の治療：ステロイドパルス療法が行われる。標準的には1g/日×3日間

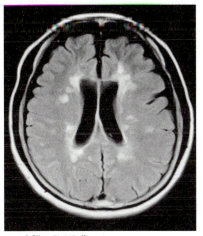
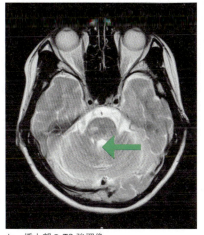

a．大脳の FLAIR 像
脳室周囲を中心に，大脳白質に白い陰影の円形の高信号域が多発している。

b．橋上部の T2 強調像
橋に類円形の高信号域（→）を認める。

図 4-33 多発性硬化症の MRI

を1クールとして点滴静注する．症状の改善があれば3クール程度まで治療を継続する．ステロイドパルス療法で効果のないときは，免疫抑制薬投与や血液浄化療法が行われることもある．

治療と並行してリハビリテーションを行う．麻痺による2次的な筋萎縮や関節拘縮を予防するため，できるだけ早期より開始することが重要である．ベッドサイドでも随時行う．また，適切な体位変換は褥瘡予防のためにも重要である．

- **再発予防（進行抑制）の治療**：疾患修飾薬（disease modifying drug；DMD）が開発されており，わが国ではインターフェロンβ療法，フィンゴリモド，ナタリズマブ，グラチラマー酢酸塩などが使用可能である．
- **対症療法**：痙縮，疼痛・しびれ感，排尿・排便障害，性機能障害，疲労・倦怠感，うつなどの精神症状，認知機能障害などの症状に対して，必要に応じて対応する．

▶ **視神経脊髄炎（neuromyelitis optica；NMO）について**　重症の視神経炎と横断性脊髄炎を特徴とする疾患で，従来はデビック（Devic）病ともよばれ，MS の一型と考えられていた．近年，抗アクアポリン4（aquaporin-4；AQP4）抗体が発見され，治療法も異なることから，MS とは独立した脱髄性疾患と考えられるようになった．

2　急性散在性脳脊髄炎

▶ **概念**　急性散在性脳脊髄炎（acute disseminated encephalomyelitis；ADEM）は，多発性硬化症の類縁疾患と考えられているが，より激しい症状を呈する急性の脱髄性疾患である．脳，脊髄，視神経に同時多発的に脱髄性病変を生じる．神経病理学的には脳や脊髄の白質の血管周囲に細胞浸潤・脱髄が認められる．成因として，①原因が特定できない

Ⅱ　脳・脊髄の感染症・炎症性疾患

もの，②インフルエンザ，麻疹，風疹，水痘・帯状疱疹などの感染後に発症するもの，③インフルエンザワクチン，ヒトパピローマウイルスワクチンなどのワクチン接種後に発症するものなどが知られており，自己免疫反応が関わっていると考えられている。いずれも数週間以内に発症する。通常，単相性であるが，まれに反復することがある。約80％で完全に回復するが，脳幹病変や脳浮腫によって死亡することがある。小児から高齢者まであらゆる年齢層で発症するが，わが国では多くが10歳以下の小児である。

▶ **臨床症状** 病初期には，発熱，髄膜刺激症状（頭痛，項部硬直），意識障害など，髄膜炎や脳炎に類似した症状が認められる。続いて，片麻痺，対麻痺，膀胱直腸障害，外眼筋麻痺，失調，ミオクローヌスなどの神経症状が認められる。数時間単位で増悪し，平均約5日でピークとなる。経過中，呼吸不全となる例もあるので監視を要する。

▶ **検査** 血液では，血沈，CRP（C反応性たんぱく）上昇，白血球増加が認められる。髄液では，多発性硬化症と異なり細胞増多が認められるが，同時に，圧上昇，たんぱく増多，IgG増加も認められる。MRIでは，脳や脊髄の白質や視床，基底核などに，脳浮腫や，多発性硬化症の急性期と類似した脱髄病変が認められることが多い。ただし多くの場合，治療後には消失する。

▶ **治療** 第1選択は，ステロイドパルス療法だが，脳浮腫の強い例では抗浮腫療法を行う。ステロイド抵抗性では，免疫グロブリン大量静注療法や血漿交換を行うこともある。また，痙攣・不穏などに対しては抗痙攣薬，鎮静薬を用いる。早期のリハビリテーションも重要である。

4. 非感染性炎症性疾患

1 サルコイドーシス

▶ **概念** サルコイドーシス（sarcoidosis）は，非乾酪性類上皮細胞肉芽腫を特徴とする原因不明の多臓器疾患である。神経系障害の頻度は約5％であり，脳神経＞髄膜＞視床下部＞筋肉＞末梢神経＞脊髄の順に頻度が高い。

▶ **症状** 髄膜・中枢神経症状として，頭痛，悪心，意識障害，精神症状，認知症，痙攣，運動麻痺，尿崩症，内分泌障害，水頭症などがある。脳神経では顔面神経麻痺の頻度が高く，約半数が両側性である。時に視神経，内耳神経，舌咽神経，迷走神経も障害される。骨格筋症状としては，筋痛，筋萎縮，筋力低下，腫瘤（無痛性腫脹）などがある。末梢神経，脊髄も障害されることがあり，多発性単神経炎，多発神経炎，脊髄神経根症の型を呈する。

▶ **検査** 血液では，アンギオテンシン変換酵素（angiotensin converting enzyme；ACE），リゾチーム，γ-グロブリンが高値を示す。髄液では，ACE高値，細胞数増多が認められる。CT/MRIでは，造影により，サルコイド結節，髄膜炎，肥厚性硬膜炎などの所見が認められる。筋電図では，神経原性変化と筋原性変化の両者が認められる。筋生検で

は約30％に肉芽腫を認める。
- ▶ **治療** 神経サルコイドーシスは，ステロイド療法の絶対的適応である。

2 神経ベーチェット病

- ▶ **概念** 神経ベーチェット（Behçet）病は，20～30歳代の男性に発症する原因不明の疾患である。急性〜亜急性の経過をとり，精神症状，脳幹部症状を呈することが多い。治療に抵抗し，予後不良である。
- ▶ **症状** 全身症状として，口腔粘膜の再発性アフタ性潰瘍，皮膚症状，眼症状，外陰部潰瘍がみられるが，中枢神経症状が先行して出現する場合がある。神経症状としては，中枢性運動麻痺（片麻痺，対麻痺，四肢麻痺，単麻痺）と脳幹・小脳症状（失調，構音障害）が多い。認知症，だらしなさ，錯乱，興奮，てんかん発作などの精神神経症状は本症の特徴の一つである。
- ▶ **検査** 血液では，白血球増加，血沈・CRP上昇，IgD・IgA高値などが認められる。髄液では，たんぱく細胞増加（急性期には好中球優位），IgG上昇が認められる。脳CT/MRIでは，大脳，脳幹に多巣性の病変が認められることがある。脳幹部症状の強い例では脳幹萎縮が認められる。そのほか，白血球のタイピング検査でHLA-B51の頻度が高い。
- ▶ **治療** 副腎皮質ステロイド，免疫抑制薬（メトトレキサート）などが用いられる。難治性の場合はインフリキシマブを使用する。

3 小舞踏病（シデナム舞踏病）

- ▶ **概念** 小舞踏病はシデナム（Sydenham）舞踏病ともいわれ，5〜15歳の小児に急性に発症する良性の疾患である。舞踏様運動を主徴とする。リウマチ熱の一症状と考えられている。
- ▶ **症状** 踊るような手つきの，速くて不規則な不随意運動が認められる。このほか，リウマチ熱の症状として，心炎，関節炎，輪状紅斑，皮下結節が認められる。
- ▶ **検査** 血液検査では抗溶血性レンサ球菌抗体（ASO）の高値を認める。
- ▶ **治療** ペニシリンが第1選択薬である。急性期にはステロイド薬投与も有効である。

III 脳・脊髄の変性疾患

　変性疾患とは，原因不明，かつ緩徐進行性の経過をとる疾患の総称である。脳や脊髄の神経細胞が徐々に死んでいく。中年期以降に発症することが多く，加齢と関連がある。一部が遺伝性で，遺伝子の異常がわかっている疾患もあり，治療法の開発も夢ではなくなってきている。

A アルツハイマー病, ピック病

1. アルツハイマー病

アルツハイマー病	
概念/定義	● 40歳以降に物忘れで発症する最も頻度の高い認知症性疾患である。アルツハイマー型認知症ともよばれる。
原因	● 脳の中にβ（ベータ）アミロイドたんぱくという溶けにくく，分解されにくい変性たんぱくがたまることにより発症すると考えられている。
症状	● 症状は，初期，中期，末期で異なる。①初期像：記憶，記銘の障害で発症する。②中期像：空間失見当識が現れる。③末期像：数年で全失語，全失行，全失認に至り，無動性無言（しゃべらない，動かない）となる。食事ができなくなるため，胃瘻からの経管栄養が必要になる。
検査	● CT/MRIで脳，特に記憶に関連する海馬の萎縮を認める。最終診断は病理により，老人斑と特徴的な神経原線維変化を確認する。
治療	● アリセプト®，レミニール®，メマリー®などの薬剤が症状の底上げをするが，進行は抑制できない。

▶ **概念** アルツハイマー病（Alzheimer disease）は，40歳以降に物忘れで発症する最も頻度の高い認知症性疾患である。アルツハイマー型認知症ともよばれる。以前は65歳以降に発症する例をアルツハイマー型老年認知症（senile dementia of Alzheimer type；SDAT）とよんで区別していた。脳の中に「β（ベータ）アミロイドたんぱく」という溶けにくく，分解されにくい変性たんぱくがたまることにより発症すると考えられている。βアミロイドたんぱくは，顕微鏡でみると「老人斑」として観察される。記憶を司る海馬とよばれる側頭葉内側面から変性が始まり，言葉や空間認知を担当する頭頂葉へ広がり，その後，意欲や創造力の中枢である前頭葉を障害する。1000人に1人が発症する。65歳以降では100人に1人の発症率で，80歳代にピークがある。性差はない。一部に遺伝するものもある。

▶ **症状** 症状は，初期，中期，末期で異なる。

①**初期像**：記憶，記銘の障害で発症する。物を置いたり，しまったりした場所を忘れる，何気なく行っていた事務的な手順を間違える，今しがた自分で言ったことを忘れて同じことを何度も繰り返し言うなどの症状が出る。日付も覚えられなくなる（図4-34）。この時期には自覚があり，時に不安を感じる。計算力，注意力，判断力の低下を伴う。感情面では易怒性や易刺激性を示す一方，自発性低下，積極性低下も認められる。ある種の礼節は保たれ，一見まとまった対人態度，周囲の状況に適合した対応を示す。生活を共にしている人には異常がわかるが，たまに外で会うだけなら，異

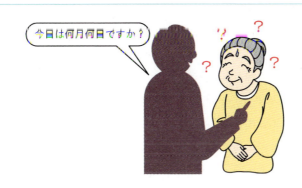

図4-34 アルツハイマー病の初期像①：日付が覚えられなくなる

常に気づかないのがこの時期の特徴である（図4-35）。

②**中期像**：空間失見当識が現れる。慣れた道にもかかわらず迷う，自分の家のトイレにさえ行けず，うろうろするようになる。ジャンケンの「チョキ」の手ができなくなるなどの構成行為障害が出現し，食事やトイレの後始末ができなくなったり，洋服が正しく着られなくなったり（着衣失行という）する。健忘失語を伴い，見慣れた物の名前を忘れてしまう。パーキンソン症状，ミオクローヌス，痙攣が出ることもある。徘徊や嫉妬妄想などの周辺症状すなわち認知症の行動心理徴候（behavioral and psychological symptoms of dementia；BPSD）が出現し，介護が困難になってくる。

③**末期像**：数年で全失語，全失行，全失認に至り，無動性無言（しゃべらない，動かない）となる。食事ができなくなるため，胃瘻からの経管栄養が必要になる。

▶**検査と診断** CT/MRIで脳，特に記憶に関連する海馬の萎縮を認める。最終診断は病理により，老人斑と特徴的な神経原線維変化（細胞骨格の一部が変性し，折り重なったもの，主に神経細胞体にみられる）を確認する。

▶**治療** アリセプト®，レミニール®，メマリー®などの薬剤が症状の底上げをするが，進行は抑制できない。現時点では，どこでどうケアするか，ケースワークが中心となる。BPSDに対しては向精神薬を使用することもある。

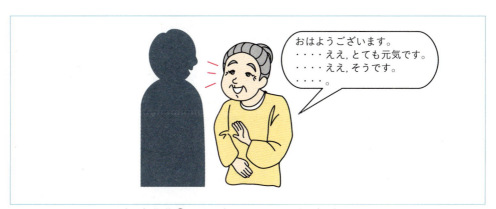

図4-35 アルツハイマー病の初期像②：たまに会うだけなら，異常に気づかない

Ⅲ 脳・脊髄の変性疾患

2. ピック病

▶ **概念・症状** ピック病（Pick disease）*は，アルツハイマー病の1/10〜1/15と比較的まれである。40〜60歳代に反社会的な人格変化で発症する。落ち着きなく動き回るようになったり，自発性が欠如したりする。その後，「考え無精」とよばれるように，非協力的，不熱心，無関心で，人を馬鹿にしたような対人態度をとるようになる。自発言語が乏しくなり，同じフレーズをどの場面でも使う特徴的な「滞続言語」がみられる。全経過2〜15年で無動性無言に至る。頭部のCT/MRIで，側頭葉もしくは前頭葉に限局した強い萎縮を認める。

▶ **治療** BPSDに対する向精神薬以外に治療薬はない。

B パーキンソン病，パーキンソン症候群

1. パーキンソン病

Digest

パーキンソン病	
概念/定義	● 40歳以降に，安静時の手足の震え，ないしは動作緩慢で発症し，独特の歩行障害を呈する。レボドパ（L-ドーパ）製剤によく反応する疾患である。
原因	● 中脳の黒質にあるメラニン含有神経細胞がほぼ選択的に脱落するため，その投射先である被殻において，メラニン含有神経細胞が分泌しているドパミンが欠乏する。それによって種々の運動症状を引き起こす。
症状	● ①筋強剛，②安静時振戦，③無動の3大徴候が出現する。特徴の一つとして必ず症状に左右差がある。進行すると，さらに立直り反射障害・姿勢保持障害をえて4大徴候となる。また，このほか構音障害・嚥下障害，精神症状，自律神経症状なども加わる。
検査	● 頭部のCT/MRIは正常であるが，RI検査で線条体（主に被殻）でのドパミントランスポーターの減少や心筋での交感神経終末の減少を認めるのが特徴である。
治療	● パーキンソン症状に対して，レボドパ製剤，ドパミン作動薬，ドプス®，エフピー®，コムタン®，アーテン®などを症状に応じて投与する。

▶ **概念** パーキンソン病（Parkinson disease）は，40歳以降に，安静時の手足の震え，ないしは動作緩慢で発症し，独特の歩行障害を呈する。レボドパ（L-ドーパ）製剤によく反応する疾患である。人口10万人に50〜80人発症する。中脳の黒質にあるメラニン含有神経細胞がほぼ選択的に脱落するため，その投射先である被殻において，メラニン

---

*ピック病：以前はアルツハイマー病以外の認知症をピック病とよんでいたが，いくつかの蓄積する異常たんぱくが明らかになったため，それによる分類に細分化された。その結果，異常たんぱくの1種3リピートタウが蓄積する疾患のみをピック病と称するようになり，ピック病を含めた上位概念として前頭側頭葉変性症（frontotemporal lobar degeneration；FTLD）という疾患概念が導入された。

含有神経細胞が分泌しているドパミンが欠乏する（図4-36）。それによって種々の運動症状を引き起こす。ゆえに脳内でドパミンに変わるレボドパ製剤やドパミン作動薬が有効なのである。

特徴的なのは黒質の神経細胞のなかにαシヌクレインが変性凝集していることで、その凝集体を「レビー小体」という。

▶**症状**　以下の3大徴候が出現する。特徴の一つとして必ず症状に左右差がある。

①**筋強剛**：筋肉が固くなる、こわばる。診察のとき、主に肘を他動的に屈伸させると、歯車のようなまたは鉛管のような抵抗を感じる（図4-37 ①）。

②**安静時振戦**：リラックスしていると片側の上肢や下肢や顎が震える（図4-37 ②）。動作を始めたり姿勢を変えると止まるのが特徴である。本態性振戦にみられる姿勢時振戦とはその点で区別される。

③**無動**：運動が少なくなって遅くなる。診察のとき、前腕の回内・回外を繰り返させると動きの少なさがわかる（図4-37 ③）。顔の筋肉の無動が特徴的な仮面様顔貌となる。

進行すると、さらに1つ加えて4大徴候となる。

④**立直り反射障害・姿勢保持障害**（図4-37 ④）：突進現象（トットットッと前や後ろに突っ込んで倒れる）、加速歩行（だんだんと早足になって、自分では止められなくなり、倒れる）、小刻み歩行（ストライドが数cmくらいに小さくなる、特に方向転換時に起きる）、すくみ足（かかとから上は動いているが、爪先が床から離れない）、逆説的動作（平地より階段が楽に歩ける）、前傾（前屈み）、側彎（からだが横に傾く）などの症状がある。

運動障害に加え、以下の様々な症状が加わる。

- **構音障害・嚥下障害**。
- **精神症状**：抑うつ傾向（まじめで責任感が強く、自罰的で心配性）。
- **自律神経症状**：便秘、夜間頻尿、起立性・食事性低血圧、発汗過多、流涎、脂顔など。

▶**検査と診断**　頭部のCT/MRIは正常である。ラジオアイソトープ（radioisotope；RI）検

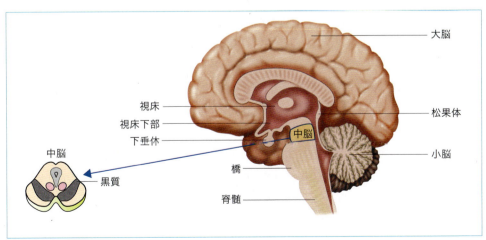

図4-36　中脳黒質

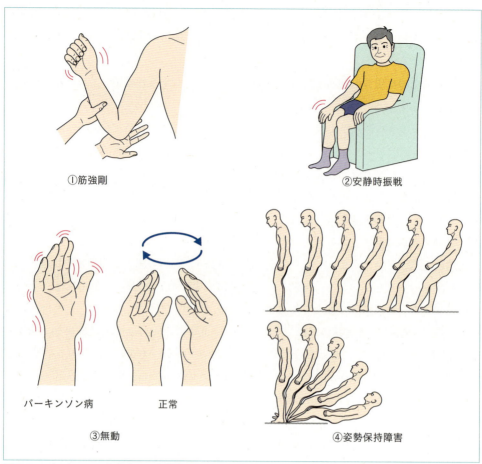

図4-37 パーキンソン病患者の4大徴候

査で線条体（主に被殻）でのドパミントランスポーターの減少や心筋での交感神経終末の減少を認めるのが特徴である。3あるいは4大徴候があり，レボドパ製剤が著効すれば診断は容易である。パーキンソン症候群を除外することが重要である。

▶ **臨床経過と治療** パーキンソン症状に対して，レボドパ製剤，ドパミン作動薬，ドプス®，エフピー®，コムタン®，アーテン®などを症状に応じて投与する。抑うつ症状に対しては抗うつ薬，抗不安薬，抗精神病薬などを，起立性・食事性低血圧に対しては昇圧薬を用いる。緩徐に運動機能が低下し，さらに抗パーキンソン薬の効果が減弱してくると車椅子レベルになる。嚥下障害が進行し，食事ができなくなるため，胃瘻からの経管栄養が必要になる。

▶ **副作用** 抗パーキンソン薬の副作用として，以下のものがあげられる。
①**幻覚妄想**：虫→小動物→人→被害妄想，迫害妄想，嫉妬妄想，幻覚妄想が拡大する。
②**ジスキネジア**：薬が効きすぎて，からだが踊るように勝手に動く。
③**レボドパ製剤の効果減弱**：wearing off現象（薬を飲むと徐々に動けるようになるが，しばらくするとまた動けなくなる），on-off現象（突然動けなくなり，また突然，動けるようになる）が生

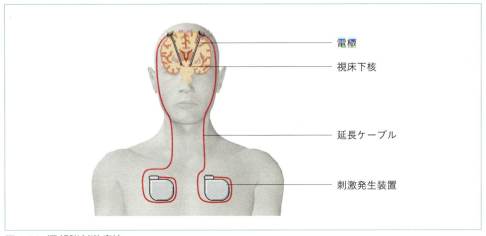

図 4-38 深部脳刺激療法

じる。

▶ **パーキンソン病の手術**　パーキンソン病の手術療法は薬物療法の対極にある選択肢ではなく，薬物療法の欠点を補う治療法として，レボドパ（L-ドーパ）治療に難渋している症例に対して行う。具体的には，症状に顕著な日内変動がある場合，振戦がひどい場合，薬物の副作用が強く薬物療法が困難な場合であり，若年者でレボドパに対する反応が良好な者ほど，手術による著しい改善が期待できる。

手術法としては定位脳手術が行われており，様々な変遷があったが，現在の主流は脳内植え込み電極による深部脳刺激（deep brain stimulation；DBS）で，視床下核刺激が行われている（図 4-38）[3]。

2. パーキンソン症候群

▶ **概念・原因**　パーキンソン病以外にパーキンソン症状を呈する疾患群をパーキンソン症候群（parkinsonism）という。以下のような原因により発症する。治療は，その原因疾患に対応して行われる。

- **変性疾患**：進行性核上性麻痺，大脳皮質基底核変性症，線条体黒質変性症，若年性ハンチントン病など。
- **薬剤性**：向精神薬，制吐薬など。
- **中毒性**：一酸化炭素，マンガンなど。
- **感染**：ウイルス性脳炎，梅毒，クロイツフェルト-ヤコブ（Creutzfeldt-Jacob）病など。
- **脳血管性**：多発性脳梗塞。
- **代謝性**：ウィルソン（Wilson）病，副甲状腺機能低下症，甲状腺機能低下症など。
- **その他**：正常圧水頭症，慢性硬膜下血腫，外傷後脳症など。
- **精神疾患**：精神運動抑制を伴ううつ病，緊張型統合失調症など。

▶ **症状**　特徴的症状を以下に示す。

- **進行性核上性麻痺**（progressive supranuclear palsy；PSP）：中年期以降に，後ろによく転ぶ歩行障害と，多幸的で無頓着になる性格変化で発症する。2〜7年後には，核上性眼球運動障害により眼が動かなくなることが特徴である。頸部が後屈し，仮性球麻痺によりしゃべらなくなり，よくむせるが，よく食べるようになる。肺炎を繰り返し，平均6年で死亡する。
- **大脳皮質基底核変性症**（corticobasal degeneration；CBD）：中年期以降に，肢節運動失行（片方の手や足が不器用になる），失語症，あるいは性格変化，行動異常などの認知症で発症する。進行すると，左右差のある著明な筋強剛（徐々に四肢が曲がって固まり，ギュッと小さくなっていく）や失行のため歩行困難になる。さらに進行すると仮性球麻痺になる。症状はPSPと多少のオーバーラップがみられる。

▶ **治療** 抗パーキンソン病薬や抗うつ薬を使用することがあるが，有効性は確認できていない。

C 多系統萎縮症

▶ **概念** 多系統萎縮症（multiple system atrophy；MSA）は中年以降に発症する。症状により，古典的にはオリーブ橋小脳萎縮症，線条体黒質変性症，シャイ-ドレーガー（Shy-Drager）症候群の3つに分けられるが，最近は運動症状によって，多系統萎縮症小脳型（MSA-cerebellar；MSA-C）と多系統萎縮症パーキンソン型（MSA-parkinsonism；MSA-P）の2つに分けることが多い。いずれの分け方もクリアカットではなく，オーバーラップする部分も多い。両者とも，声門開大障害によるいびき，睡眠時無呼吸のため，突然死の可能性がある。運動症状が徐々に進行すると車椅子となり，嚥下障害のため誤嚥性肺炎を繰り返す。さらに胃瘻造設が必要になり，寝たきりとなって平均10年で死亡する。

▶ **症状** 以下に特徴的な症状を示す。

① **オリーブ橋小脳萎縮症**（olivopontoocerebellar atrophy；OPCA）：MSA-Cに属する。OPCAは，歩行時のふらつき，書くときの手の震えなどの小脳性運動失調で発症する。自律神経障害（排尿障害，起立性低血圧）を伴うことが多い。進行すると構音障害・嚥下障害をきたす。頭部MRIで小脳脳幹の萎縮と被殻，橋の変性を認める。ヒルトニン®やセレジスト®が症状を改善する可能性がある。気管切開をすると生命予後が延びる。

② **線条体黒質変性症**（striatonigral degeneration；SND）：MSA-Pに属する。SNDは，両下肢から発症することと，安静時振戦がないこと以外はパーキンソン病と区別できない。レボドパ製剤はほとんどの例で無効である。

③ **シャイ-ドレーガー症候群**：自律神経症状で発症する。自覚症状としては，立ちくらみ，失神，インポテンツ，無汗，排尿困難，尿・便失禁，頻尿などがある。起立性低

血圧は，ほぼ全例にみられる。いずれは小脳性運動失調かパーキンソン症状が出現する。

D ハンチントン病

▶ **概念**　ハンチントン（Huntington）病はわが国では10万人あたり1～4人の発症率だが，欧米には多い。常染色体性優性遺伝である。
▶ **症状**　以下の症状がある。
- **舞踏病様不随意運動**：30～50歳代に発症する。スピードは自然な動きに近い。まったく不規則な不随意運動で，手足の指先などの先端部に多い。舌打ち，口すぼめ，開・閉口，しかめ面，頻回の瞬目，首振り，肩すくめ，腕振り，腰ゆすり，足の振り出しなどもみられる。睡眠中は消失する。筋の持続的活動の瞬間的な中断もみられる。
- **知能障害と人格障害**：感情の易変性，易刺激性，易怒性，自発性低下，無関心，無為などがみられる。自殺企図，犯罪行為（万引き，放火，殺人など）がみられることも多い。

▶ **検査と診断**　頭部CT/MRIで尾状核の萎縮があり，遺伝子検査で確定する。
▶ **治療**　コレアジン®で不随意運動を軽減させる。

E チック

▶ **症状**　チック（tic）は，自然な動きより速い運動が，本人の意思に関係なく痙攣性，電撃的に起こる疾患である。その動きは目や口の周りの筋，首や肩，四肢にわたる。具体的には，ぱちぱち瞬きをする，肩をぴくっと動かす，頭を振る，顔をしかめる，口を曲げる，口をすぼめる，鼻をフンフン鳴らすなど，上半身に多くみられるが，飛び跳ねる，足踏みをする，脚で蹴るなどのように全身に及ぶ場合や，咳払い，叫びや単語の連発のような発声チックとよばれるものもある。

病態としては，以下のものがあげられる。
- **機能的チック**：器質的原因がまったく不明のもの。
- **ジル・ド・ラ・トゥレット（Gilles de la Tourette）症候群**：全身性のもので，発症は2～15歳（平均7歳）頃であり，男性に多い。「アッ」とか「ウッ」とかの発声や，汚い言葉や恥ずかしいことを言う汚言症が特徴的である。脳波異常が多い。ハロペリドールなどの向精神薬が有効である。
- **症候性チック**：明らかに器質性を思わせるもので，脳炎後遺症などがある。

▶ **原因**　病態によって異なる。
▶ **治療**　ジル・ド・ラ・トゥレット症候群以外は，薬物療法は難しい。

F 脊髄小脳変性症

▶ **概念** 脊髄小脳変性症(spinocerebellar degeneration；SCD)は，小脳性運動失調による歩行時のふらつきで発症する原因不明の疾患で，非遺伝性と遺伝性に分けられる。

- **非遺伝性**：オリーブ橋小脳萎縮症(olivopontocerebellar atrophy；OPCA)，晩発性皮質性小脳萎縮症(late cortical cerebellar atrophy；LCCA)がある。
- **常染色体優性遺伝性**：発症年齢は様々である。極めてゆっくり進行する。マシャドージョセフ病(Machado-Joseph disease；MJD)，脊髄小脳失調症3型(spinocerebellar ataxia 3；SCA3)，脊髄小脳失調症6型(spinocerebellar ataxia 6；SCA6)，歯状核赤核淡蒼球ルイ体萎縮症(dendato-rubro-pallido-luysian atrophy；DRPLA)，脊髄小脳失調症1型(spinocerebellar ataxia 1；SCA1)，脊髄小脳失調症2型(spinocerebellar ataxia 2；SCA2)，その他がある。
- **常染色体性劣性遺伝性**：近親婚(いとこ同士)の子どもに発症する。若年発症が多い(10代)。極めてゆっくり進行する。フリードライヒ失調症(Friedreich ataxia)，ホームズ型皮質性小脳萎縮症(Holmes type cortical cerebellar atrophy)，その他がある。

▶ **検査と診断** CT/MRIで小脳萎縮が明らかである。病歴，血液検査，腰椎穿刺などで，その他の小脳性運動失調をきたす疾患を除外する。遺伝子異常のわかっているMJD，SCA1，2，6，DRPLAなどは遺伝子検査で確定できる。

▶ **症状・治療** 以下に，代表的な疾患の症状とその治療法をあげる。

- **マシャドージョセフ病(MJD)，脊髄小脳失調症3型(SCA3)**：体幹優位の運動失調と下肢のつっぱりで発症する。進行すると眼球運動障害(複視)，眼振，びっくりまなこが現れるが，これはSCDのなかでは特徴的である。末梢神経障害(足のしびれ)を伴うことも多い。さらに進行すると構音障害・嚥下障害が出現する。治療は，ヒルトニン®，セレジスト®はほとんど効果がない。下肢の突っ張りが強いときのみ筋弛緩薬を使う。
- **脊髄小脳失調症6型(SCA6)**：体幹優位の運動失調のみで，寝たきりになることはなく，嚥下障害も生じない。SCDのなかでは，ヒルトニン®，セレジスト®の効果が出やすい病型である。

G 運動ニューロン疾患

1. 筋萎縮性側索硬化症

Digest

筋萎縮性側索硬化症〈ALS〉

概念/定義	● 上位運動ニューロン（大脳皮質-脊髄）と下位運動ニューロン（脊髄-筋）のみが障害される運動ニューロン疾患の一つ。手足・のど・舌の筋肉や呼吸に必要な筋肉がだんだんやせて力がなくなっていく病気である。
原因	● 原因は不明であるが，神経の老化と関連があるといわれている。
症状	● 筋萎縮と筋力低下（下位運動ニューロン症状），痙性対麻痺（上位運動ニューロン症状），構音障害，嚥下障害，舌萎縮，呼吸不全がみられる。
検査	● 神経伝導検査は正常であるが，筋電図で舌を含めた顔面筋，上肢筋，下肢筋のいずれにも神経原性変化が認められれば診断が容易である。
治療	● リルゾール（内服薬）とラジカット®（点滴静注）が唯一の治療薬で，進行をわずかに遅らせるとされている。

▶ **概念** 筋萎縮性側索硬化症（amyotrophic lateral sclerosis；ALS）は，上位運動ニューロン（大脳皮質-脊髄）と下位運動ニューロン（脊髄-筋）のみが障害される運動ニューロン疾患の一つ（図4-39）である。変性疾患のなかでは進行が速い。長い間，原因を研究する手がかりがない状態が続いていたが，最近，TDP-43という蓄積する異常たんぱくが判明した。発症はパーキンソン病の1/10以下で，比較的まれである。

▶ **症状** 成人期に以下の症状で推移する。

- **筋萎縮と筋力低下（下位運動ニューロン症状）**：典型的には片方の母指球が痩せてきて，指に力が入らない症状を呈する（図4-40）。それ以外には腕が上がらなくなったり，首が下がってきたりする。
- **痙性対麻痺（上位運動ニューロン症状）**：膝が曲がりにくくなり，突っ張ったようなぶん回

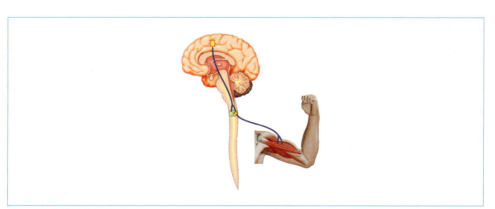

図4-39 筋萎縮性側索硬化症により傷害される運動ニューロン

Ⅲ 脳・脊髄の変性疾患

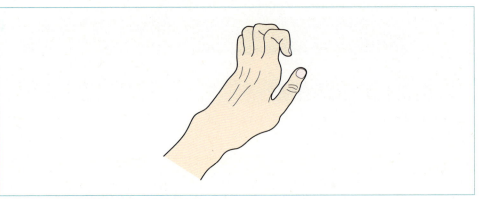

図4-40 筋萎縮性側索硬化症の典型的症状

し歩行になる．
- **構音障害，嚥下障害，舌萎縮**：典型的な経過では，進行すると，これらが加わる．
- **呼吸不全**：さらに進行すると横隔筋麻痺から呼吸不全になり，死に至る．

　末期まで出現しない陰性徴候として，①感覚障害，②眼球運動障害，③膀胱直腸障害，④褥瘡の4徴候があるが，これらは診断上，大切である．

　罹病期間は3か月～20年と様々だが，平均2～3年で呼吸不全で死亡する．人工呼吸器を装着すれば生命を維持することはできるが，病状は進行し完全四肢麻痺になる．

▶ **検査と診断**　神経伝導検査は正常だが，筋電図で，舌を含めた顔面筋，上肢筋，下肢筋のいずれにも神経原性変化が認められれば診断は容易である．頸椎X線写真，頸部MRI，腰椎穿刺などで，他の脊髄障害をきたす疾患を除外する．

▶ **治療**　リルゾール（内服薬）とエダラボン（ラジカット®）（点滴静注）が唯一の治療薬で，進行をわずかに遅らせるとされている．

2. 球脊髄性筋萎縮症

▶ **概念・症状**　球脊髄性筋萎縮症（bulbospinal muscular atrophy；BSMA）は，ケネディ-オルター-サング（Kennedy-Alter-Sung）病ともよばれる．伴性劣性遺伝で，中年期の男性のみに発症する．舌，顔面，球筋や四肢近位筋が主に侵される特徴がある．下位運動ニューロン障害による．上位運動ニューロンは侵されない．手指の振戦，女性化乳房を伴う．

▶ **検査と診断**　血液生化学データ上，CK（クレアチンキナーゼ）高値，耐糖能低下，脂質異常症を示す．確定診断はアンドロゲン受容体遺伝子の存在で行う．

▶ **治療**　3か月に1回の女性ホルモン薬の皮下注射が進行を抑制する．

3. 脊髄性筋萎縮症

▶ **概念**　脊髄性筋萎縮症（spinal muscular atrophy；SMA）は常染色体性劣性遺伝を示し，

下位運動ニューロン障害による左右対称性の顔面，下肢近位筋優位の四肢の筋萎縮と筋力低下を呈する疾患である。発症年齢，臨床経過に基づき，Ⅰ型（重症型）：ウェルドニッヒ-ホフマン（Werdnig-Hoffmann）病，Ⅱ型（中間型），Ⅲ型（軽症型）：クーゲルベルグ-ヴェランダー（Kugelberg-Welander）病に分類される。

▶ **症状・治療** ウェルドニッヒ-ホフマン病は生下時〜6か月の発症である。座位は不可能である。発症後，運動発達は停止し，体幹を動かすこともできず，**フロッピーインファント**＊を呈する。哺乳困難，嚥下困難を伴う。人工呼吸管理をしなければ2歳までに100%死亡する。

クーゲルベルグ-ヴェランダー病は，1歳6か月以降の小児期に発症する。進行は遅く，成人になっても歩行が可能なことが多い。

Ⅳ 脳・脊髄の機能性疾患

脳・脊髄の機能性疾患とは，脳や脊髄に器質的には異常は認められないのに，痛み，からだの震え，不随意運動，痙攣発作などの様々な症状を発作的に呈する疾患のことを指す。このような症状をもつ疾患として代表的なものに，てんかん，失神，頭痛などがある。それでは，本当に脳や脊髄に異常はないのかといえば，異常があるのに画像検査などではとらえられないだけのこともあるとされる。つまり見た目は異常がないように思えても，実際には正常な機能を失っているような疾患のことを機能性疾患という。

A てんかん，失神

1. てんかん（外傷性てんかんを含む）

てんかん	
概念／定義	● てんかんの定義は世界保健機関（WHO）により「種々の成因によってもたらされる慢性の脳疾患であり，大脳神経細胞の過剰な放電に由来する反復性の発作（てんかん発作）を主徴とし，それに変異に富んだ臨床ならびに検査所見の表出を伴う」ものとされる。
原因	● 特発性でその原因がわからないものもあるが，遺伝性，外傷性，代謝性，感染性，悪性腫瘍によるもの，薬物によるものなど，数多くの原因がある。

＊**フロッピーインファント**：生まれた時から筋肉に力が入らないため，ぐにゃぐにゃする（フロッピー）乳児（インファント）のことである。原因としては，筋肉以外に，脳，脊髄，末梢神経，神経筋接合部などに多数の病変がある。

症状	● てんかん発作は大きく部分発作と全般発作の2つに分かれており，このうち全般発作の代表的な痙攣発作が強直間代発作である。この発作は，突然，意識を失い，口を固く食いしばり，呼吸が止まり，手足を伸ばした格好で全身を硬くする強直発作と，膝などを折り曲げる格好をとり，手足をガクガクと一定のリズムで曲げたり伸ばしたりする痙攣を伴う間代発作を繰り返す大発作として有名である。
検査	● 最も重要な検査は脳波で，脳波から得られる情報は，脳波異常の有無だけでなく，痙攣発作の分類や焦点部位を明らかにするときにも有用である。CT/MRIなどの画像検査は，てんかんの原因を解明するうえで重要である。
治療	● てんかん発作のタイプによって異なる。一般に，部分発作にはカルバマゼピンが第1選択とされており，特に単純および複雑部分発作には他の薬物よりも効果が高い。ただし，部分発作が2次性に全般化を起こすものについては，バルプロ酸やフェニトインでも同程度の効果がある。一方，全般発作については，バルプロ酸がすべての全般発作に効果的であり，第1選択となる。そのほか，欠神発作にはエトスクシミド，ミオクローヌス発作と強直間代発作にはクロナゼパムが有効とされている。

▶ **概念**　てんかんは，神経疾患のなかでも頻度が高い疾患の一つでわが国では100万人以上の患者がいるといわれており，年間の発症頻度は10万人に対して30〜50人の有病率をもつ疾患である。てんかんは，神経疾患のなかでは治療法が確立しているものの一つであり，70〜80％が抗てんかん薬治療で発作を抑制できている。残りの20〜30％の難治性てんかんについては，てんかん外科治療や電気・磁気刺激治療などの治療成績が向上しているので，その適応の遅滞ない判断が望まれる。

　治療にあたっては，診断以外の重要な要素がある。それは，てんかんの型，てんかん症候群，複数の疾患に対する複数の治療，個別の生活習慣，個別の基準などである。これらを加味した治療の効果は，診断や病態の理解の向上に還元される。このようにてんかんの治療の基本は，てんかんの診断，てんかん発作の分類のみならず，患者の個別性をも考慮した対応が重要となる。

▶ **診断**　てんかんの診断にあたっては，まず，それが本物のてんかんであるかを見きわめることが大切である。てんかんの定義は世界保健機関（WHO）により「種々の成因によってもたらされる慢性の脳疾患であり，大脳神経細胞の過剰な放電に由来する反復性の発作（てんかん発作）を主徴とし，それに変異に富んだ臨床ならびに検査所見の表出を伴う」ものとされる。てんかんと誤る可能性のある疾患としては，片頭痛，失神，一過性脳虚血発作（TIA），ヒステリー発作，メニエール症候群などがある。さらに，てんかんと診断した後に，これがどのタイプのてんかん発作に属するかを決定することも重要である。それは，分類別に治療薬が異なる場合があるからである。たとえば，強直間代発作と失神，欠神発作と複雑部分発作などは，注意しないと間違えやすいので，十分に注意して診断する必要がある。

　現在，てんかんの国際分類として，「てんかん発作の臨床ならびに脳波学的分類」（表4-10）がある。この分類では，てんかん発作は大きく部分発作と全般発作の2つに分か

表4-10 てんかん発作の臨床的ならびに脳波学的分類（ILAE, 1981）

I. 部分（焦点，局所）発作
　A. 単純部分発作（意識の減損はない）
　　1. 運動徴候を呈するもの
　　　(a) マーチ*しない焦点運動性
　　　(b) マーチする焦点運動性（ジャクソン型）
　　　(c) 回転性
　　　(d) 姿勢性
　　　(e) 声音性（発声あるいは発語停止）
　　2. 身体感覚あるいは特殊感覚症状を呈するもの（単純幻覚，たとえば，ヒリヒリ，ピカピカ，ブンブン）
　　　(a) 身体感覚性
　　　(b) 視覚性
　　　(c) 聴覚性
　　　(d) 嗅覚性
　　　(e) 味覚性
　　　(f) 眩暈性
　　3. 自律神経症状あるいは徴候を呈するもの（上腹部感覚，蒼白，発汗，紅潮，立毛，瞳孔散大を含む）
　　4. 精神症状（高次大脳機能の障害）を呈するもの（これらの症状は，まれには意識減損を伴わずに起こることもあるが，多くは複雑部分発作として経験されることが多い）
　　　(a) 言語障害性
　　　(b) 記憶障害性（たとえば既視感）
　　　(c) 認知性（たとえば夢幻状態，時間感覚の変容）
　　　(d) 感情性（たとえば恐怖，怒り）
　　　(e) 錯覚性（たとえば巨視）
　　　(f) 構成幻覚性（たとえば音楽，光景）
　B. 複雑部分発作（意識減損を伴う。時には単純症状をもって始まることもある）
　　1. 単純部分性に起こり意識減損に移行するもの
　　　(a) 単純部分性特徴（A1～A4）で起こり，意識減損に移行するもの
　　　(b) 自動症を伴うもの
　　2. 意識減損で始まるもの
　　　(a) 意識減損のみをもつもの
　　　(b) 自動症を伴うもの
　C. 部分発作から2次的に全般発作に進展するもの（全般強直間代性のことも，強直性のことも，間代性のこともある）

II. 全般発作（痙攣性あるいは非痙攣性）
　A. 1. 欠神発作
　　　(a) 意識減損のみのもの
　　　(b) 軽い間代要素を伴うもの
　　　(c) 脱力要素を伴うもの
　　　(d) 強直要素を伴うもの
　　　(e) 自動症を伴うもの
　　　(f) 自律神経要素を伴うもの（b～fは単独でも組み合わせでもありうる）
　　2. 非定型欠神
　　　(a) おそらく筋緊張の変化はA1に比べよりはっきりしている
　　　(b) 発作の始初および終末は急激ではない
　B. ミオクローヌス発作，ミオクローヌス攣縮（単発あるいは連発）
　C. 間代発作
　D. 強直発作
　E. 強直間代発作
　F. 脱力発作（失立）
　　（上記のもの，たとえばBとF，BとDの合併が起こりうる）

III. 未分類てんかん発作
IV. 付記

*マーチ：運動発作（痙攣）が，広がっていったり，移動していったりすること。

れており，このうち全般発作の代表的な痙攣発作が強直間代発作（図4-41）である。この発作は，突然，意識を失い，口を固く食いしばり，呼吸が止まり，手足を伸ばした格好で全身を硬くする強直発作と，膝などを折り曲げる格好をとり，手足をガクガクと一定のリズムで曲げたり伸ばしたりする痙攣を伴う間代発作を繰り返す大発作として有名である。てんかんの疾患の分類として，「てんかん，てんかん症候群および発作性関連疾患の分類」（表4-11）がある。

▶原因　てんかんの原因には，特発性でその原因がわからないものもあるが，遺伝性，外傷性，代謝性，感染性，悪性腫瘍によるもの，薬物によるものなど，数多くの原因がある。治療する場合には，その基礎疾患の治療が最優先となるため，原因をはっきりさせることも重要となる。

　てんかんでは，何が誘因となり，どのように発症し，どのような経過をたどるのかが

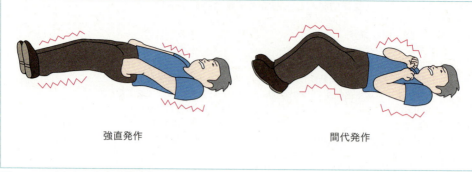

図4-41 てんかんの強直間代発作

表4-11 てんかん，てんかん症候群および発作性関連疾患の分類（ILAE, 1989）

1. 局在関連性（焦点性，局所性，部分性）てんかんおよび症候群
  1.1 特発性（年齢に関連して発病する）
  - 中心・側頭部に棘波をもつ良性小児てんかん
  - 後頭部に発作波をもつ小児てんかん
  - 原発性読書てんかん

  1.2 症候性
  - 小児の慢性進行性持続性部分てんかん（ラスムッセン症候群）
  - 特異な発作誘発様態をもつてんかん
  - 側頭葉てんかん
    - 扁桃核-海馬（辺縁系内側基底部あるいは嗅脳）発作
    - 外側側頭葉発作
  - 前頭葉てんかん
    - 補足運動野発作
    - 帯状回発作
    - 前頭極発作
    - 眼窩前頭発作
    - 背外側発作
    - 弁蓋発作
    - 運動皮質発作
    - コジェフニコフ症候群
  - 頭頂葉てんかん
  - 後頭葉てんかん

  1.3 潜因性

2. 全般てんかんおよび症候群
  2.1 特発性（年齢に関連して発病する。年齢順に記載）
  - 良性家族性新生児痙攣
  - 良性新生児痙攣
  - 乳児良性ミオクローヌスてんかん
  - 小児欠神てんかん（ピクノレプシー）
  - 若年欠神てんかん
  - 若年ミオクローヌスてんかん（衝撃小発作）
  - 覚醒時大発作（GTCS）てんかん
  - 上記以外の特発性全般てんかん
  - 特異な発作誘発様態をもつてんかん

  2.2 潜因性あるいは症候性（年齢順）
  - ウエスト症候群（点頭てんかん，電撃・点頭・礼拝痙攣）
  - レンノックス-ガストー症候群
  - ミオクローヌス失立発作てんかん
  - ミオクローヌス欠神てんかん

  2.3 症候性
    2.3.1 非特異病因
    - 早期ミオクローヌス脳症
    - サプレッション・バースト*を伴う早期乳児てんかん性脳症
    - 上記以外の症候性全般てんかん
    2.3.2 特異症候群

3. 焦点性か全般性か決定できないてんかんおよび症候群
  3.1 全般発作と焦点発作を併有するてんかん
  - 新生児発作
  - 乳児重症ミオクローヌスてんかん
  - 徐波睡眠時に持続性棘徐波を示すてんかん
  - 獲得性てんかん性失語（ランドー-クレフナー症候群）
  - 上記以外の未決定てんかん

  3.2 明確な全般性あるいは焦点性のいずれの特徴をも欠くてんかん

4. 特殊症候群
  4.1 状況関連性発作（機会発作）
  - 熱性痙攣
  - 孤発発作，あるいは孤発のてんかん発作重延状態
  - アルコール，薬物，子癇，非ケトン性高グリシン血症などの急性の代謝障害や急性中毒の際にのみみられる発作

*サプレッション・バースト：脳波上，同期性に不規則高振幅徐波複合が出現し，その間欠期では背景脳波が抑制され，平坦となった状態で，重篤な脳障害を示唆する。

重要である。たとえば，部分的な発作から全般性へと移行するのかなどの臨床的経過が，診断，分類を決定するうえで大切となり，さらに身体所見上，神経症状の有無なども発作の焦点や原因解明のかぎとなる。

▶ **検査**　てんかんで最も重要な検査は脳波で，脳波から得られる情報は，脳波異常の有無だけでなく，痙攣発作の分類や焦点部位を明らかにするときにも有用である。CT/MRIなどの画像検査は，てんかんの原因を解明するうえで重要である。特に40歳以上の初発作や部分発作に対しては，このような画像検査で精査することが必要である。

▶ **治療**　てんかんの治療は，てんかん発作のタイプによって異なる。一般に，部分発作にはカルバマゼピンが第1選択とされており，特に単純および複雑部分発作には他の薬物よりも効果が高い。ただし，部分発作が2次性に全般化を起こすものについては，バルプロ酸やフェニトインでも同程度の効果がある。一方，全般発作については，バルプロ酸がすべての全般発作に効果的であり，第1選択となる。そのほか，欠神発作にはエトスクシミド，ミオクローヌス発作と強直間代発作にはクロナゼパムが有効とされている。

　ただし，薬物の選択では，必ずしも上記の薬が絶対というものでもなく，副作用がある場合，難治の場合などには，他の薬物あるいは2～3剤の薬物の併用も考慮しなくてはならない。また，発作が消失した後に薬を中止するのも慎重に行わなければならない。普通，薬の中止を考えるのは，発作が臨床的に消失し，脳波上でも棘波を認めないことが条件である。さらに，その状態が2～3年経過しても変わらないことを確認したうえで徐々に減量していくのが望ましい。抗てんかん薬は現在でも従来薬が主流だが，従来薬では発作が抑制されないような難治例に対し，新しい抗てんかん薬が治療選択肢として注目されている。わが国で最近認可された新規の抗てんかん薬は，ガバペンチン，トピラマート，ゾニサミド，ラモトリギン，レベチラセタム，ラコサミド，ペランパネルの7つであり，これらの抗てんかん薬は，従来薬に比べて効果スペクトルが広く，副作用が少ない。さらに他剤との相互作用が少ないなどの特徴をもつ。

2. 失神

▶ **概念・症状**　失神は全身の循環系に問題があり，一過性に意識消失をきたす状態で，脳に虚血が生じる病態である。失神では前駆症状として，気の遠くなる感じや，あくび，目のかすみ，冷汗，皮膚の蒼白などが特徴で，その後にほんの数秒で意識障害をもたらす。このとき，全身の筋は弛緩している。普通，意識障害は2～3分で回復し，後遺症は残さないといわれている。

▶ **原因**　自律神経が関与するものとして血管迷走神経性，起立性低血圧性，頸動脈洞性があり，ほかに，心原性由来のものと，過換気症候群，咳嗽性失神などがある。

▶ **治療**　原因をはっきりさせることが重要で，その原因疾患に応じた治療が必要である。

B 片頭痛, 神経痛

1. 片頭痛

- ▶ **概念** 頭痛の診療において最も重要なことは，このごくありふれた症状の後ろに潜む重大な疾患を見逃さず，いったい，どのタイプの頭痛かを見きわめて適切な治療法を選択することである。片頭痛を診断するには，頭痛がいつ起こり，どのような進展を示したか，持続，頻度，性状，誘発因子，増悪因子，随伴症状を明らかにする必要がある。

- ▶ **原因** 片頭痛は脳の血管の拡張によって生じる。この拡張はセロトニン代謝の異常によると考えられている。血小板から放出されたセロトニンの血管収縮作用によって虚血が生じるが，このとき**閃輝暗点**＊などの前兆をきたす。同時にセロトニンは血管の透過性を亢進させ，血中からブラジキニンなどのキニン系の滲出を生じさせる。セロトニンは，モノアミン酸化酵素の活性を増大させることによって分解が亢進し，血管組織によっても摂取されて血中濃度は急速に低下する。つまり，片頭痛の機序には，血管の拡張だけではなく，神経原性の炎症や三叉神経などの神経の発火が関与しているといわれている。血小板からセロトニンが放出される要因としては，素因としての血小板機能の異常に加え，チラミン，アルコールの摂取，ホルモン環境の変化，低血糖，光，騒音，精神的ストレスなどがあるとされる。片頭痛の有病率は，日本人では人口の6％前後で，慢性頭痛のなかでは筋緊張型に次いで多いといわれており（図4-42），男女比は2：3で女性に多い。

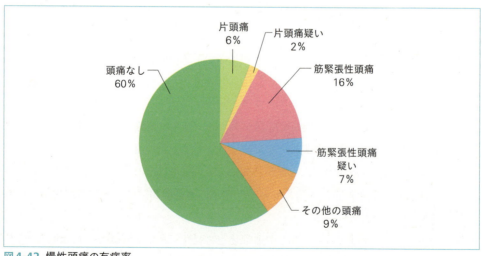

図4-42 慢性頭痛の有病率

＊**閃輝暗点**：片頭痛のとき現れる前兆で，目の前に稲妻のような光が見え，引き続いて物がゆがんで見えたり，目の前が真っ暗になったりする。

- ▶ **症状** 片頭痛は，数分～数十分持続する閃輝暗点などの前兆の後，俗に「ズキンズキン」と表現される拍動性の頭痛が，悪心・嘔吐，羞明，眼瞼下痢，悪寒などを伴って起こる。これを，前兆を伴う片頭痛（migraine with aura）とよぶが，前兆を伴わない拍動性の頭痛もあり，前兆を伴わない片頭痛（migraine without aura）という。特殊な片頭痛に，頭痛発作後，一過性に眼筋の麻痺をきたす眼筋麻痺型片頭痛（opthalmoplegic migraine）がある。眼筋麻痺は，繰り返すうちに回復しにくくなる。このほか，網膜片頭痛，小児周期性症候群などがある。

- ▶ **治療** 片頭痛の急性期の治療にはトリプタン系薬剤（スマトリプタン，ゾルミトリプタン，エレトリプタン，リザトリプタン）が著効する。注射剤（スマトリプタン）もある。また，1つのトリプタン系で無効でも，ほかのもので効果をみることもある。軽症例では非ステロイド性抗炎症薬（NSAIDs）でよい。前兆時に酒石酸エルゴタミンの配合剤を服用して，痙縮後の血管拡張を防ぐ**頓挫療法**＊が奏効することもある。悪心・嘔吐を伴うことが多く，NSAIDsやエルゴタミン使用時には，メトクロプロミドなどの制吐薬を使用する。アセトアミノフェン，アスピリンも鎮痛効果がある。

2. 神経痛

- ▶ **概念** 末梢神経の神経管に沿って生じる発作性の疼痛で，以下のものがあげられる。
  - **頭部神経痛**：三叉神経痛，舌咽神経痛，翼突管神経痛，後頭神経痛では，神経支配領域が頭部にあるため，頭痛としてとらえられることもある。三叉神経痛は40歳以上に多く，男女比は1：2で女性に多い。
  - **その他の神経痛**：坐骨神経痛（殿部，大腿後面，下腿全面，母指），肋間神経痛（胸部），錯感覚性大腿痛（大腿外側），神経痛性筋萎縮症（肩甲から上腕）などがある。

- ▶ **症状** 頭部神経痛には**トリガーゾーン**（trigger zone）＊があり，特定の顔の部位への接触，歯磨き，嚥下，ひげ剃り，咀嚼など，特定の動作によって痛みが引き起こされる。片側の頬部，歯茎に，電撃痛，灼熱痛が突然生じて消失する。その他の神経痛では，いずれも支配領域に突発する電撃痛様の激痛を生じる。

- ▶ **治療** 原疾患の治療が最も重要だが，下記のように神経痛の種類ごとに対症療法を行うことが多い。
  - **視床痛**：神経ブロックやNSAIDsは無効のため，抗うつ薬，抗てんかん薬，メキシレチン，麻薬鎮痛薬などを使用する。
  - **三叉神経痛**：テグレトール，フェニトインなどを用いる。
  - **帯状疱疹後神経痛**：テグレトールの効果は乏しいので，ノイロトロピン，ロキソニン，トリプタノール，抗痙攣薬，NMDA受容体拮抗薬などを使用するが，それでも

＊ **頓挫療法**：片頭痛発作が起こったとき，なるべく早く頭痛を鎮めるために内服薬を服薬して痛みを抑える治療法。
＊ **トリガーゾーン**：特定の部分に触れると，痛みが発生する。その領域をトリガーゾーンという。

Ⅳ　脳・脊髄の機能性疾患

効果がないときは神経ブロックを使用する。

C ナルコレプシー

- **概念** ナルコレプシー（narcolepsy）は，患者が昼間に耐えきれない眠気で居眠りをしてしまう睡眠発作を主症状とするものである。俗に居眠り病とよばれ，睡眠過剰症候群に分類されている。
- **症状** ナルコレプシーの4主徴は，①睡眠発作，②情動脱力発作，③入眠時幻覚，④睡眠麻痺である。
  - **睡眠発作**：日中，耐え難い眠気におそわれ，どのような場面でも数分〜数十分間眠り込んでしまうもので，睡眠発作後は熟眠感がある。
  - **情動脱力発作**：カタプレキシー（cataplexy）とよばれ，笑ったり怒ったりするような激しい情動の際の全身の脱力発作である。
  - **入眠時幻覚**：入眠時に見る幻覚のことで，患者はこの幻覚の内容を鮮明に覚えている。
  - **睡眠麻痺**：いわゆる「金縛り」のことで，入眠時にからだが動かなくなる状態をいう。
- **原因** ナルコレプシーの患者ではレム睡眠がしばしば出現し，これが症状と密接に関係しているのではないかといわれている。レム睡眠障害の特徴は，覚醒状態とレム睡眠が容易に移行し，レム睡眠でみられる筋緊張消失が意識状態と解離して生じる点にある。家族内発症が多く，最近，遺伝性素因として**ヒト主要組織適合抗原**（human leukocyte antigen；HLA）*の型が注目され，HLA-DR2とDQ1が100％に陽性を示す。
- **治療** 治療としては，日中の覚醒をメチルフェニデートで維持し，夜間睡眠時の他の症状に対しては，イミプラミンなどの抗うつ薬で対処する。このように，それぞれの薬剤の投与時刻は極めて重要であり，誤ると症状が増悪することもある。経過をみて改善されれば，減量していく。また，規則正しい生活をさせることも大切である。

D メニエール症候群

- **概念・原因** メニエール（Ménière）症候群は，末梢性めまい発作の代表的疾患であり，内リンパの生産過剰または吸収障害が原因とされている。自律神経の機能異常を基調とした迷路血管，特に血管条の機能失調説やアレルギー説，代謝異常説，ウイルスなどの感染説などが病因と考えられているが，いずれも明らかではない。
- **症状** 症状としては，激しい回転性のめまいが自発性・突発性に起こることが多く，難聴や耳鳴を随伴し，症状が特に激しい場合は悪心・嘔吐も伴うことが多いが，他の脳神

＊**ヒト主要組織適合抗原**：組織移植に際して拒絶反応が起こるかどうかは，細胞の表面に存在する抗原により決定される。これに対する抗体が作られて拒絶反応が起こる。拒絶反応の発生に関係がある抗原のうちで特に強力なものを主要適合性抗原（MHA）とよび，ヒトではヒト主要組織適合抗原（HLA）という名称でよばれている。

経症状は伴わない。発作は1～2日で治まるものの，反復することもある。一般にストレスなどが誘因といわれている。身体所見としては，水平回旋性眼振が一過性に出現し，さらに感音性の難聴を伴うことがある。

▶**治療** 治療には，循環改善薬（カリジノゲナーゼ），眩暈薬（げんうん），安定薬（メキサゾラム，ジアゼパム）などが使用される。

E 自律神経失調症，心身症

Digest

自律神経失調症

概念/定義・症状	● 全身性の愁訴としては，からだのだるさをはじめとして易疲労性，寝汗などの訴えがある。さらに食欲不振，腹部不快感，便秘，胃痛，動悸，息切れ，のぼせ，冷感，頭痛，不眠，めまい，肩こり，しびれ，腰痛などの様々な症状を認める。これらの不定愁訴の原因は明らかでない。
原因	● 器質的な原因による自律神経の障害ではない。
治療	● 身体的・精神的状態を整理し，理解させることが一種の心理療法となり，治療として役立つ場合がある。薬物療法としてはベンゾジアゼピン系の抗不安薬が中心となり，ソラナックス®，レキソタン®，セルシン®などが使用されている。

▶**概念・症状** いわゆる自律神経失調症や心身症は，器質的な原因による自律神経の障害ではない。全身性の愁訴(しゅうそ)としては，からだのだるさをはじめとして易疲労性，寝汗などの訴えがある。さらに食欲不振，腹部不快感，便秘，胃痛，動悸(どうき)，息切れ，のぼせ，冷感，頭痛，不眠，めまい，肩こり，しびれ，腰痛などの様々な症状を認める。これらの不定愁訴の原因は明らかでない。

▶**治療** 自律神経失調症では，身体的・精神的状態を整理し，理解させることが一種の心理療法となり，治療として役立つ場合がある。薬物療法としてはベンゾジアゼピン系の抗不安薬が中心となり，ソラナックス®，レキソタン®，セルシン®などが使用されている。しかし，なんといっても治療の基本には信頼ある医師-患者の関係が最大・最強の薬になることを忘れてはならない。

V 脳・脊髄の腫瘍性疾患

A 脳腫瘍

1. 脳腫瘍総論

脳腫瘍

概念/定義	・脳腫瘍は頭蓋内に発生する腫瘍である。
分類	・脳およびその関連組織に由来する原発性脳腫瘍（髄膜腫，神経膠腫，下垂体腺腫，神経鞘腫など）と，身体他部の悪性腫瘍が転移した転移性脳腫瘍とに分けられる。
症状	・腫瘍部位に応じた局所神経症候を示した後，頭蓋内圧亢進症候をきたす。大脳病変では，片麻痺，言語障害，視野障害，てんかん発作などが多くみられる。小脳病変では，運動失調，平衡障害などを認める。
検査	・画像診断法である CT/MRI が主となる。
治療	・原則は，手術的に切除してその種類を病理的に確認し，その種類によっては補助療法（放射線療法や化学療法）を加える。

 概念

　脳腫瘍は頭蓋内に発生する腫瘍で，脳およびその関連組織に由来する原発性脳腫瘍と，身体他部の悪性腫瘍（がん）が転移した転移性脳腫瘍とに分けられ，前者がおよそ82％，後者が18％である。頭蓋とは脳を収容する骨構造を指し，脳の関連組織とは，脳から出る末梢神経（脳神経），脳を包む髄膜，血管などである。頭蓋骨自身の腫瘍も便宜上，脳腫瘍に含めることがある。

　原発性脳腫瘍の発生頻度は人口10万人当たり年間10人程度とされ，髄膜腫，神経膠腫，下垂体腺腫，神経鞘腫などが主なものである。種類別頻度は図4-43 のようになる。これらは原則として，脳から身体他部に転移することはない。

 症状

　通常，腫瘍部位に応じた局所神経症候を示した後，頭蓋内圧亢進症候をきたし，放置すれば死に至る。局所神経症候（または局在症候）のうち，大脳病変では，片麻痺，言語障害，視野障害，てんかん発作などが多くみられる。小脳病変では，運動失調，平衡障害などを認める。下垂体腺腫における内分泌症状や，聴神経腫瘍（神経鞘腫）における難聴などの特異なものもある。末期症状としての慢性頭蓋内圧亢進症候は3徴候（頭痛，嘔吐，うっ血乳頭）としてよく知られている。

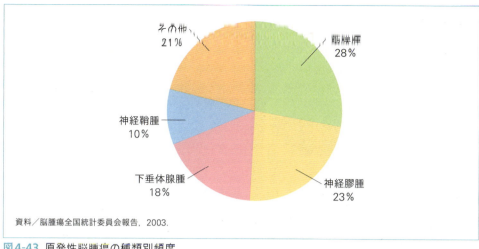

図4-43　原発性脳腫瘍の種類別頻度

❸治療

　原則は，手術的に切除してその種類を病理的に確認し，その種類によっては補助療法（放射線療法や化学療法）を加える。開頭術では，頭皮切開の後，数個の小孔（バーホール）を開けて骨弁を作成，これを翻転して頭蓋内の腫瘍に接近し，切除する（図3-21参照）。

　このほか，脳室内腫瘍では頭蓋に小孔のみを開け，そこから内視鏡を挿入して手術する方法（内視鏡下手術），鼻中隔粘膜下から下垂体に到達して腺腫を切除する方法（経蝶形骨洞手術），あるいはガンマ線を腫瘍に集中させて照射するガンマナイフ療法（図3-25参照）なども実施されている。

2. 脳腫瘍各論

1　神経膠腫（グリオーマ）

▶ **病態**　原発性脳腫瘍の約1/4を占める。脳の構成要素である神経膠細胞から発生する。脳実質に浸潤性に成長し，悪性である（図4-44）。手術的に全摘出が困難で，脳幹

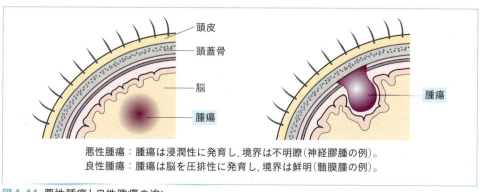

悪性腫瘍：腫瘍は浸潤性に発育し，境界は不明瞭（神経膠腫の例）。
良性腫瘍：腫瘍を脳を圧排性に発育し，境界は鮮明（髄膜腫の例）。

図4-44　悪性腫瘍と良性腫瘍の違い

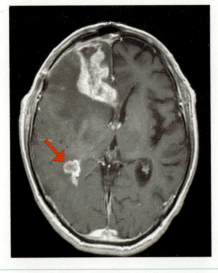

右前頭葉のみならず，脳室を介して右後角（→）にも腫瘍部分の広がりを認める。

図4-45 悪性度の高い神経膠腫の一例（T1強調Gd増強画像）

など発生部位によっては，生検（腫瘍を小部分切除し，病理学的悪性度を確定する）ですらしにくいこともある。

▶ **症状・診断** 局在症候を早期に呈することもあるが，てんかんや頭蓋内圧亢進症候で見つかることも多い。診断はCT/MRIによる（図4-45）。

▶ **治療・予後** 悪性度には幅があり，高いものには手術後に放射線療法や化学療法を加える。悪性度の最も高いものでは，術後3年を超えて生存しにくい。

2 髄膜腫

▶ **病態** 原発性脳腫瘍の約1/4を占める。最近，MRIなどの検出能の向上により，その頻度が増えている腫瘍でもある。脳を包む髄膜より発生し，脳を外から圧迫するため，全摘出が可能で良性腫瘍の代表格である（図4-46）。ただし，神経や血管を巻き込んでいる場合には全摘出が困難で，腫瘍の一部を残さざるをえない場合もある。

▶ **症状** 早期から局在症候を示すこともあるが，大きくなるまでしばしば無症状のこともある。

▶ **診断** CT/MRIによる。造影剤により，腫瘍は均一に染まることが多い（図4-46）。

▶ **予後** 術後の予後は一般に良好である。

3 下垂体腺腫

▶ **病態・症状** 原発性脳腫瘍の約18％を占める。ホルモン産生腫瘍とホルモン非産生腫瘍とがあり，前者のほうが多く約60％を占める。いずれもトルコ鞍外に進展し視神経交叉を圧迫すると，特徴的な両耳側半盲を呈する。

また，ホルモン産生腫瘍では，その分泌ホルモンにより，それぞれ特異的な症状を呈

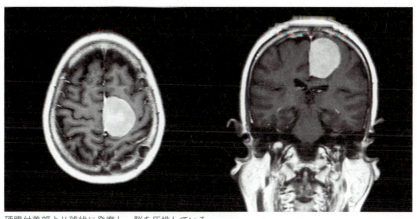

硬膜付着部より球状に発育し，脳を圧排している。

図4-46 傍矢状洞髄膜腫の一例（T1強調Gd増強画像）

するため，ホルモン非産生腫瘍より早く見つかることが多い。プロラクチン産生腫瘍では，女性で無月経，乳汁分泌を示す。成長ホルモン産生腫瘍では，若年発症で巨人症，成人発症で先端巨大症となる。ACTH（副腎皮質刺激ホルモン）産生腫瘍は，体幹部の肥満，満月様顔貌などを特徴とするクッシング病を呈する。

▶ **診断** 通常のCT/MRIに加え，トルコ鞍造影，さらに，内分泌機能検査が重要となる（図4-47）。

▶ **治療** 多くは前述の経蝶形骨洞手術が行われる。これにより，通常の大きさの腫瘍では，十分な視神経減圧とホルモン値の正常化をきたすことができる。プロラクチン（PRL）産生腫瘍には，ブロモクリプチン内服も有効である。

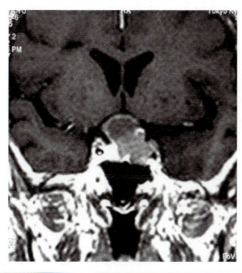

トルコ鞍内から上方に伸展し，視神経交叉を圧排している。

図4-47 下垂体腺腫の一例（T1強調Gd増強画像，前額断面）

V 脳・脊髄の腫瘍性疾患

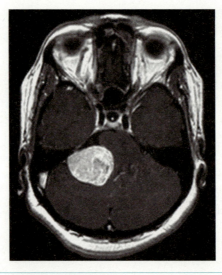

図 4-48 聴神経腫瘍の一例（T1 強調 Gd 増強画像）

4 神経鞘腫

- ▶ **病態** 末梢神経を被覆する神経鞘のシュワン（Schwann）細胞から発生する。原発性脳腫瘍の約 10％ を占める良性腫瘍である。
  　頭蓋腔では，そのほとんどが聴神経から発生し，**聴神経腫瘍**とよばれる。聴神経腫瘍は，発生した側の難聴・耳鳴で発症するが，時に発見が遅れ，見つかったときには三叉神経や小脳症状を呈する大きな腫瘍になっていることがある。まれに，両側に聴神経腫瘍を発生する遺伝性の神経線維腫症第 2 型（NF2）もみられる。
- ▶ **診断** CT/MRI によるが，特に造影剤を併用した MRI が有力である（図 4-48）。
- ▶ **治療** 後頭下開頭による腫瘍切除が行われるが，小型腫瘍についてはガンマナイフ療法も実施される。

5 血管芽腫

- ▶ **病態** 全脳腫瘍の約 1％ で，脳血管から発生し小脳に好発する。まれながら血管芽腫のほか，網膜血管腫と，腎臓，膵臓，肝臓などに血管腫や囊胞を多発する遺伝性のフォン・ヒッペル - リンドウ（von Hippel-Lindau）病なども知られる。
- ▶ **診断** CT/MRI のほか，血管造影が有力である。
- ▶ **治療** 手術による全摘出を行う。

6 先天性脳腫瘍

以上の 1〜5 項は，主として，成人に発生する腫瘍であるが，胎児期に非神経組織が神経系に迷入して発生したと考えられる腫瘍の一群があり，先天性脳腫瘍とよばれる。頭

蓋咽頭腫，類表皮腫，類皮腫，奇形腫，胚細胞腫，脊索腫などがある。概して小児や若年者発症が多いが，成人発症もある。

7 転移性脳腫瘍

　上記の腫瘍がいずれも頭蓋内組織から発生するのに対し，頭蓋外の悪性腫瘍（がん）が，脳に転移したものを転移性脳腫瘍とよぶ。通常，がんの既往のある患者が神経症状を呈した場合，これを疑う。進行は速く，週単位で悪化する。原発巣としては，肺がんが最も多く，乳がん（女性），消化器がんと続く。

　CT/MRIでは，しばしば**多発性腫瘍**として示される。腫瘍が単発性の場合，多くは摘出により神経症状の悪化を防ぐことができる。手術の有無にかかわらず，放射線療法と原発巣に応じた化学療法を実施することが多い。

B 脊髄腫瘍

▶ **病態**　脊柱管内の2つの面，すなわち横断面と高さ（高位）から考える。横断面からは，頻度順に，硬膜内髄外腫瘍，硬膜外腫瘍，髄内腫瘍に分けられる。また，高位別では胸髄に最も多く，頸髄，腰髄，仙髄と続く。腫瘍の種類別では，髄膜腫が最も多く，次いで神経鞘腫（ともに硬膜内髄外），神経膠腫（髄内），転移性腫瘍（硬膜外）の順である。

▶ **症状**　脊髄の障害レベルに応じた症状を呈するが，そのなかで，経過中，脊髄半切症候群（ブラウン・セカール症候群）がみられることがある。しばしば不全型を呈することが多いが，典型的には脊髄障害レベルより下方に，①同側の運動麻痺・深部感覚消失と，②反対側の温・痛覚消失とを認める。腫瘍が横断面で広範囲となれば症状も両側性となる。

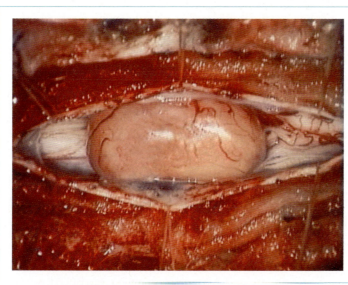

小指頭大の境界鮮明な硬膜内髄外腫瘍が，脊髄を後方から圧迫している。

図4-49　頸髄部神経鞘腫の手術写真（椎弓切除後，後方から見る）

- ▶ **診断** MRIにより腫瘍像を検出する。
- ▶ **治療・予後** 手術的に切除する（図4-49）。全摘出可能な硬膜内髄外腫瘍では予後がよいが，脳腫瘍と同様，神経膠腫ではよくない。

VI 脳脊髄液の圧・還流障害

脳脊髄液すなわち髄液（cerebrospinal fluid；CSF）は，脳室内の脈絡叢などで作られ，主として上矢状洞のクモ膜顆粒から吸収される。その産生量は0.35mL/分（500mL/日）で，脳脊髄液の総量が約120～140mLであるため，1日に4回も入れ替わる計算になる。

脳脊髄液圧は頭蓋内圧とほぼ同義語で，側臥位で腰椎穿刺を行って測定した圧をもって示される。成人の正常値は安静時で50～200mmH$_2$Oである。

頭蓋内圧の上昇は，脳脊髄液に関する異常（還流障害，吸収障害，産生過剰）と，脳の増大（脳実質やその還流血液）によって起こる。

正常な脳脊髄液の循環が障害されると**水頭症**（hydrocephalus）という病態が生じてくる。水頭症とは「脳脊髄液の循環障害に起因して，髄液が脳室またはクモ膜下腔に過剰に貯留する結果，これらの腔が進行性に拡大し，脳に障害を与える状態」と定義される。このうち，脳腫瘍などで脳脊髄液の通過障害が起こると，これより上流にあたる脳室が拡大し，腫瘍のみならず拡大した脳室が占拠性病変として作用し病態を悪化させる（**閉塞性水頭症**）。この場合，原因となっている腫瘍を切除するか，たまった脳脊髄液を排除するなどの方法を講じないと，後述の**脳ヘルニア**を生じる可能性が高い。

このほか，高齢者やクモ膜下出血後などにしばしばみられ，臨床的にも重要な**正常圧水頭症**がある。以下これについて述べる。

正常圧水頭症

正常圧水頭症（normal pressure hydrocephalus；NPH）はハキム（Hakim, A.）とアダムス（Adams, A.D.）によって1965年に提唱された症候群である。画像上，脳室の拡大を認めながら，腰椎穿刺で髄液圧を測ってみると200mmH$_2$O以下と正常範囲である。頭蓋内圧を測定しても正常範囲であるため，一般の水頭症と区別して正常圧水頭症とよばれている。

正常圧水頭症は，高齢者に明らかな原因がなく発症する**特発性正常圧水頭症**（idiopathic normal pressure hydrocephalus；**iNPH**）と，クモ膜下出血や髄膜炎などの後に起こる**続発性（2次性）正常圧水頭症**に分けられる。前者は近年の高齢化に伴い，いわゆる治療可能な認知症として注目され，認知症の数％を占めると推定されている。以下，特発性正常圧水頭症を主体に述べる。

- ▶ **症状** 特徴的なものとして，初老期～老年期に軽度の記憶障害や自発性の低下，思考，

行動の緩慢ないし欠如，尿失禁，不安定歩行などがみられ，古典的にはこれら①認知障害，②尿失禁，③歩行障害を3大徴候とよぶ．このうち歩行障害が最も早期にみられ，かつ最も重要な症状である．続発性でも類似症状が原因疾患の後，発症する．

▶**診断**　特発性（iNPH）では，頭部 CT/MRI において脳室の拡大を認めるほか，前額断で，シルビウス裂の開大と上部円蓋部脳溝の閉塞（脳が上方に詰まった印象）が特徴的で，これを DESH（disproportionately enlarged subarachnoid space hydrocephalus）とよんでいる（図4-50 a）．続発性ではこのような画像にはならず，クモ膜下出血後の水頭症では，しばしば側脳室前角周囲の白質に低吸収域（periventricular lucency；PVL）を認める（図4-50 b）．いずれの水頭症も腰椎穿刺で髄液を 30mL ほど排液して症状改善の有無を確認する．このテストは，とりわけ特発性ではシャント手術の効果を占う意味で重要である．

▶**治療**　脳室－腹腔短絡術（V-P シャント）や腰椎－腹腔短絡術（L-P シャント）（図4-51）が行われる．この手術は，カテーテルの一方を拡大した脳室内や腰部クモ膜下腔に挿入し，もう一方を皮下を通して腹腔内に挿入して過剰な髄液を腹腔内へ導出できるようにするものである．また，カテーテルの一方を心臓へ挿入する**脳室－心房短絡術**（V-A シャント）が行われることもある．シャントカテーテルには逆流防止弁が組み込まれており，髄液圧を自由に設定したり，その設定圧を経過中に変更できるような装置を組み込んだもの（圧可変式バルブ）が開発され，使用されるようになった．

正常圧水頭症の場合，これらの手術により圧を下げることで症状が著明に改善することが多い．

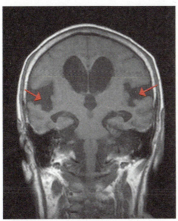
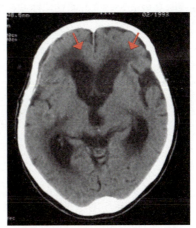

a．特発性正常圧水頭症（iNPH）
脳室拡大のほか，シルビウス裂（→）が開大するものの，脳上部が詰まってクモ膜下腔がほとんど見えない（DESH）のが特徴的．

b．クモ膜下出血後の続発性正常圧水頭症
拡大した側脳室前角周囲に PVL（→）を認める．

図4-50　正常圧水頭症の一例（CT像）

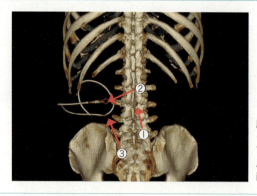

腰椎腹腔シャント（L-P shunt）のチューブはL$_{2-3}$間から腰椎クモ膜下腔に挿入され（①），背面皮下の圧調整バルブ（②）を通って腹壁前面に回り，③から腹腔内に入る。

図4-51 腰椎−腹腔短絡術（L-Pシャント）

B 脳ヘルニア切迫症

　頭蓋内圧亢進が発生しても，頭蓋内のどこも圧が一定（髄膜炎など）であれば，脳の変位は生じない。しかしながら，頭蓋骨で覆われた頭蓋内腔は，大脳鎌や小脳テントという堅固な膜状構造物によりいくつかのスペースに区切られ，その中に脳実質が収まっている。したがって，この一部に占拠性病変が生じると，これらのスペース間に圧差を生じ，圧の高いほうから低いほうへと脳組織が変位し，狭い隙間にはみ出す現象が起こる。これを脳ヘルニアとよび，多くは危険な状態を示す（図4-52）。

　脳ヘルニアが発生すると，変位した部分は壊死に陥り，腫大する。これがさらに周囲脳組織への圧迫と血行障害をもたらし，急速に状態が悪化する。ついにはどのような治療をしても回復しない（不可逆的）状態に陥り死亡する。したがって，脳ヘルニアは不可逆的状態に陥る以前に発見することが必要である。脳神経外科患者を扱う医師，看護師は，頭蓋内圧亢進の推移を厳重に監視し，脳ヘルニアの徴候を決して見逃してはならない。

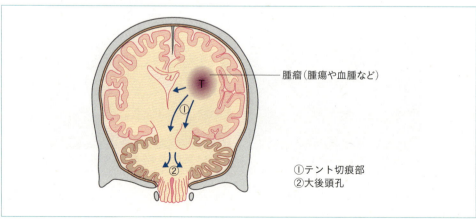

図4-52 脳ヘルニアを示す模式図

脳ヘルニアが発生した場合には，頭蓋内圧亢進の原因を迅速に診断するとともに，緊急に頭蓋内圧を下げる減圧処置をすることが必要である。

1. テント切痕ヘルニア

脳ヘルニアのなかで最も頻度が高く，見逃すと致命的になるので要注意の病態である。鉤ヘルニアは，テント上部の左右いずれか一側に占拠性病変が生じた場合に発生し，同側の側頭葉の内側下面にある海馬回鉤がテント切痕開口部に陥入して中脳，動眼神経を圧迫する。そのため同側の瞳孔が散大して瞳孔不同（アニソコリア）が生じ，対光反射が障害ないし消失する。また，中脳圧迫の結果，進行性の意識障害，反対側の片麻痺を生じる。

中心性ヘルニアは，テント上部で中心線に近い部分に占拠性病変がある場合，ならびに鉤ヘルニアがいっそう進行し増悪した場合に発生する。間脳と中脳が下方に変位し，これらの組織と血管との間にずれを生じ，梗塞や出血が脳幹に起こる。このため眼球運動障害，昏睡，除脳硬直などを生じる。

2. 大後頭孔ヘルニア（小脳扁桃ヘルニア）

前述のテント切痕ヘルニアや中心性ヘルニア進行，もしくは後頭蓋窩の占拠性病変が増大すると，小脳が下方に変位し，その下端にある小脳扁桃が狭い大後頭孔に陥入し，延髄を圧迫，絞扼する。そのため進行性意識障害，生命徴候の異常（徐脈，血圧の上昇，不規則な呼吸から呼吸停止）をきたし，死に至ることが多い。

VII 頭部・脊髄の外傷性疾患

Digest

頭部外傷	
概念／定義	● 頭部への外傷性の損傷である。
原因	● 交通外傷，転落事故，殴打などが主なものであるが，重症なものほど，交通事故の占める割合が高くなる。
分類	● 頭皮の外傷，頭皮部の血腫，頭蓋骨骨折，脳損傷，外傷性頭蓋内血腫などがある。
症状	● 意識障害がある。また，中等度の患者では，陥没骨折や髄液漏，慢性硬膜下血腫などを合併し，外科治療を必要とする。
検査	● グラスゴー・コーマ・スケール（Glasgow Coma Scale；GCS）を用いる。GCSで8点以下（ただし痛み刺激を加えても開眼しない状態を必ず含む場合）を重症頭部外傷とする。GCS 9～12点の状態を中等症頭部外傷，同じく13～15点の状態を軽症頭部外傷とする。
治療	● 外科治療が主となる。

▶ **患者の特徴** 現在，人口10万人当たり年間200〜300人の頭部外傷患者が入院すると見積もられているが，そのうち85％は入院時に意識障害を伴っていない患者である。5％が昏睡を伴う重症頭部外傷患者で，脳神経外科における集中管理，治療を不可欠とする患者である。ほかに，中等度ないし軽度頭部外傷ではあるが，陥没骨折や髄液漏，慢性硬膜下血腫などを合併し，外科治療を必要とする患者がある。これらが脳神経外科で扱わなければならない頭部外傷患者ということになる。

▶ **原因** 頭部外傷の原因は，交通外傷，転落事故，殴打などが主なものであるが，重症なものほど，交通事故の占める割合が高くなる。すなわち，軽症頭部外傷では交通事故によるものは27％だが，重症頭部外傷ではその割合が70％にもなる。

▶ **評価尺度** 頭部外傷（意識障害）の重症度を評価する尺度として，現在，国際的に用いられているのは，**グラスゴー・コーマ・スケール**（Glasgow Coma Scale：**GCS**）である（表2-2参照）。GCSで8点以下（ただし痛み刺激を加えても開眼しない状態を必ず含む場合）を重症頭部外傷とする。GCS 9〜12点の状態を中等症頭部外傷，同じく13〜15点の状態を軽症頭部外傷とする。入院後の死亡率は，重症頭部外傷では40〜50％，中等症頭部外傷で2〜5％，軽症頭部外傷で1％程度である。

1. 頭皮の外傷

▶ **症状** 頭皮は血管に富んでいるために，外傷により出血量が多くなる。そのため，幼児ではショックを起こすこともあるので注意を要する。

▶ **治療** 傷の周囲を広く剃髪し，消毒を厳重に行い，縫合閉鎖する。創部が挫滅していたり，異物を含む場合にはデブリードマンを行う。

2. 頭皮部の血腫

▶ **種類** 皮下血腫，腱膜下血腫，骨膜下血腫がある。皮下血腫は，数日の経過で消失する。腱膜下血腫は，帽状腱膜下で頭蓋骨骨膜の外側に形成される血腫で，乳幼児では非常に大きくなり，時にはショックを起こすことがある。

▶ **治療** 大きなものは穿刺して，貯留した血液を除去し，圧迫包帯をする。骨膜下血腫は，腱膜下血腫ほど大きくならない。新生児にみられる頭皮部の血腫はこの骨膜下血腫である。穿刺を行い，血液を除去したうえで圧迫包帯を行う。

3. 頭蓋骨骨折

1 頭蓋円蓋部骨折

線状骨折は頭蓋骨のひび割れである。触診では触れず，X線写真またはCT（骨条件）によって発見される。線状骨折それ自体は治療の対象にならないが，軽症のものでも，意識障害を示し，かつ頭蓋骨骨折を伴う患者では，頭蓋内血腫を合併する可能性が高い（25％

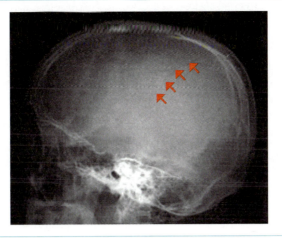

図 4-53 頭頂部の線状骨折（←）を示す頭蓋単純撮影

といわれる）ので厳重な経過観察が必要である（図 4-53）。

陥没骨折は、頭蓋骨の一部に内方に向かうへこみを生じた骨折である。骨が軟らかく弾性に富んだ乳幼児に生じやすい。陥没部に一致した神経症候や脳波異常を呈する場合、著しい醜形を呈する場合には、形成手術が行われる。

2 頭蓋底骨折

▶ **症状**　一般に、円蓋部骨折よりも大きな外力を受けた場合に発生する。骨折の部位に応じて鼻出血、耳出血、髄液鼻漏、髄液耳漏、各種脳神経麻痺などを生じる。
　前頭蓋底の骨折では出血が眼瞼のまわりの皮下に集まり、眼瞼は黒ずみ、腫脹する（めがね状血腫）。錐体骨に骨折がある場合には、耳介後頭の皮膚が皮下出血のため赤紫色〜紫黒色に変化する（Battle 徴候）。

▶ **治療**　保存的治療が行われ、頭蓋内感染を予防しつつ経過をみるが、髄液漏が継続する場合には、頭部外傷による状態が落ち着いたところで、改めて開頭手術を行うことがある。

4. 脳損傷

頭部外傷による脳損傷には、脳実質に肉眼的に認められるような出血や挫傷の変化をまったく示さないもの（脳震盪）と、挫傷、裂傷、出血など、肉眼的にあるいは病理組織学的に明白に認められる変化を伴うもの（脳挫傷）とがある。

1 脳震盪

軽症、中等症の頭部外傷でも、頭部に打撃を受けた直後に一過性に意識を失うことがある。この意識障害は短時間で回復し、通常、数秒〜数分、長くても 5、6 時間以内には意

識清明となる。また，何ら神経症候も残さない。これを脳震盪とよぶ。

　脳震盪の前後にわたり，しばしば記憶が失われるが（**外傷性健忘**），これには外傷の発生以前にさかのぼって記憶を喪失するもの（**逆向性健忘**）と，受傷の瞬間から受傷後にわたる記憶喪失（**外傷後健忘**）とがある。外傷後健忘は一般に，長時間継続し，数日以上にわたることが少なくない。その間，患者は一見正常に反応し，会話を交わすが，後にこの間の記憶がまったくないか部分的にしかないことが判明する。

　脳震盪の機序は不明だが，①頭部打撲の瞬間に神経細胞が興奮し，その後の疲労現象として発生する，②打撲による神経細胞の一時的麻痺による，③頭部打撲により脳循環の自己調節機能の一時的喪失が発生し，それに伴って生じる脳循環障害による，など多くの説がある。

2　脳挫傷

　頭部に加わった外力により，脳実質の損傷をきたし，脳組織に断裂，挫滅，浮腫，大小の出血などを生じた状態を脳挫傷という。前頭葉や側頭葉の下面，蝶形骨小翼に面したシルビウス裂などに生じやすい。

　脳損傷の程度や部位に応じた意識障害，神経症候を呈する。意識障害の強さと長短は脳挫傷の程度に比例し，覚醒後は外傷性健忘が認められる。外傷性健忘の持続時間は，頭部外傷の重症度と並行し，軽症頭部外傷では1〜7日間程度とされている。神経症候は挫傷部位に応じて片麻痺，失語症，同名半盲などが出現する。両側瞳孔の極度の縮小は脳幹の損傷を示唆する。

　脳挫傷では受傷直後から意識障害が継続し，意識清明期（lucid interval）をもたないことが多い。

　CTでは，脳挫傷部は低吸収域として示され，その内部あるいは隣接する部位に点状の高吸収域が散在する所見を示す。

　入院後，症候が増悪する頭部外傷患者については，CT検査を繰り返し行うことが必要である。

5. 外傷性頭蓋内血腫

　頭部外傷に起因する**頭蓋内血腫**は，発生部位によって，①硬膜外血腫，②硬膜下血腫，③脳内血腫に分類される。また，外傷を受け発症するまでの時間により，①急性血腫（頭部外傷から3日以内に意識障害などの症状が出てきたもの），②亜急性血腫（外傷後4〜20日の間に発症したもの），③慢性血腫（外傷後3週間以降に血腫による症候が出現したもの）に分けられる。

　頭部外傷全体のなかで外傷性頭蓋内血腫の発生率は5％前後とされている。

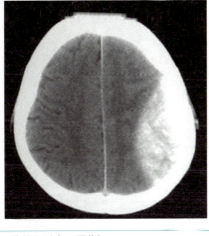

頭頂部の線状骨折（図 4-56 と同じ症例）に伴う硬膜外血腫。頭頂部に高吸収域を認める。

図 4-54 急性硬膜外血腫（CT 画像）

1 硬膜外血腫

中硬膜動脈（まれに同静脈）の損傷による。X 線検査で頭蓋骨（特に側頭骨）に骨折を認める。血腫の 70％は側頭部に生じる。

▶ **診断** CT では血腫に相当して頭蓋骨内縁に接した凸レンズ状の高吸収域を認める（図 4-54）。

意識清明期は約 40％にみられ，受傷後 6 時間以内のことが多い。適切な時期に手術が行われれば救命できる疾患であるため，初期の対応の遅れがあってはならない。

▶ **治療** 開頭手術を行い，血腫を摘出し，必要があれば止血する。血腫は，暗赤色の凝血塊からなり，血腫被膜はない。

2 急性硬膜下血腫

重症頭部外傷に際しては，脳挫傷に伴って急性硬膜下血腫を生じることが多い。広範な脳表血管，あるいは脳実質内血管の損傷による出血が，硬膜下腔に貯留して形成される。

▶ **診断** CT では血腫に一致し，頭蓋骨内縁に沿った三日月状ないし凹レンズ状の高吸収域を認める。

▶ **治療** 開頭手術のうえ，血腫摘出を行うが，死亡率は硬膜外血腫よりもはるかに高く，極めて予後の悪いものである。同時に脳実質損傷を合併することが多く，2 次的な脳浮腫，脳腫脹などをきたすためである（図 4-55）。

3 慢性硬膜下血腫

乳児と 60 歳以上の高齢者に好発する。乳児では分娩時外傷によることが多く，通常，

VII 頭部・脊髄の外傷性疾患

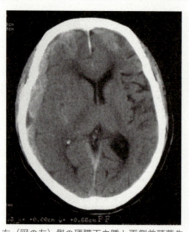
右（図の左）側の硬膜下血腫と両側前頭葉先端部の挫傷，正中構造の左への変位を認める。

図4-55 急性硬膜下血腫（CT画像）

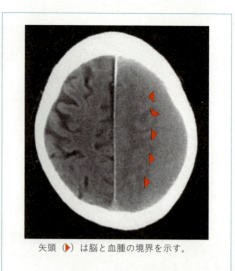
矢頭（▶）は脳と血腫の境界を示す。

図4-56 慢性硬膜下血腫（CT画像）

生後6か月以内に発症する。高齢者の慢性硬膜下血腫は，軽症頭部外傷，それも極めてささいな外傷により発生することが少なくない。外傷から3週間〜3か月たって発症するので，しばしば原因となった外傷を特定できないことがある。

▶治療　ごく軽症の場合には，血腫が自然吸収されて治癒することもあるが，症状を有する場合や血腫の厚い場合には外科治療を要する。手術は局所麻酔下に行われ，血腫の直上部の頭蓋骨に小穿孔を穿ち，ここから液化した血腫内容を除去したうえで，生理食塩水で血腫腔を洗浄する。手術後の経過は良好で神経機能は完全に回復する場合が多い（図4-56）。

6. 脊髄損傷

Digest

脊髄損傷	
概念・原因	・外傷などによる脊椎の脱臼や骨折を原因とした脊髄の損傷である。
症状	・種々の麻痺を伴う。主には，完全麻痺や不全麻痺，四肢麻痺や対麻痺がみられる。 ・ほとんどの脊髄損傷では排尿障害が生じる。
検査	・受傷機転，臨床症状，神経学的所見により診断は容易であるが，骨折や脱臼の有無と程度の検索のため単純X線撮影，脊髄造影，CT/MRIを行う。
治療	・急性期：脱臼，骨折片，血腫による脊髄の圧迫が認められる場合には徒手または頭蓋直達牽引（頸椎の場合）による整復を行う。 整復不能の場合には，観血的整復術や椎弓切除などによる脊髄除圧，内固定具や骨移植などによる脊椎固定術を行うこともある。 ・慢性期：褥瘡，尿路感染，排便障害，関節拘縮，異所性骨化，起立性低血圧などの様々な合併症が生じるため，適切な対症療法や理学療法，看護に努める。

- ▶ **概要・原因** 脊髄損傷は，外傷などによる脊椎の脱臼や骨折に伴って起きる脊髄の損傷である。骨損傷を伴わない場合もあるが，刺創，爆創，射創などによることもある。
- ▶ **症状**
  - **完全麻痺・不全麻痺**：受傷直後には骨折・脱臼の発生した部位に疼痛や腫脹，変形が出現する。そして，脊髄麻痺が出現する。麻痺は，完全麻痺と不全麻痺に分けられる。完全麻痺は，知覚・運動機能の完全かつ持続的消失がみられる。不全麻痺は，症例によるが種々の分布や様々な程度の麻痺が生じる。短期間に回復徴候がみられると，最終的にほとんど麻痺を残さずに回復することも多い。
  - **四肢麻痺・対麻痺**：頸髄(けいずい)損傷は四肢麻痺，胸髄・腰髄損傷では両下肢の対麻痺となる。また，頸髄損傷では肋間筋などの呼吸筋に麻痺が起こる。第5頸髄レベル以下の麻痺では，横隔膜神経機能が残されており換気能は低下するが，自発呼吸は可能である。第4頸髄レベル以上の麻痺では，横隔膜神経も麻痺し，自発呼吸が不能となり，人工呼吸が必要である。そのほか，自律神経の機能障害が関与した発汗障害や浮腫や起立性低血圧なども起こる。頸髄，上部胸髄損傷では，脳浮腫による体温調節中枢障害と考えられる過高熱が生じることがある。
  - **排尿障害**：排尿を司る中枢は仙髄(せんずい)にあり，ほとんどの脊髄損傷で排尿障害が生じる。障害レベルにより障害の内容や程度は様々であり，その病型に応じた治療と管理が必要となる。
- ▶ **検査** 受傷機転，臨床症状，神経学的所見により診断は容易である。単純X線撮影，脊髄造影，CT/MRIを骨折や脱臼の有無と程度の検索のために行う。電気生理学的検査は，脊髄の質的変性の程度や予後を推定するために有用となる。
- ▶ **治療**
  - **急性期**：脱臼，骨折片，血腫による脊髄の圧迫が認められる場合，緊急に徒手または頭蓋直達牽引（頸椎の場合）による整復を行う。整復不能の場合には，観血的整復術や椎弓切除などによる脊髄除圧，内固定具や骨移植などによる脊椎固定術を行うこともある。しかし，完全麻痺を呈する場合は，麻痺の改善が期待できないこともあり，緊急手術の適応は少ない。全身状態の安定後に脊椎の不安定性を改善して，麻痺の拡大を防止のため，脊椎固定術が行われることが多い。

    脊髄浮腫の予防・治療のため，副腎皮質ステロイド薬，頭蓋内圧降下薬などの薬物を使用する。中枢障害による過高熱に対しては，酸素吸入や全身的冷却療法が行われる。また，褥瘡の発生は難治なため，防止に努める。
  - **慢性期**：慢性期では，褥瘡，尿路感染，排便障害，関節拘縮，異所性骨化，起立性低血圧などの様々な合併症が生じる。適切な対症療法や理学療法，看護により最小限にとどめるよう努める。この時期には，訓練による反射を利用した自己排尿訓練も大切である。自力排尿がある程度は可能となる症例もあるが，継続してカテーテルを使用した自己導尿を要する症例も多く，継続した訓練が肝要となる。また，正確な病態評

価によるリハビリテーションを行い，早期の社会復帰を図る。
- **麻痺が固定した場合**：麻痺の固定（通常は6か月～1年）により，回復の可能性がない場合には，患者によく説明し，生活環境の変化への心構えを理解させる必要がある。厳しい現実を認めなければならないことは，患者にとって心理的に大きな負担であり，これを乗り越えさせなくてはならない。

▶ **予後** 受傷後短期間での回復徴候を示すケース以外は，適切な初期治療を行っても麻痺の完全回復が困難であることが多い。麻痺の程度はあるが，治療や看護は生涯続くことになる。脊髄損傷患者は，受傷後には神経麻痺のみではなく，多くの合併症に悩まされる。治療の主眼は，合併症を防止・克服することや，各種訓練により残された機能を最大限に発揮して社会復帰目指すこと，などとなる。

VIII 末梢神経の疾患

▶ **末梢神経とは** 脳幹や脊髄より遠位部の神経を指し，脳神経と脊髄神経に分けられる。また，その機能により運動系，感覚系，自律神経系に分類される。

▶ **末梢神経障害の分類** 末梢神経障害をニューロパチー（neuropathy）とよぶ。ニューロパチーは，障害される神経の部位により，全身の末梢神経がび漫性に障害を受ける多発ニューロパチーと，単一の神経が障害を受ける単ニューロパチーに分けられる。2本以上の複数の神経が障害を受ける場合を多発単ニューロパチーという。神経叢での障害を神経叢症プレクソパチー（plexopathy）とよぶ。

▶ **病理学的区分** 病理学的には，①髄鞘が主に障害を受ける脱髄型と，②軸索が主に障害を受ける軸索変性型に分けられる。軸索変性型には，神経突起が外傷などで障害を受けたときに末梢から起こる変性（ワーラー［Waller］変性）と，代謝性要因などで神経細胞自体が障害を受けたときに，神経遠位部から障害を示す後退性ニューロパチー（dying back neuropathy）とがある。

脱髄型は，ギラン-バレー（Guillain-Barré）症候群などがある。

▶ **症状の特性** 障害を受ける神経の太さにより症状が異なる。大径有髄線維（太い線維）が中心に障害されると，腱反射低下や，深部感覚障害がみられ，小径有髄線維または無髄線維（細い線維）が主に障害されると，温・痛覚障害や自律神経障害がみられる。

▶ **検査の種類** 検査では末梢神経伝導速度検査が重要で，脱髄型のときは神経伝導速度の低下が，軸索変性型のときは活動電位の振幅の低下がみられる。筋電図と組み合わせることにより，その障害部位を決定できる。疾患によっては神経生検，遺伝子検査が必要となる。

A 多発ニューロパチー（多発神経炎）

▶ **概念** 多発ニューロパチー（多発神経炎）とは，末梢神経が全身性に左右対称に障害される病態をいう。発症形式（急性，亜急性，慢性），臨床経過（単相性，緩徐進行性，再発性）や臨床症状（運動障害優位，感覚障害優位，自律神経障害優位）およびその原因（表4-12）などで分類される。病理学的には，脱髄を主体とするもの，軸索変性を主体とするものなど，種々の病態が含まれる。

▶ **原因** 表4-12に示すように，①内分泌・代謝障害，②中毒性，③感染性・傍感染性（AIDP，CIDPを含む），④膠原病・血管炎性，⑤傍腫瘍性，⑥遺伝性，⑦異常グロブリン血症に伴うもの，などの原因があげられるが，糖尿病，慢性腎不全，アルコール症によるものが多い。

▶ **症状** 神経学的に手袋・靴下型の感覚鈍麻（図4-57），異常感覚（痛み，錯感覚など），四肢遠位筋優位の筋力低下，深部腱反射の低下・消失，自律神経障害（起立性低血圧，排尿障害，陰萎など）などが認められる。一般的には長い神経ほど障害が出やすいため，下肢遠位部から症状（たとえば足底部に何か張り付いたような感じ）が出現し，徐々に上肢にも症状が現れる。

▶ **検査** 病歴聴取（遺伝歴の有無，飲酒歴，薬物服薬，有機溶媒，重金属への接触の有無），一般の血液・尿検査のほかに，必要に応じて内分泌代謝系や，自己免疫疾患のスクリーニングを行う。検査としては，末梢神経伝導速度，筋電図，髄液検査，神経生検などが必要である。その他，遺伝性の場合は遺伝子解析が，炎症性や傍腫瘍性の場合は血液中の特殊な抗体検査が参考となる。

▶ **治療** 原疾患の治療が優先される。個々の症状に対して薬物療法，リハビリテーション

表4-12 多発ニューロパチーの原因

障害の種類	原因
内分泌・代謝障害	糖尿病，尿毒症，甲状腺疾患，ビタミンB_1，B_6，B_{12}欠乏，ナイアシン欠乏，など
中毒性	アルコール，薬剤（イソニアジド，ビンクリスチン硫酸塩，シスプラチンなど），重金属（鉛，ヒ素など），有機溶媒（ノルマルヘキサン，トルエンなど），など
感染性・傍感染性	単純ヘルペス，帯状疱疹，ライム病，ハンセン病，ヒト免疫不全ウイルス（HIV）などの感染症，ギラン-バレー症候群（AIDP），慢性炎症性脱髄性多発根神経炎（CIDP）
膠原病・血管炎性	結節性多発動脈炎，アレルギー性肉芽腫性血管炎，全身性エリテマトーデス，シェーグレン症候群，関節リウマチ，など
傍腫瘍性	傍腫瘍性ニューロパチー
遺伝性	シャルコー-マリー-トゥース病，家族性アミロイドニューロパチー（FAP），急性間欠性ポルフィリア（AIP），など
異常グロブリン血症に伴うもの	多発性骨髄腫に伴うニューロパチー，クロウ-深瀬症候群，Mたんぱく血症に伴うニューロパチー

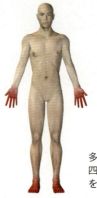

多くは下肢の症状から始まるが，四肢遠位部の左右対称性の障害を認める。

図4-57　多発ニューロパチーにおける手袋・靴下型の感覚障害

などが施行される。

1. 糖尿病性ニューロパチー

糖尿病は先進国における末梢性ニューロパチーの原因として最も多い。糖尿病の細小血管合併症（網膜症，神経症，腎症）の一つで，このなかでは早期に起こりやすい。

▶ **症状**　多発ニューロパチー（代謝障害が主因）と単神経障害（血管障害が主因）とに分けられる。前者は一般的に下肢遠位部（足底部）の知覚異常から始まり近位部へ広がる。感覚神経のほうが運動神経より障害されやすい。無症状であることも多いが，下肢のしびれで糖尿病が発見される例もある。感覚障害により足底潰瘍を形成し壊疽を起こしやすく，フットケアが重要となる。自律神経障害を伴い，起立性低血圧，便秘，神経因性膀胱，尿閉，陰萎，発汗異常などを起こしやすい。また，低血糖時に症状が出ない無自覚低血糖にも注意が必要である。単神経障害型では手根管症候群の合併が多いが，動眼神経麻痺（瞳孔症状を欠く）を合併することもある。

▶ **治療，予防**　血糖の管理が重要である。

2. 炎症性脱髄性多発根神経炎

1　ギラン-バレー症候群

ギラン・バレー〈Guillain-Barré〉症候群

概念／定義	・ギラン-バレー症候群は急性炎症性脱髄性多発根神経炎（acute inflammatory demyelinating polyradiculoneuropathy；AIDP）ともよばれる免疫・炎症性ニューロパチーの代表的疾患である。急性の運動麻痺を主徴とする多発根ニューロパチーをきたす。

原因	・自己免疫反応による末梢神経の髄鞘の傷害が原因と考えられている。
症状	・発症の約2週間前に感冒症状や下痢が先行し，四肢の筋力低下と腱反射の低下・消失が急速に出現する。筋力低下は4週間以内にピークに達し，その後回復する。 ・急性増悪期には，呼吸筋不全，自律神経障害の出現に注意する。
検査	・髄液検査でたんぱく細胞解離（細胞増多のない髄液たんぱく上昇），血清中の抗ガングリオシド抗体の出現などがみられる。
治療	・免疫グロブリン大量療法（IVIG），血漿交換療法が有効だが，両者に効果の差はない。ステロイドは単独では効果がないとされている。IVIGとステロイドパルス療法の組み合わせが注目されている。

ギラン-バレー（Guillain-Barré）症候群は急性炎症性脱髄性多発根神経炎（acute inflammatory demyelinating polyradiculoneuropathy；AIDP）ともよばれる。

▶ **症状** 発症の約2週間前に感冒症状や下痢が先行し，四肢の筋力低下と腱反射の低下・消失が急速に出現する。筋力低下は4週間以内にピークに達し，その後回復する。重症例では呼吸筋麻痺，球麻痺（嚥下・構音障害）が認められ，人工呼吸器による呼吸管理が必要となる。運動麻痺が主体だが，四肢のしびれ感や感覚鈍麻を伴うこともある。そのほか，両側性顔面神経麻痺，自律神経症状（不整脈，血圧変動など）などを伴う。また，外眼筋麻痺，失調を伴うものはフィッシャー（Fisher）症候群とよばれ，本症の亜型である。先行感染としては，カンピロバクター，マイコプラズマ，EBウイルス，サイトメガロウイルスなどの感染症が知られている。

▶ **検査** 末梢神経伝導速度の異常（伝導速度の遅延，時間的分散［活動電位の波形が多相性になること］，遠位潜時の延長，伝導ブロック）がみられ，髄液検査でたんぱく細胞解離（細胞増多のない髄液たんぱく上昇），血清中の抗ガングリオシド抗体の出現などがみられる。

▶ **治療** 免疫グロブリン大量療法（IVIG），血漿交換療法が有効だが，両者に効果の差はない。ステロイドは単独では効果がないとされている。IVIGとステロイドパルス療法の組み合わせが注目されている。多くの場合，2〜4週間で回復し始める。6〜12か月くらいまで回復が遅れることもあるが，多くの症例の機能回復は良好である。一部に回復の悪い軸索型とよばれる群が存在する。

▶ **急性期の注意点** 本症と診断した場合は，入院加療が原則である。特に症状が悪化している時期には集中治療室での管理が必要で，呼吸筋不全の出現や自律神経障害による脈拍や血圧の変動に十分注意する。呼吸筋の脱力だけでなく，顔面，舌，咽頭の筋の麻痺により誤嚥する可能性が高いため，痰の喀出，誤嚥予防が重要である。無治療の場合，3割近くが人工呼吸器管理を要するといわれている。臥床期間が長くなると深部静脈血栓症の予防も必要となる。

2 慢性炎症性脱髄性多発根神経炎

▶ **症状** 慢性炎症性脱髄性多発根神経炎（chronic inflammatory demyelinating polyradiculoneuropathy；CIDP）は，2か月以上の経過で進行する四肢の運動感覚障害を認め，深部

腱反射は低下ないし消失する。その多くは運動障害が優位だが、感覚障害が優位な型もある。慢性の経過をとるが、症状は緩徐進行性、階段状悪化、再燃を繰り返すもの、と様々である。本疾患の亜型に多巣性運動ニューロパチー（multifocal motor neuropathy；MMN）がある。運動障害が主体で、IVIG が有効だが、筋萎縮性側索硬化症との鑑別が重要である。

- ▶ **検査** 髄液のたんぱく細胞解離、末梢神経伝導速度の異常（低下と伝導ブロック、時間的分散の存在、F 波出現率の減少）を認め、腓腹神経生検で脱髄と炎症の存在が確認される。血液検査では抗ガングリオシド抗体が陽性となる型がある。
- ▶ **治療** 免疫グロブリン大量療法（IVIG）、血漿交換療法、ステロイド療法が有効である。免疫抑制薬も使用することがあるが、十分なエビデンスはない。

3. 遺伝性ニューロパチー

遺伝性に起きるニューロパチーをいう。現時点で 70 以上の遺伝子異常が知られている。しかし、遺伝子異常とその表現型である臨床症状は、必ずしも一致しないことがわかってきている。近い将来、再分類される可能性がある。

遺伝性ニューロパチーは、遺伝性運動感覚性ニューロパチー（hereditary motor sensory neuropathy；HMSN）、遺伝性感覚性自律神経性ニューロパチー（hereditary sensory autonomic neuropathy；HSAN）、その他の 3 群に大別される。

1　遺伝性運動感覚性ニューロパチー（HMSN）

- ▶ **症状** 多くは、常染色体性優性、伴性劣性遺伝で、一部に劣性遺伝があるが、孤発例も存在する。緩徐進行性である。症状は下肢遠位部（特に腓骨筋）に強い筋萎縮（下腿の逆シャンペンボトル型萎縮）・脱力、歩行障害（鶏歩）、凹足、鉤足などの足の変形、手足の感覚鈍麻などである。
- ▶ **検査** 神経生検で神経の肥厚（病理学的なタマネギ状［onion-bulb］変化）を認める。末梢神経伝導速度が低下する脱髄主体の HMSN type1 と、伝導速度が低下しない軸索変性主体の type2 とに分けられる。この type1 と 2 とが狭義のシャルコー - マリー - トゥース（Charcot-Marie-Tooth；CMT）病*に一致する。

　また HMSN type1 の亜型に、圧迫性麻痺をきたしやすい遺伝性ニューロパチー（hereditary neuropathy with liability to pressure palsies；HNPP）がある。

　経過が緩慢で手指の振戦を示す例をルーシー - レビイ（Roussy-Levy）症候群として分けることがある。

　デジュリン - ソッタス（Dejerine-Sottas）病（HMSN type3）は新生児期、小児期に発症

＊**シャルコー - マリー - トゥース（CMT）病**：最近の分類では HMSN は CMT とほぼ同義で用いられている。末梢ミエリンたんぱくである PMP22（type1a）、MPZ（type1b）、コネキシン（type1x）などの遺伝子異常が判明している。

し，処女歩行も遅れ，成人期には車椅子生活となることが多い。末梢神経伝導速度の著明な低下もしくは誘発電位の著明な低電位を認める。PMP22，MPOたんぱくなどの遺伝子異常がある。臨床的には先天性低髄鞘形成と区別がつかない。鑑別は神経生検による。

レフサム（Refsum）病は常染色体性劣性遺伝で，α酸化の酵素欠損によるフィタン酸の蓄積が原因となる。ニューロパチーの症状に網膜色素変性症，夜盲，小脳失調などを伴う。食事療法が有効で，早期診断が重要である。

▶ **治療** いくつかの薬物療法が試みられているが確定的なものはない。内反尖足や凹足などに対する関節可動域訓練や装具の工夫などの対症療法が主体である。

2 遺伝性感覚性自律神経性ニューロパチー（HSAN）

▶ **症状** 遺伝性感覚性自律神経性ニューロパチー（HSAN）では，下痢などの消化器症状，起立性低血圧，発汗異常などの自律神経症状，感覚異常，関節変形などがみられる。HSAN1～5の5型に分けられる。

▶ **治療** 個々の自律神経症状に対する対症療法や，リハビリテーションが主体で，根本的治療はない。

3 その他の遺伝性ニューロパチー

遺伝性ニューロパチーには，上記のほか，以下のものがある。

①**遺伝性運動ニューロパチー**（hereditary motor neuropathy；HMN）：からだの末梢の脱力を主徴とし，感覚症状を欠く。7つの病型が知られている。筋萎縮性側索硬化症に似るタイプがあるが，予後は比較的良好である。

②**家族性アミロイドポリニューロパチー**（familial amyloid polyneuropathy；FAP）：アミロイド沈着による多発ニューロパチー（四肢の感覚運動障害）と，自律神経障害（起立性低血圧，膀胱障害，心伝導障害，胃腸症状，陰萎）を主徴とする。進行すると心臓，腎臓，消化管も障害される。沈着するアミロイドたんぱくは，FAP Ⅰ とⅡ型は変異トランスサイレチン，Ⅲ型は変異アポリポたんぱくＡⅠ，Ⅳ型は変異ゲルソリンである。治療として肝移植がある。

③**急性間欠性ポルフィリア**（ポルフィリン症）：酵素のポルフォビリノーゲンディアミネースの遺伝子異常による。腹痛が先行し，その後，ニューロパチーの症状が出現する。ストレス，生理，感染，一部の薬剤などが誘因となる。ヘマチンが有効である。

B 単ニューロパチー，多発単ニューロパチー

特定の単一の神経のみが障害を受けた場合を単ニューロパチーという。血管炎のような全身性の病気が原因で多発性に起きるときを多発単ニューロパチーとよぶ。単ニューロパ

チーは，脳神経系では末梢性顔面神経麻痺（ベル［Bell］麻痺）が，四肢では圧迫（絞扼）性ニューロパチーが多い。糖尿病，慢性腎臓病などの神経を障害する基礎疾患があると，より起こりやすい。

1. 単ニューロパチー

1 末梢性顔面神経麻痺

Digest

末梢性顔面神経麻痺（ベル麻痺）	
概念/定義	● 原因不明の末梢性顔面神経麻痺をベル麻痺とよんでいる。
原因	● ベル麻痺の一部は単純ヘルペスウイルス感染の関与が指摘されている。
症状	● 前額部のしわの消失（中枢性では消失しないので重要な鑑別点となる），閉眼不全，浅い鼻唇溝，口角下垂がみられる。
治療	● ステロイド，ビタミン B_{12} の初期大量投与などがある。単純ヘルペスウイルス，水痘・帯状疱疹ウイルスの関与が疑われるときは抗ウイルス薬（アシクロビル）が併用される。

▶ **症状** 末梢性顔面神経麻痺は，脳橋部の顔面神経核とその末梢の核下性障害で起こる。多くは一側性に急性に発症する。麻痺側では，前額部のしわの消失（中枢性では消失しないので重要な鑑別点となる），閉眼不全，浅い鼻唇溝，口角下垂がみられる（図4-58）。そのほか，障害部位に応じて，聴覚過敏，舌前2/3の味覚低下，涙腺・唾液腺分泌低下などが障害側にみられる。サルコイドーシス，ギラン-バレー症候群のときは両側性のことがある。

▶ **原因** 脳橋部の梗塞，小脳橋角部腫瘍，髄膜炎，梅毒，ライム病などが原因となる。原因不明のものをベル麻痺とよんでいる。ベル麻痺の一部は単純ヘルペスウイルス感染の

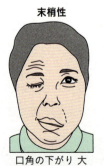 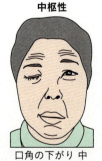

末梢性　　　　　　中枢性　　　　＊左側の麻痺の例

口角の下がり 大　　口角の下がり 中

患側では閉眼力が低下，鼻唇溝が浅くなり，口角が落ちる。
末梢性では額にしわが寄せられず，中枢性との鑑別点となる。

図4-58 末梢性顔面神経麻痺と中枢性顔面神経麻痺

関与が指摘されている。水痘・帯状疱疹ウイルスによる場合はラムゼイ-ハント（Ramsay-Hunt）症候群とよぶ。耳痛で発症し，耳介，外耳道，鼓膜などに水疱を伴い，時に聴神経が侵され，難聴を伴う。

顔面神経の外傷後，ベル麻痺の後などに顔面の一部が痙攣を起こす半側顔面痙攣が生じることがある。

▶ 治療　ステロイド，ビタミンB_{12}の初期大量投与などがある。単純ヘルペス，帯状ヘルペスの関与が疑われるときは抗ウイルス薬（アシクロビル）が併用される。

2 その他の脳神経の障害

脳神経の機能と，それらが障害されたときの症状を表4-13に示した。

限局性の外傷や圧迫などでは単ニューロパチーの形をとるが，末梢神経の第Ⅲ（動眼），Ⅳ（滑車），Ⅵ（外転）神経もしくは第Ⅸ（舌咽），Ⅹ（迷走），Ⅺ（副）神経などは解剖学的に走行が同一のことが多く，同時に侵されることが多い。頭部外傷などでは嗅神経障害を，頭蓋内圧亢進時には外転神経障害を起こす。顔面の痛みを主徴とする三叉神経痛，咽頭後部，舌の後ろ，中耳の痛みを主徴とする舌咽神経痛などが感覚性の障害としてみられる。

脳神経ニューロパチーの原因として，糖尿病（Ⅲ［動眼］，Ⅵ［外転］神経が多い），ギラン-バレー症候群，ハンセン病，サルコイドーシス，がん性浸潤などがある。

表4-13　脳神経の機能と障害されたときの症状

番号	神経	種類	機能	障害されたときの症状
Ⅰ	嗅神経	感覚	嗅覚	嗅覚異常
Ⅱ	視神経	感覚	視覚	視力異常，視野異常
Ⅲ	動眼神経	運動	大部分の眼球運動，開眼	複視，眼位異常，眼瞼下垂，開眼困難
		副交感	縮瞳	散瞳
Ⅳ	滑車神経	運動	内下方への眼球運動	複視，眼位異常
Ⅴ	三叉神経	運動	咀嚼運動	咀嚼筋の筋力低下
		感覚	顔面，口腔の感覚	顔面の感覚低下，角膜反射低下
Ⅵ	外転神経	運動	外側への眼球運動	複視
Ⅶ	顔面神経	運動	顔面の表情，閉眼，閉口	顔面筋の麻痺（閉眼困難など）
		感覚	舌前部2/3の味覚	舌前部2/3の味覚低下
		副交感	唾液，鼻汁，涙の分泌	唾液，鼻汁，涙の分泌異常
Ⅷ	前庭蝸牛神経	感覚	平衡感覚（前庭部分），聴覚（蝸牛部分）	めまい（前庭部分）難聴
Ⅸ	舌咽神経	運動	嚥下運動（Ⅹとともに）	嚥下困難
		感覚	舌後部1/3味覚，咽頭	舌咽神経痛，舌後部1/3味覚低下
		副交感	唾液分泌	唾液分泌低下
Ⅹ	迷走神経	（運動）	嚥下運動（Ⅸとともに）	嚥下困難，構音障害，声帯麻痺（反回神経）
		副交感	心拍調整，消化管蠕動運動，発汗	自律神経障害
Ⅺ	副神経	運動	首の回旋，首をすくめる	胸鎖乳突筋麻痺，僧帽筋麻痺
Ⅻ	舌下神経	運動	舌の運動	舌の麻痺側への偏位

3 圧迫（絞扼）性ニューロパチー

Digest

圧迫（絞扼）性ニューロパチー	
概念 / 定義・原因	・局所的な神経への圧迫・絞扼が原因となり，特定の神経の麻痺を起こす。
症状	・個々の末梢神経では解剖学的に圧迫・絞扼を受けやすい場所があり，触診で神経自体の圧痛を認めることが多い（ティネル［Tinel］徴候）。
治療	・圧迫の除去が最優先される。保存的治療により数週間で軽快することが多いが，手根管症候群，肘部管症候群などでは手術も考慮される。

▶ **原因・症状** 臨床的に頻度が高い。局所的な神経への圧迫・絞扼が原因となり，特定の神経の麻痺を起こす。個々の末梢神経では解剖学的に圧迫・絞扼を受けやすい場所があり（図4-59, 60），触診で神経自体の圧痛を認めることが多い（ティネル［Tinel］徴候）。不良肢位や全身麻酔中の固定不良が原因となることがあり，意識障害の患者，全身麻酔中などの良肢位保持が重要である。またおのおのの神経に特有の固有知覚領域があり，診断に役立つ（図4-60, 61）。重度の場合，整形外科的な手術療法が必要となる。

- **手根管症候群**：手首にある手根管（図4-59）で正中神経が障害を受け，主に第2, 3指のしびれを訴える。成人の0.1〜0.5％にみられ，40〜60歳の女性に多い。しびれは夜間・早朝に強く，手を振ると楽になる。進行すると母指球が萎縮，つまみ動作が拙劣となる。原因としては外傷，透析，妊娠，甲状腺機能低下症，糖尿病などがあるが，多くは手首の過剰な運動に起因する。洋裁，料理人など，手首を使う仕事に従事している人に多い。

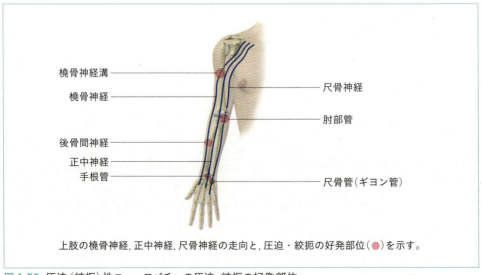

図4-59 圧迫（絞扼）性ニューロパチーの圧迫・絞扼の好発部位

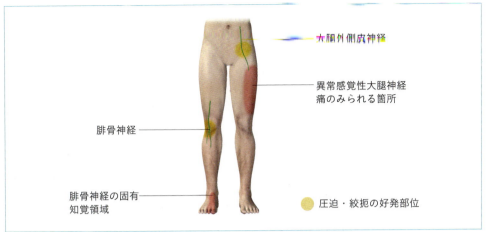

図4-60 大腿外側皮神経,腓骨神経の知覚障害領域と圧迫・絞扼の好発部位

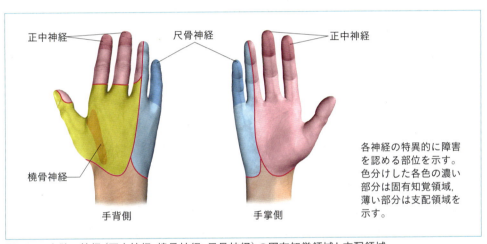

図4-61 上肢の神経（正中神経,橈骨神経,尺骨神経）の固有知覚領域と支配領域

- **肘部管症候群**：尺骨神経が肘部管（図4-59）で障害を受ける。第4指の尺骨側および手掌・手甲の尺骨側の知覚障害（図4-61），第4, 5指の屈曲障害などがみられる。骨折後10年以上経過して発症するものを遅発性尺骨神経麻痺とよぶ。変形肘関節症のほか，不良肢位（頬杖をつくなど）も原因の一つである。
- **橈骨神経麻痺**：橈骨神経が上腕骨中央1/3部の橈骨神経溝もしくは肘関節近傍前腕部で障害を受ける（図4-59）。後者の場合，後骨間神経が主に障害される。第1, 2指間の手甲部の知覚障害（図4-61）と下垂手を呈する。後骨間神経麻痺では知覚障害はなく，下垂指がみられる。泥酔時の不良肢位での睡眠が原因となることが多く，saturday night palsy の俗称がついた。
- **腓骨神経麻痺**：腓骨神経が腓骨頭部で圧迫される（図4-60）。手術中の不良肢位，ギプスによる圧迫などの医原性のものも多く，注意が必要である。第1, 2趾間足甲部の知覚異常と，下垂足を呈する。

VIII 末梢神経の疾患

- **異常感覚性大腿神経痛**（meralgia paresthetica）：大腿外側部に限局性の感覚異常をきたす。鼠径部で大腿外側皮神経が障害される（図4-60）。肥満，妊娠，手術時の不良肢位，コルセットやシートベルトの着用などが原因となる。
▶ **治療** 圧迫の除去が最優先される。保存的治療で数週間で軽快することが多いが，手根管症候群，肘部管症候群などでは手術も考慮される。

2. 多発単ニューロパチー

▶ **原因** 単ニューロパチーが複数の神経に多発している病態をいう。多くはその原因として血管炎がある。結節性多発動脈炎（polyarteritis nodosa；PN），関節リウマチ（rheumatoid arthritis；RA），全身性エリテマトーデス（systemic lupus erythematosus；SLE），川崎病，アレルギー性肉芽腫性血管炎（チャーグ-ストラウス［Churg-Strauss］症候群），顕微鏡的多発血管炎（microscopic PN；MPA），ウェゲナー肉芽腫症（Wegener granulomatosis；WG）などの疾患が原因となる。
▶ **症状** 発熱，体重減少，易疲労感，腎障害，高血圧，肺病変，脳梗塞などの全身症状を認め，炎症反応高値，白血球・血小板増多，抗好中球細胞質抗体（ANCA）を認める。診断には血管造影と神経生検が有用である。
▶ **治療** 原疾患の治療が優先される。副腎皮質ステロイド薬および免疫抑制薬が使用されることが多い。

C 神経叢における障害

末梢神経は脊髄から出た後，胸神経以外は神経叢を形成する。以下に神経叢障害を要約する。

❶ 腕神経叢障害

腕神経叢障害は，分娩時の障害，交通事故（主にバイク事故），腫瘍の浸潤，放射線障害，特発性腕神経叢炎などでみられる。傷害部位により，上肢・肩周囲の筋肉の種々の組み合わせによる脱力がみられる。

- **上部腕神経叢障害**：エルブ（Erb）麻痺（デュシェンヌ-エルブ［Duchenne-Erb］麻痺ともいう）では，主に肩周囲，上腕の筋肉の障害がみられる。
- **下部腕神経叢障害**：クルンプケ（Klumpke）麻痺では，手首，前腕の筋の麻痺がみられる。ホルネル（Horner）症状（縮瞳，眼瞼下垂，発汗低下）を伴うことがある。肺尖部の肺がんの浸潤（パンコースト［Pancoast］腫瘍）によることもあり注意が必要である。胸郭出口症候群でも下部腕神経叢の絞扼障害による症状がみられることがある。
- **特発性腕神経叢炎**：神経痛性筋萎縮症（neuralgic amyotrophy）ともよばれる。主に若年成人に起き，原因不明であるが，自己免疫性機序が考えられている。突然の肩から上肢の痛みで始まり，その後，脱力を生じるが，数か月の経過で軽快することが多い。

❷ 腰部神経叢障害

外傷，消化管・泌尿器・生殖器系のがんの浸潤や出血などの圧迫性病変，放射線障害により生じる．腕神経叢障害より頻度は少ない．

IX 神経筋接合部の疾患

　神経筋接合部（neuro-muscular junction）は，「接合部」とはいうものの接触してはおらず，その間隙はシナプス間隙（synaptic cleft）とよばれ，約 60 μm の距離がある．神経終末部にはアセチルコリン（acetylcholine；ACh）を含むシナプス小胞（synaptic vesicles）が存在し，神経活動電位が到達すると，ACh がシナプス間隙に放出される．放出された Ach は筋側のシナプス後膜すなわち運動終板（motor endplate）にあるアセチルコリン受容体（acetylcholine receptor；AChR）に結合する（図 4-62a）．

　Ach が結合するとシナプス後膜に終板電位（end-plate potential）を引き起こす．これが一定の大きさに達すると脱分極して活動電位（action potential）が発生し，筋小胞体中のカルシウムが放出されることによって，アクチン（actin）フィラメントとミオシン（myosin）フィラメントの滑り込みが生じて筋収縮が起こる．

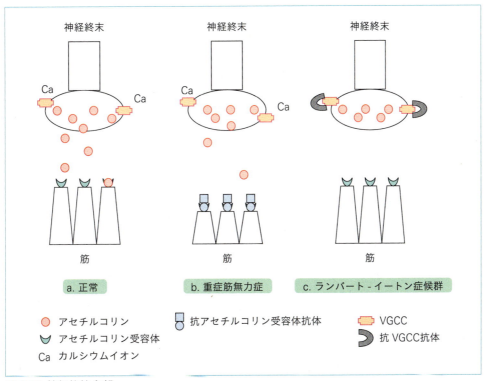

図 4-62　神経筋接合部

1. 重症筋無力症（myasthenia gravis）

Digest

重症筋無力症	
概念／定義	・自己免疫疾患の一つである。
原因	・重症筋無力症全体の80％に抗アセチルコリン受容体抗体（acetylcholine receptor antibody；抗 AChR 抗体）が検出され，この抗体がシナプス後膜の AChR の機能を破壊することによって筋収縮を障害する。
分類	・重症筋無力症は，臨床的に眼筋型と全身型に分けられる。MGFA 臨床分類が使われる。
症状	・症状は，眼筋型と全身型に分けられる。眼筋症状としては眼球運動制限により両眼視で物が二重に見える複視が生じ，眼瞼挙筋の症状として眼瞼下垂がみられる。全身症状では，典型的には休息によって回復する易疲労性と脱力であり，朝は軽く，夕方から夜には症状が強くなる日内変動があることが多い。このほかに四肢や頭頸部筋群，大胸筋などの体幹筋の症状，咀嚼，嚥下，構音といった口腔咽頭筋や呼吸筋の症状もある。
検査	・重症筋無力症症状があって抗 AChR 抗体か抗 MuSK 抗体陽性，あるいは重症筋無力症症状があって，アイスパックテスト陽性，反復刺激筋電図の陽性所見，テンシロンテスト陽性のうち一つがある場合に確定診断される。
治療	・抗コリンエステラーゼ薬によく反応し，一過性ではあるが症状は軽減，消失する。ただし，抗コリンエステラーゼ薬の内服はあくまでも対症療法であり，補助療法である。

▶ **病態** 代表的な神経筋接合部疾患は，重症筋無力症（myasthenia gravis；MG）である。自己免疫疾患の一つで，MG 全体の80％に抗アセチルコリン受容体抗体（acetylcholine receptor antibody；抗 AChR 抗体）が検出され，この抗体がシナプス後膜の AChR の機能を破壊することによって筋収縮を障害する（図 4-62 b）。抗 AChR 抗体陰性例では抗 MuSK（muscle-specific kinese）抗体が数％みられる。

男女比は2：3で女性に多く，女性は30歳代，男性は60～70歳代に多い。
他の自己免疫疾患を伴うこともしばしばあり，特に甲状腺疾患は本症の10％に合併する。

▶ **症状** MG は臨床的に眼筋型と全身型に分けられる。MGFA 臨床分類（表 4-14）が使われ，Ⅰは眼筋のみ，Ⅱ，Ⅲ，Ⅳは軽度，中等度，高度に分けられ，四肢，体幹筋が主であれば a，口腔咽頭筋が主であれば b に分類される。

眼筋症状としては眼球運動制限により両眼視で物が二重に見える複視が生じ，眼瞼挙筋の症状として眼瞼下垂がみられる。閉眼が弱くなることもあり，眼輪筋は顔面筋であって眼筋ではないが，これも含めて MG の眼症状ととらえてよいことになっている。

全身症状があればⅡ以上となり，典型的には休息によって回復する易疲労性と脱力で，朝は軽く，夕方から夜には症状が強くなる日内変動がみられることが多い。

四肢や頭頸部筋群，大胸筋などの体幹筋に症状があれば a に，咀嚼，嚥下，構音と

表4-14 MGFA臨床分類

分類		程度	罹患部位
I			眼筋のみ，閉眼力が弱い場合も含む
II	IIa	軽度	四肢筋，体幹筋　　　±軽度の口腔咽頭筋，呼吸筋　±眼筋
	IIb		口腔咽頭筋，呼吸筋　±四肢筋，体幹筋　　　　　　±眼筋
III	IIIa	中等度	四肢筋，体幹筋　　　±軽度の口腔咽頭筋，呼吸筋　±眼筋
	IIIb		口腔咽頭筋，呼吸筋　±四肢筋，体幹筋　　　　　　±眼筋
IV	IVa	高度	四肢筋，体幹筋　　　±軽度の口腔咽頭筋，呼吸筋　±眼筋
	IVb		口腔咽頭筋，呼吸筋　±四肢筋，体幹筋　　　　　　±眼筋
V		重度	気管内挿管±人工呼吸器　（術後管理を除く） 経管栄養のみの場合はIVb

出典／Jaretzki, A. III, et al.：Myasthenia gravis. Recommendations for clinical research standards, Neurology, 55：16-23, 2000. を参考に作成．

いった口腔咽頭筋や呼吸筋に症状があればbに分類され，それぞれ重症度によってII，III，IVに分けられる．Vは気管内挿管の有無であって人工呼吸はなくてもよく，経管栄養のみの場合はIVbとされる．

症状は抗コリンエステラーゼ薬にはよく反応して，一過性ではあるが軽減，消失する．約20％に胸腺腫を伴う．

抗MuSK抗体陽性例は若い女性に多く，抗コリンエステラーゼ薬で筋線維束攣縮が観察されることがある．急性増悪して呼吸不全に陥ることがあるので注意を要する．

また時に，感染や疲労，手術後などの全身状態の悪化に伴って嚥下障害，呼吸障害が急激に起こることがあり，クリーゼとよばれる．これにはコリン作動性クリーゼと重症筋無力症自体による呼吸筋クリーゼがある．抗コリンエステラーゼ薬を大量に使用しているときには前者が生じやすい．この2つを鑑別することは治療方針にとって重要なポイントである．

薬剤のなかにはアミノグリコシド系抗菌薬やハロタン，ケタミンなどの麻酔薬のようにMG患者に使用禁忌とされるものがあり，禁忌ではないが症状を増悪させるおそれのある薬剤も多い．マクロライド系，テトラサイクリン系，ニューキノロン系抗菌薬のほか，精神安定剤や筋弛緩薬など多岐にわたるので，MG患者に薬剤を使用する際には必ず確認する必要がある．

MGの母親が出産した児の10〜50％に，全身の脱力，哺乳困難，呼吸障害などのMG症状がみられるが，これは約3週間で消失するため，一過性新生児型とよばれる．母体の抗AChR抗体が経胎盤的に移行するために起こると考えられている．

15歳以下で発症した場合を小児期発症MGという．眼筋型，潜在全身型（臨床的には眼筋型であるが，筋電図上では全身に所見がある），全身型に分類され，眼筋型が多い．抗AChR抗体陰性例が多い．

▶診断　MG症状があって抗AChR抗体か抗MuSK抗体陽性，あるいはMG症状があって，アイスパックテスト陽性，反復刺激筋電図の陽性所見，テンシロンテスト陽性のう

ち一つがある場合に確定診断される。

アイスパックテストはガーゼに包んだ冷凍アイスパックを3〜5分眼瞼に当てて眼瞼下垂が一過性になくなることを確かめる。

テンシロンテストは，抗コリンエステラーゼ薬の静脈内注射による一過性の症状の著明改善で陽性ととるが，副交感神経刺激症状（流涎，流涙，腹部症状）が副作用として出ることがある。

筋電図では，誘発筋電図の反復刺激試験で，罹患筋に活動電位振幅の漸減現象（waning）が認められる（図4-63 a）。3〜5Hzの低頻度刺激のときに最も著明となる。胸腺腫を伴うことがあるので，胸部単純CTを撮って評価する。

▶ **治療** 対症療法としては抗コリンエステラーゼ薬の内服があるが，あくまでも対症療法であり，補助療法である。

プレドニゾロンの少量開始，漸増，隔日療法は漸減中止まで長期を要するが，免疫抑制薬と組み合わせて使うと効果が確実である。

呼吸障害をきたすような重症例の場合は，急性期治療として，ステロイドパルス療法（メチルプレドニゾロン1g×3日，静脈内）と血液浄化療法（免疫吸着療法，血漿交換療法），さらに免疫グロブリン大量静注療法を行う。ステロイド開始後まもなく，初期増悪によって症状が悪化することがあるので注意を要する。

コリン作動性クリーゼが起こった場合には速やかに使用中の抗コリンエステラーゼ薬を中止して呼吸管理を行う。呼吸筋クリーゼのときは呼吸管理を行い，同時に重症例治療法を行う。

胸腺腫を合併しているときは胸腺摘除術を行う。また，おおむね50歳以下の過形成胸腺のときには，胸腺摘除術を行うことが多い。

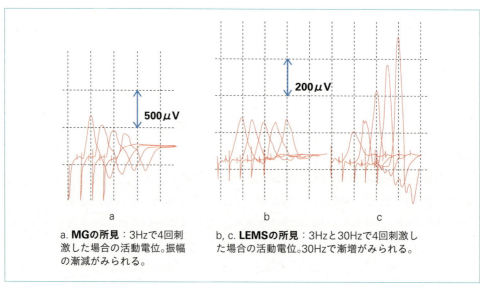

a. **MGの所見**：3Hzで4回刺激した場合の活動電位。振幅の漸減がみられる。

b, c. **LEMSの所見**：3Hzと30Hzで4回刺激した場合の活動電位。30Hzで漸増がみられる。

図4-63 反復刺激誘発筋電図所見

小児 MG の眼筋型には抗コリンエステラーゼ剤を対症的に使うが，潜在全身型は全身型の治療に準じるので，正確な診断が必要である．胸腺腫を伴う MG であれば，胸腺摘除を行うが，小児では胸腺腫の合併は少ない．胸腺腫のない小児 MG における胸腺摘除の効果については議論されている．

2. ランバート-イートン症候群

▶ **病態**　肺小細胞がんなどの悪性腫瘍に伴うことが多いランバート-イートン症候群（Lambert-Eaton myasthenic syndrome；LEMS）は，約 80％に神経終末の P/Q 型電位依存性カルシウムチャネル（voltage-gated calcium channel；VGCC）に対する抗 VGCC（anti-voltage-gated calcium channel）抗体が証明される（図 4-62b, c）．抗 VGCC 抗体がカルシウムチャネルを傷害することによってアセチルコリンの放出が抑制される．

70％に肺の燕麦細胞がん（oat cell carcinoma）を合併し，40 歳以上の男性に多いが，ほかの悪性腫瘍で起こることもある．原疾患の治療に伴って症状が軽減することがある．

検査所見では下肢近位筋に脱力，易疲労性がみられ，深部腱反射は消失することが多い．反復刺激誘発筋電図所見では，20〜50Hz の高頻度刺激で漸増現象（waxing）がみられる（図 4-63c）．

▶ **治療**　抗コリンエステラーゼ薬には反応せず，治療には悪性腫瘍の加療のほか，塩酸グアニジンを用いる．筋無力症状が悪性腫瘍の発見に先立って生じることもあるので，悪性腫瘍の検索は欠かせない．

X　筋肉の疾患

筋肉の疾患を総称してミオパチー（myopathy）という．症状は筋萎縮を伴う筋力低下である．筋力低下の分布から臨床型が分けられてきたが，筋の組織病理学的所見，遺伝子座による分類が加えられてきている（表 4-15）．

組織病理学的所見には，壊死・再生と，そのほかの特殊な変化がある．壊死・再生機転を起こす疾患には，遺伝子異常によって起こる構成たんぱくの不具合による筋細胞の脆弱性と，炎症性に起こるものとがある．検査値としては，筋細胞の壊死がある場合は，筋の崩壊酵素であるクレアチンキナーゼ（creatine kinase；CK）が血清中で上昇することが多い．

電気生理学検査では，針筋電図を行うと，変性によって筋線維が萎縮し，またその数も減少しているため，起電力が小さくなり，弱収縮で，低振幅，短持続，多相性になった運動単位電位（motor unit potential）が記録される．強収縮時には，干渉は良好な振幅の小さい電位が得られる．

筋疾患の確定診断には筋生検が必須である．適応を慎重に決定し，筋疾患が疑われれば，上腕二頭筋，大腿四頭筋（遠位型ミオパチーの場合は前脛骨筋）などの罹患筋をオープンバ

表4-15 筋疾患の分類

A 進行性筋ジストロフィー	E ミトコンドリア異常によるミオパチー

A 進行性筋ジストロフィー
1. デュシェンヌ型筋ジストロフィー；X 劣[注1, 2]
2. ベッカー型筋ジストロフィー，大腿四頭筋ミオパチー；X 劣[注1, 2]
3. 肢帯型筋ジストロフィー；常優[注3]，常劣[注4]
4. 顔面肩甲上腕型筋ジストロフィー；常優
5. エメリ・ドレフュス型筋ジストロフィー；X 劣
6. 先天性筋ジストロフィー
　福山型先天性筋ジストロフィー；常劣
　非福山型先天性筋ジストロフィー
　　メロシン欠損型
　　ウォーカー・ワールブルグ症候群など

B 遠位型ミオパチー
　ヴェランダー型，三好型，縁どり空胞型など

C 筋緊張症候群
1. 筋強直性ジストロフィー
2. 先天性筋強直性ジストロフィー
3. 先天性ミオトニア
　先天性パラミオトニア；常優　など

D 先天性ミオパチー
1. 中心核病（ミオチュブラーミオパチー）
2. ネマリンミオパチー
3. セントラルコア病
4. 先天性筋線維タイプ不均等症など

E ミトコンドリア異常によるミオパチー
1. 慢性進行性外眼筋麻痺症候群（CPEO）
2. 赤色ぼろ線維を伴うミオクローヌスてんかん（MERRF）
3. 高乳酸血症，脳卒中様症状を伴うミトコンドリア病（MELAS）など

F 炎症性疾患
1. 多発筋炎，皮膚筋炎，小児皮膚筋炎，封入体筋炎
2. 膠原病，悪性腫瘍，サルコイドーシス，好酸球増多症などに伴う筋炎
3. 感染性筋炎
　ウイルス性（インフルエンザ，コクサッキー，エプスタイン・バー，HIV），細菌性，真菌性，寄生虫性

G 糖，脂質ほかの代謝性ミオパチー
　糖原病（ポンペ病，マッカードル病など）
　脂質蓄積ミオパチーなど

H 薬物，栄養障害によるミオパチー
　ステロイドミオパチー，クロロキンミオパチー，アルコール性ミオパチーなど

I 内分泌・代謝性疾患を原因とするミオパチー
　甲状腺疾患，周期性四肢麻痺，脳下垂体疾患，副腎疾患，副甲状腺疾患，悪性高熱など

注1）X 劣：X 連鎖劣性遺伝性
注2）女性例について：Xp21 領域に転座，lyonization による発症がある。
注3）常優：常染色体優性遺伝性
注4）常劣：常染色体劣性遺伝性

イオプシー*する。固定は急速凍結が望ましい。

慢性進行性疾患が多いので，評価を客観的に行うために重症度分類などもあるが，おおまかには，不自由なく階段昇降ができる状態から，手すり使用の有無，椅子からの立ち上がりの様子，杖や車椅子の使用，つかまり歩きの有無，座位保持，寝返りといった具体的な点を目安として病状を記録することが有用である。

以下，各疾患について順を追って説明する（表 4-15）。

進行性筋ジストロフィー

筋組織病理所見で，筋細胞の壊死・再生，間質の線維化や脂肪変性を著明に認め，臨床的には，主として近位筋の萎縮と筋力低下が進行していく疾患である。血清 CK 値の上昇がある。筋萎縮の分布と遺伝形式から以下のように分類される。

---

* **オープンバイオプシー**：皮膚を切開して筋肉を採取する方法。

1. デュシェンヌ型筋ジストロフィー

▶ **病態** デュシェンヌ型筋ジストロフィー（Duchenne muscular dystrophy；DMD）は，X連鎖劣性遺伝形式をとる。3〜5歳の男児で，転びやすさ，階段が上れないことなどで気づかれる。腰帯部，下肢近位筋，傍脊柱起立筋の筋力低下が進行し，後彎の強い動揺性歩行，登はん性起立が目立ってくる。腓腹筋の肥大がみられ，偽性肥大とよばれる。筋力低下の進行は速く，呼吸機能障害，心不全をきたすことが多いため，機能予後，生命予後とも不良である。

▶ **原因** 原因はジストロフィン（dystrophin）遺伝子の異常であることが知られている。ジストロフィン遺伝子は約 250 万ヌクレオチドからなる巨大遺伝子で，変異を起こしやすい。

▶ **診断** 男児で，腓腹筋の肥大，腰帯筋の筋力低下があって動揺歩行をし，高 CK 血症，筋電図上の筋原性変化を認める場合には本疾患を疑う。筋生検で，ジストロフィンたんぱくに対する抗体を使用して免疫染色を行い，異常を証明すれば診断に至る。

▶ **治療** 現在，根治療法はないが，拘縮予防のためのリハビリテーションは重要である。心不全治療を要すことがあり，アンギオテンシン変換酵素（ACE）阻害薬，β遮断薬，ジギタリス，利尿薬などが使われる。呼吸不全には，マスクによる非侵襲的陽圧換気を行うため，マスクフィットの調節や呼吸器の管理が必要である。

また遺伝子治療や分子治療，iPS 細胞（人工多能性幹細胞）による治療に期待が寄せられている。

2. ベッカー型筋ジストロフィー

ベッカー型筋ジストロフィー（Becker muscular dystrophy；BMD）は，DMD の軽症型と考えてよい。X 連鎖劣性遺伝子形式の筋ジストロフィーで DMD より発症年齢が遅く，進行も緩徐である。小児期晩期以降の発症で，筋力低下は腰帯部に強く，腓腹筋の肥大を呈する。高 CK 血症，筋原性 EMG，ジストロフィン異常の筋生検像を示す。心筋異常をきたすことがあり，注意を要する。

ジストロフィン遺伝子の異常が示されるが，80％がたんぱくの大きさが小さく，量的には 20〜100％と様々である。

女性の患者で Xp21 領域に転座が示されることがあるが，極めてまれである。転座のほかに，X 染色体の不活性化（lyonization）による発症がある。キャリアとしてもつ遺伝子異常が X 染色体上にあるため，発生初期，ランダムに不活化し合う X 染色体において，異常遺伝子の発現が強い場合に症状が出る。

なお，DMD と BMD は筋線維のジストロフィン遺伝子に異常があり，ジストロフィノパチーとしてまとめられる。ジストロフィノパチーには以下が知られており，いずれにおいてもジストロフィン遺伝子に異常が認められている。

- **筋痛・筋痙攣・ミオグロビン尿症候群**（myalgic-cramp-myoglobinuric syndrome）：BMDでは晩期に筋痛（myalgia）や筋痙攣（cramp）をきたすことがあるが，初期からこういった症状が前景に立つ一群がある．臨床的に筋力低下はなく，筋の発達は良好だが，腓腹筋に肥大を認める．
- **X連鎖劣性拡張型心筋症**（X-linked dilated cardiomyopathy）：DMDの80％以上で心筋症が起こるとされているが，筋力低下のための負荷減少で，症状が顕在化するのは10％程度とされる．逆にBMDでは病初期から心機能異常をきたすことが多く，筋力低下に先立って指摘されることもある．筋力低下がないX連鎖劣性拡張型心筋症において，ジストロフィン遺伝子の異常が認められた．
- **大腿四頭筋ミオパチー**（quadriceps myopathy）：大腿四頭筋ミオパチーは，大腿四頭筋に限局した筋萎縮と筋力低下をきたす．

3. 肢帯型筋ジストロフィー

肢帯型筋ジストロフィー（limb-girdle muscular dystrophy：LGMD）は，四肢近位筋，特に腰帯部に筋萎縮と筋力低下をきたす疾患の総称で，遺伝子異常が明らかになりつつある．常染色体優性遺伝形式をとるものはLGMD1，常染色体劣性遺伝形式をとるものはLGMD2とされる．欠損たんぱくはミオチリン，ラミン，カベオリン3，カルパイン3，ジスフェルリン，サルコグリカンなどがわかっている．

腰帯部が罹患筋なので，成人期発症例では多くの場合，嚥下障害，呼吸障害，心機能障害をきたすことはまれであり，生命予後は良好なことが多いが，乳児期，小児期発症の重症例もあり，同じたんぱく異常でも症状には幅がある．

4. 顔面肩甲上腕型筋ジストロフィー

顔面肩甲上腕型筋ジストロフィー（facioscapulohumeral muscular dystrophy）は，疾患名のように，顔面筋，肩甲帯，上腕の筋を障害する緩徐進行性の疾患で，常染色体優性遺伝形式をとる．顔面筋が障害されるので，表情が乏しく，閉眼が不十分でミオパチー顔貌といわれるように力ない顔つきとなる．上肢挙上が困難で生活動作は不便だが，歩行障害は少なく，機能予後，生命予後は悪くない．第4染色体上に遺伝子座が確認されて，診断が可能である．

5. エメリ・ドレフュス型筋ジストロフィー

X連鎖劣性遺伝性の小児疾患で，筋力低下が進行する．特徴は早期から起こる関節拘縮で，臨床的には強直性脊椎症候群の形を取る．筋生検で壊死・再生があることから筋ジストロフィーの一群に入る．核膜を構成するたんぱく，エメリンが欠損している．

6. 先天性筋ジストロフィー

　筋病理学的に壊死・再生を主とした変化をきたす疾患のうちでも，生下時には症状がみられるものを先天性筋ジストロフィーという。わが国では福山型と非福山型に大別する。

- **福山型**：わが国に特異的に多い常染色体劣性遺伝疾患で，責任遺伝子，産物たんぱく（ワクチン）ともに同定された。顔面を含む近位筋優位の筋疾患で，中枢神経症状を伴う。歩行獲得はほぼなく，10歳で完全臥床となり，平均寿命は18歳と予後は不良である。
- **非福山型**：は，メロシンというたんぱくが欠損しているものと，欠損していないもの，ウォーカー‐ワールブルグ（Walker-Warburg）症候群などがある。

B 遠位型ミオパチー

　上下肢の遠位筋に筋萎縮を生じる疾患として，遠位型ミオパチーがある。ヴェランダー（Welander）型筋ジストロフィー，遠位型筋ジストロフィー三好型，縁どり空胞（rimmed vacuole）型遠位型ミオパチーなどが知られている。

　縁どり空胞が多数あるが壊死・再生像に欠けることから遠位型ミオパチーとされるもの，壊死・再生所見が強いために遠位型筋ジストロフィーとよばれるのものなど様々であるが，いずれも遠位筋が罹患筋である。

　また，遠位型筋ジストロフィー三好型の原因たんぱくはジスフェルリンであることがわかったが，一方，ジスフェルリン欠損では臨床的に肢帯型の形を取ることもあり，肢帯型筋ジストロフィーにも記載される。

C 筋緊張症候群

1. 筋強直性ジストロフィー

　筋強直性ジストロフィー（myotonic dystrophy）は，筋萎縮と筋力低下をきたす疾患である。筋病理像では壊死・再生像もあることがあってジストロフィーとよばれるが，特徴的な症状は，拳を握りしめると指が開きにくかったり，母指球筋を叩くと短母指屈筋が緊張して母指が屈曲したりするミオトニアで，それぞれ grip myotonia, percussion myotonia とよばれる。

　筋力低下は顔面筋，前頸筋や手指筋に強いが，進行すると全身的に低下する。糖尿病や白内障，心伝導ブロックを合併することが多く，麻酔薬による悪性高熱の頻度も高いことに注意を要する。

2. 先天性筋強直性ジストロフィー

先天性筋強直性ジストロフィー（congenital myotonic dystrophy）とは，筋強直性ジストロフィーの母親から生まれた児で，生下時より筋力低下のある場合をいう。呼吸障害をきたし，哺乳力がなく，全身的に筋緊張は低下している。2～4歳になるとミオトニアがみられるようになる。初歩は遅いが，ほぼ全例で歩行は獲得する。

3. 先天性ミオトニア，先天性パラミオトニア

先天性ミオトニア（congenital myotonia）は，先天性にミオトニアのみを認められる疾患で，常染色体優性遺伝形式のものはトムゼン（Thomsen）病，常染色体劣性遺伝形式のものはベッカー（Becker）ミオトニアといわれ，クロライドチャンネル（chloride channel）の異常による。

また，先天性パラミオトニア（paramyotonia congenita）は，ナトリウムチャンネルの異常に伴う常染色体優性遺伝の疾患である。

先天性ミオトニア，先天性パラミオトニアのいずれも筋萎縮や筋力低下はみられず，かえって筋骨隆々としてみえることもある。

D 先天性ミオパチー

生下時から筋力低下症状があり，手足やからだを動かす力が弱いことで気づかれ，フロッピーインファント（floppy infant）といわれる。CK値の上昇はほとんどなく，筋生検では壊死・再生像がみられない。顔面筋が弱いため面長で力のない顔つきであるミオパチー顔貌を呈しており，からだはほっそりとし，高口蓋，側彎といった骨格異常を伴うことが多い。特徴的病理学所見から以下のように分類される。いずれも乳児重症型，良性型，まれには成人発症もある。

1. 中心核病

ヘマトキシリン・エオジン（HE）染色で筋線維の大小不同（タイプ1線維が小さく，数が多い）と中心核の著明な増加がみられ，壊死・再生，炎症細胞の浸潤といった所見に欠ける。最初の報告に則りミオチュブラーミオパチーとよばれていたが，現在は中心核病（centronuclear myopathy）といわれる。

2. ネマリンミオパチー

HE染色で筋細胞の大小不同以外にはっきりした異常を認めず，ゴモリのトリクローム変法で筋線維内に特徴的なネマリン小体を認めたとき，ネマリンミオパチー（nemaline myopathy）と診断する。先天性ミオパチーのなかで最も多い。

3. セントラルコア病

HE染色，ゴモリのトリクローム変法でも特異的な異常を認めないが，NADH染色でリンゴの芯が抜けたように筋細胞の中心部の染色性が落ちている変化（コア）を認められれば，セントラルコア病（central core disease）と分類される。

ミトコンドリア異常によるミオパチー

ミトコンドリア遺伝子の異常によって筋症状を呈するもので，眼球運動障害のみを呈する慢性進行性外眼筋麻痺（chronic progressive external ophthalmoplegia；CPEO）症候群，ミオクローヌスてんかんを主症状とし，筋に赤色ぼろ線維（ragged-red fiber；RRF）が散見される赤色ぼろ線維を伴うミオクローヌスてんかん（マーフ［myoclonus epilepsy associated with ragged-red fibers；MERRF］），頭痛や脳卒中様発作を繰り返す高乳酸血症，脳卒中様症状を伴うミトコンドリア病（メラス［mitochondrial myopathy, encephalopathy, lactic acidosis, and stroke-like episodes；MELAS］）などがある。ゴモリのトリクローム変法で筋細胞内に，異常ミトコンドリアの集積と考えられるRRFがみられる。

F 炎症性疾患

1. 多発筋炎，皮膚筋炎，小児皮膚筋炎，封入体筋炎

▶ **症状**　骨格筋に炎症所見を呈する疾患群で，自己免疫性に起こるものと，ウイルスなどの感染によるものに分けられる。亜急性に進行する四肢近位筋の筋力低下と筋萎縮が主症状で，立ち上がり，階段昇降，上肢挙上に困難をきたし，重症例では呼吸障害，嚥下障害が生じ，全身管理を要することもある。

- **皮膚筋炎**：成人の皮膚筋炎では筋炎に皮膚炎を伴うが，悪性腫瘍によって起こることが多いので精査を要する。
- **小児皮膚筋炎**：皮膚症状は，上眼瞼に青紫色の皮疹を認めるヘリオトロープ疹，手指関節伸側に認められる落屑性紅斑，ゴットロン（Gottron）結節が知られている。
- **封入体筋炎**：成人で発症する疾患で，大腿四頭筋をはじめとする全身の筋，特に手指の屈筋に障害が強いことが特徴としてあげられる。

▶ **検査**　筋の炎症性疾患では，血清CK値が上昇し，筋病理学的には活発な壊死・再生像と，炎症細胞の血管や筋線維束周囲への浸潤がみられる。

小児皮膚筋炎では炎症細胞の浸潤が目立たないこともあるが，線維束周囲性萎縮（perifascicular atrophy）が特徴的である。

封入体筋炎では炎症細胞浸潤があるが，特徴的な所見は筋細胞に遠位型ミオパチーで

みられた縁どり空胞（rimmed vacule）を伴うことである。
- ▶ **治療** 副腎皮質ステロイド薬の内服を行う。反応が不良であったり，回復しても，ステロイド薬を減量すると再発を繰り返して離脱が困難な場合は，ほかの免疫抑制薬を併用する。

2. 膠原病，そのほかの疾患に伴う筋炎

　全身性エリテマトーデス，強皮症，シェーグレン（Sjögren）症候群などの膠原病に伴って筋炎を起こすことがある。症状，検査値，治療は多発筋炎に準じる。
　サルコイドーシスに伴い，肉芽腫性筋炎が起こることもある。筋生検で筋内にサルコイド結節と炎症細胞浸潤を認める。

3. 感染性筋炎

　ウイルス性筋炎が最も一般的である。起因ウイルスは，インフルエンザ，コクサッキー，エプスタイン - バー，HIVなどが知られている。真菌，細菌，寄生虫も筋炎を起こしうる。

G 代謝性ミオパチー

　糖代謝である糖原病は0からXVに分類され，そのうち筋症状が中心であるものは0型の筋型グリコーゲン合成酵素欠損，II型のポンペ病，III型のコーリー病（脱分枝酵素欠損），IV型のアンダーソン病，V型のマッカードル病，VII型の垂井病が代表的である。脂質代謝異常ではカルニチン欠損症で脂質蓄積ミオパチーとなる。

H 薬物，栄養障害によるミオパチー

　ステロイドミオパチー，クロロキンミオパチー，アルコール性ミオパチーなどがある。
　ステロイドは炎症性疾患に使用される薬剤で，多発筋炎や皮膚筋炎など筋疾患の治療にも使われる。筋炎による症状なのか，ステロイドの副作用なのか，特に長期に使った場合，鑑別が重要である。

I 内分泌・代謝性疾患を原因とするミオパチー

　内分泌疾患や代謝性疾患によって2次性に起こるミオパチーである。
　甲状腺疾患では機能亢進症でも機能低下症でもミオパチーが生じる。
　また，周期性四肢麻痺は特に甲状腺機能亢進症に伴って多くみられ，発作性に四肢の脱力をきたす。低カリウム性であるが，家族性に高カリウム性周期性四肢麻痺を呈するナト

リウムチャネルの異常で起こるもの，カルシウムチャネル異常に伴う低カリウム性のもの，あるいは正カリウム性も認められている．

XI 神経系の代謝疾患

神経・筋障害を伴う代謝性疾患は，リピドーシスなどの遺伝性代謝障害と，糖尿病，尿毒症などの後天性代謝障害に大別される．

A 遺伝性代謝障害

神経・筋障害を伴う遺伝性代謝障害には，脂質代謝異常，糖質代謝異常，アミノ酸代謝異常，核酸代謝異常，そのほかがある．精神運動発達遅延，痙攣，進行性の痙性四肢麻痺などの重篤な障害を呈するものが多く，治療が困難な場合も多い．しかし，ポンペ（Pompe）病，ファブリー（Fabry）病，ゴーシェ（Gaucher）病などで酵素補充療法が実用化されるなど，進行の抑制に有効な治療法が一部の疾患で導入されている．

主な疾患とその代謝障害を以下にまとめる．

	疾患名	症状	特徴，その他
脂質代謝異常	GM_2 ガングリオシドーシス	・視力障害 ・聴覚過敏 ・運動機能障害，筋トーヌス低下 ・知能障害 ・痙攣発作 ・頭囲拡大 ・眼底のチェリーレッドスポット	・テイ-サックス（Tay-Sachs）病とサンドホフ（Sandhoff）病が含まれる ・乳児期に発症する ・経過は1～2年である ・成人型もある
	GM_1 ガングリオシドーシス	・GM_2 ガングリオシドーシスに似る	・中枢神経系に GM_1 ガングリオシドが蓄積する ・乳児型と成人型がある
	ニーマン-ピック（Niemann-Pick）病	・痙攣，運動失調，仮性球麻痺 ・肝脾腫，リンパ節腫脹がある	・網内系に泡沫細胞を認める
	ゴーシェ（Gaucher）病	・乳児期に発症する亜型は，痙攣，小脳性運動失調などの神経症状を呈する	・大脳皮質，網内系に巨大多核細胞を認める ・酵素補充療法がある
	ファブリー（Fabry）病	・四肢の疼痛発作 ・発汗減少 ・下痢 ・難聴 ・皮膚の被角血管腫	・学童期に発症することが多い ・脳血管障害の合併もある ・酵素補充療法がある
	異染性白質変性症	・知能低下 ・視力障害 ・対麻痺 ・失調 ・言語障害	・尿沈渣のトルイジンブルー染色で異染性を示す ・乳児型，若年型，成人型がある ・大脳白質と末梢神経がともに侵され，末梢神経伝導速度は著しく遅延する

	疾患名	症状	特徴，その他
脂質代謝異常	グロボイド細胞白質ジストロフィー（クラベ[Krabbe]病）	・音に対する易刺激性 ・精神運動発達遅延 ・筋トーヌス亢進 ・末梢神経障害	・乳児型と成人型がある ・大脳白質に巨大細胞（グロボイド細胞）がある
	副腎白質ジストロフィー	・皮膚色素沈着 ・視力障害 ・難聴 ・知能低下 ・痙性麻痺	・副腎と大脳白質に極長鎖飽和脂肪酸が増加する ・幼児期から学童期に発症する ・食事療法（ロレンツォのオイル[Lorenzo's oil]）や，造血幹細胞移植が試みられている
	セロイド・リポフスシノーシス	・視力障害 ・痙性四肢麻痺 ・知能障害 ・痙攣発作	・神経細胞を含む全身臓器にリポフスチンが蓄積している
	バッセン－コルンツヴァイク（Bassen–Kornzweig）病	・発育不全 ・脂肪便 ・運動失調 ・網膜色素変性 ・有棘赤血球	・脂肪の吸収障害によりβリポたんぱくが欠損する疾患である ・脂溶性ビタミンの補充と低脂肪食療法を行う。特にビタミンEの大量投与が必要である
糖質代謝異常（糖原病）		・Ⅱ型，Ⅲ型，Ⅴ型，Ⅶ～Ⅺ型が，運動時の筋痛，ミオグロビン尿などの筋障害を呈する ・Ⅱ型（ポンペ病）では，呼吸筋を含む近位筋力低下，筋萎縮を認める	・糖原病はグリコーゲンの異常蓄積を伴う疾患で11型に分類される ・Ⅱ型（ポンペ病）では酵素補充療法が施行される
アミノ酸代謝異常	フェニルケトン尿症	・知能障害 ・赤毛 ・色白 ・痙攣発作 ・ネズミ尿様体臭	・新生児のスクリーニング検査をガスリー（Guthrie）試験とよぶ ・診断は，尿の塩化第二鉄反応と血清フェニルアラニン定量で行われる ・治療は，低フェニルアラニン食とする
	ホモシスチン尿症	・知能障害 ・痙攣 ・水晶体の亜脱臼 ・脳血管障害 ・骨格異常	・ホモシスチンからシスタチオニンを合成する酵素の欠損により生じる含硫アミノ酸代謝異常である ・治療は，ビタミンB_6大量投与，低メチオニン食，高シスチン食などである
	楓糖尿症（メープルシロップ尿症）	・意識障害 ・痙攣 ・嘔吐	・ケト酸増加による代謝性アシドーシスが生じる ・経過は1年以内である ・治療は，低分枝アミノ酸食，腹膜灌流，交換輸血などである
	ハートナップ（Hatnup）病	・ペラグラ様発疹 ・小脳失調 ・精神症状	・トリプトファンの消化管吸収不全の結果，ニコチン酸生成が阻害される ・治療は，ニコチン酸の投与である
核酸代謝異常		・レッシュ-ナイハン（Lesch–Nyhan）症候群では，運動発達遅延，不随意運動，知能障害，構音障害，自傷行為を認める	・プリン体生合成経路の酵素欠損がある ・X染色体劣性遺伝（男児にのみ発症）である ・血中と尿中の尿酸が高値を示す
粘液多糖代謝異常		・ガルゴイ様顔貌，骨格変形 ・知能障害 ・難聴	・酸性ムコ多糖が脳，肝臓，脾臓，腎臓などに蓄積する

疾患名	症状	特徴，その他
	・肝脾腫 ・角膜混濁	
ポルフィリン代謝異常	・腹痛，嘔吐 ・多発末梢神経障害（四肢麻痺，しびれ） ・頭痛，痙攣，精神症状 ・赤色尿	・ヘム合成の酵素欠損により，アミノレブリン酸の過剰蓄積をきたす ・診断は尿便にエールリッヒ（Ehrlich）試薬を加え，ワトソン-シュワルツ（Watson-Schwartz）反応により確定する
銅代謝異常	・ウィルソン（Wilson）病では，角膜に緑色のカイザー-フライシャー（Kayser–Fleischer）輪を認め，知能障害，振戦，筋固縮，ジストニアが出現する ・肝硬変	・銅とセルロプラスミンの結合の減少の結果，大脳基底核や肝臓に銅の沈着が起こる疾患である ・治療には，D-ペニシラミンを投与する
アミロイド代謝異常	・家族性アミロイドポリニューロパチーでは，感覚優位の多発神経障害に発汗障害，下痢，便秘，起立性低血圧などの多彩な自律神経症状を伴う	・20～40歳頃に発病する ・治療には，変異トランスサイレチンの産生抑制を目的とした生体肝移植を行う
免疫グロブリン代謝異常	・毛細血管拡張性小脳失調症では，毛細血管拡張，小脳失調，免疫グロブリンAの欠損が特徴である ・筋強直性ジストロフィーでは，免疫グロブリンGの分解促進があり，血清中の免疫グロブリンGが低値を示す	・悪性腫瘍の合併が高率である ・幼児期に発病する ・遠位筋優位の筋力低下がある ・糖尿病，心伝導障害の合併も高率である

B 後天性代謝障害

糖尿病や肝硬変，腎不全など頻度の高い内科疾患や，ビタミン欠乏症などの栄養障害に伴って様々な神経障害が生じることが知られている。

以下に，代表的な神経障害を記載する。

疾患名		症状・特徴
糖尿病	多発神経炎	・手袋・靴下型感覚障害，深部腱反射低下を認める ・起立性低血圧，下痢，低緊張性膀胱，陰萎などの自律神経障害を伴うことがある
	単神経炎	・動眼神経，外転神経，大腿神経，橈骨神経，腓骨神経，顔面神経が侵されやすい
	低血糖性昏睡	・低血糖発作に伴って意識障害をきたす。遷延すれば不可逆的となることもある
	代謝性脳症	・ケトアシドーシスや高浸透圧性高血糖により意識障害が生じる
尿毒症	多発神経炎	・不穏脚症候群がある ・足の疼痛がある ・下肢に優位の運動感覚障害が生じる
	代謝性脳症	・意識障害，ミオクローヌス，羽ばたき振戦などが生じる ・脳波は3相波を呈することがある

疾患名		症状・特徴
ビタミン欠乏症	ビタミンB_1欠乏症	・多発神経炎やウェルニッケ（Wernicke）脳症を起こす ・ウェルニッケ脳症は，外眼筋麻痺，小脳性運動失調，意識障害を3徴とする。病理学的に，中脳水道や第3脳室周囲に灰白質の壊死を認める
	ビタミンB_6欠乏症	・末梢神経障害が生じる ・痙攣発作がある
	ビタミンB_{12}欠乏症	・巨赤芽球性貧血が生じる ・亜急性脊髄連合変性症（脊髄側索，後索の障害として痙性不全両麻痺，深部感覚低下）が生じる ・末梢神経障害が生じる ・認知症になる
	ニコチン酸欠乏症（ペラグラ）	・皮膚の紅斑がある ・下痢が起きる ・認知症になる
肝性脳症		・高アンモニア血症と脳波異常（三相波）がみられる ・後天性の肝機能不全や門脈側副路の形成により，意識障害や羽ばたき振戦が起こる

XII 神経系の中毒性疾患

神経・筋障害の原因となる中毒には，金属中毒，有機化合物中毒，有毒ガスによる中毒，薬物中毒，細菌毒素による中毒などがある。

一般に，急性中毒の場合，緊急の対処として以下の処置を行う。

①曝露から速やかに解放する。

②バイタルサインの観察，全身管理を行う。

③経口摂取の場合，催吐または胃洗浄（ただし，強酸または強アルカリ中毒で30分以上経過している場合は禁忌）を行う。胃洗浄は1回量150〜200mLの生理食塩水を用いて反復する。服用後4時間以内が原則である。意識障害がある場合は，肺への誤嚥を防ぐため気管挿管を行うこともある。

④胃洗浄後，硫酸マグネシウムまたはクエン酸マグネシウムと活性炭を生理食塩水に懸濁して留置する。

⑤強制利尿を図る。フロセミド，マンニトールおよび大量輸液により尿量を確保する。重篤例では血液浄化を考慮する。

⑥特別な解毒薬が存在する場合は，その使用を開始する。

⑦尿，血液，胃洗浄液などを毒物検出のため一部保存する。

以下に各種中毒をまとめる。

		症状	特徴，治療など
金属中毒	ヒ素	・急性中毒：腹痛，嘔吐，下痢，頭痛，意識障害，痙攣 ・慢性中毒：体重減少，皮膚色素沈着，脱毛，多発神経障害	・急性中毒：胃洗浄，血液透析，ジメルカプロプロール（BAL）の投与を行う ・慢性中毒：D-ペニシラミン，ビタミンB_6を投与する
	マンガン	・睡眠障害 ・精神症状（不安，興奮） ・仮面様顔貌，振戦，歩行障害などのパーキンソニズム	・大脳基底核の神経細胞に変性が生じる ・早期であれば，エデト酸カルシウム二ナトリウム（Ca-EDTA），L-ドーパが有効である
	タリウム	・急性中毒：発熱，腹痛，嘔吐，末梢神経障害，意識障害，痙攣，脱毛 ・慢性中毒：多発神経炎，視神経炎，脱毛	・胃洗浄，強制利尿を行う
	無機水銀	・急性中毒：咽頭痛，腹痛，嘔吐，尿毒症性昏睡 ・慢性中毒：頭痛，眩暈，記憶力障害，性格変化，振戦，運動失調，など	・急性中毒：胃洗浄，血液透析，BALの投与を行う ・慢性中毒：D-ペニシラミン，ビタミンB_6を投与する
	有機水銀	・急性中毒：四肢のしびれ，構音障害，意識障害，痙攣 ・慢性中毒：多発神経炎，求心性視野狭窄，難聴，小脳失調，構音障害（ハンター-ラッセル［Hunter-Russell］症候群）	・工場廃水で汚染された海水や河川に生じたメチル水銀の中毒は水俣病とよばれる ・頭髪や血液中の水銀が高値を示す
	無機鉛	・腹痛，末梢神経障害（多発神経炎，橈骨神経麻痺） ・脳浮腫による意識障害や痙攣発作	・治療：Ca-EDTA，D-ペニシラミンを用いる
有機化合物中毒	エチルアルコール	**慢性アルコール中毒患者の離脱症状** ・振戦，幻覚（幻視が多い），痙攣発作，振戦せん妄からなる一つのスペクトラムを形成 ・振戦せん妄では，頻脈，発汗亢進，発熱，散瞳などの自律神経症状や，体液電解質のバランス異常を伴うことが多い **サイアミン欠乏症を合併するアルコール中毒** ・眼症状（眼振，外眼筋麻痺），歩行失調，精神錯乱症状を主徴とするウェルニッケ（Wernicke）脳症や，記銘力障害と作話を特徴とするコルサコフ（Korsakoff）症候群が生じることがある **アルコール中毒の神経学的合併症** ・視神経萎縮，多発神経炎や大脳，小脳の萎縮がある	・アルコール離脱痙攣とアルコール惹起性痙攣の鑑別は，治療方針を立てるうえで重要である ・強迫的飲酒欲求がみられ，飲酒→酩酊→入眠→覚醒→飲酒を繰り返す ・医療機関への通院と自助グループへの参加，抗酒薬の服用が必要となる ・サイアミン欠乏が合併している場合には補充が必要である
	メチルアルコール	・急性中毒：意識障害，痙攣，視神経障害による失明が起こる	・胃洗浄，アシドーシスの補正を行う
	トリオルソクレシルホスフェイト	・胃腸症状，四肢ニューロパチー，錐体路徴候	・TOCPともよばれる
	ヘキサン	・四肢の運動感覚障害を下肢遠位部に強く認める	・曝露からの解放を必要とする

XII 神経系の中毒性疾患

		症状	特徴，治療など
有機化合物中毒	アクリルアミドモノマー（単体）	・四肢の運動感覚障害，運動失調	・曝露からの解放を必要とする
	塩化ビフェニール	・痤瘡様皮疹，皮膚と爪の変色，四肢遠位部の感覚障害	・米ぬか油による中毒である
	メチルブロマイド	・意識障害，痙攣，四肢筋力低下，歩行障害など	・アシドーシスの補正などを行う
	二硫化炭素	・頭痛，不眠，精神症状，多発神経炎，パーキンソニズム	・曝露からの解放が必要である
	ジグロロジフェニルトリクロロエタン	・振戦，痙攣，末梢神経障害	・DDTともよばれる ・かつて殺虫剤などに用いられた
	ペンタクロロフェノール	・頭痛，意欲減退，発汗，眩暈，発熱，痤瘡様皮疹，白血球減少	・PCPともよばれる
	有機リン	・発汗，嘔吐，縮瞳，意識障害，肺水腫 ・遅発性神経麻痺	・コリンエステラーゼと結合しその機能を阻害する ・治療は，胃洗浄，アトロピンやプラリドキシム（PAM）の投与を行う
有毒ガス中毒	一酸化炭素	・鮮紅色皮膚粘膜 ・頭痛，嘔吐，眩暈，意識障害 ・重篤な曝露の場合：失行，失認，皮質盲，パーキンソン症候群，不随意運動，など	・都市ガスの不完全燃焼などで生じる ・以下の4種類のタイプがある 　①意識障害が後遺症なく回復する場合 　②意識障害が回復した後に，再び症状が現れてくる間欠型 　③意識障害に引き続いて精神神経症状を示す非間欠型 　④昏睡からショックを経て死の転帰をとる場合 ・治療：補助換気，高圧酸素，脳浮腫改善薬の投与を行う
	硫化水素	・急性中毒：眼粘膜障害，肺水腫，意識障害	・治療：酸素投与，亜硝酸アミルの投与である
	シアン化合物	・頭痛，眩暈，意識障害，痙攣，心呼吸停止	・殺鼠剤などに使用される ・治療は，胃洗浄，過マンガン酸カリウムの投与である
	臭化メチル	・頭痛，眩暈，意識障害，痙攣，多発神経炎	・治療は，BAL，メチオニンの投与が有効である
	酸化エチレン	・多発神経障害，皮膚炎	・医療機器消毒などに使用される
薬物中毒	キノホルム	・亜急性の脊髄，視神経，末梢神経の障害（スモン） ・両下肢の異常感覚，深部知覚障害，痙性対麻痺，視力低下，膀胱直腸障害	・病理学的には，視神経，視床，網膜，脊髄後索，脊髄後根，錐体路，末梢神経に病変が認められる ・治療は対症療法が主体である
	抗結核薬 ストレプトマイシン	・難聴と平衡障害	・他剤への変更を必要とする
	抗結核薬 イソニアジド	・多発神経炎	
	抗結核薬 エタンブトール	・多発神経炎，視力低下	
	抗菌薬 クロラムフェニコール	・貧血，白血球減少，視神経障害，末梢神経障害	・他剤への変更を必要とする
	抗菌薬 ペニシリン	・痙攣，意識障害	

		症状	特徴, 治療など
薬物中毒	抗腫瘍薬 ビンクリスチン, シスプラチン	● 多発神経炎	● 特異的治療法はない
	鎮静薬 バルビタール	● 急性中毒：昏睡, 脳浮腫, 呼吸停止 ● 慢性中毒：運動失調, 振戦	● 胃洗浄などを行う
	抗痙攣薬 フェニトイン	● 歯肉肥厚, 末梢神経障害, 運動失調, 眼振, など	● 減量, 他剤への変更が必要である ● 末梢神経障害には葉酸を投与する
	麻薬 モルヒネ	● 昏睡, 縮瞳, 呼吸抑制	● 拮抗薬のナロキソンなどを投与する ● 人工呼吸を行う
	抗パーキンソン病薬 L-ドーパ	● 大量内服による幻覚, ジスキネジア	● 症状に応じて, 減量, 中止, 他剤への変更を考慮する
	抗パーキンソン病薬 トリヘキシフェニジル, アマンタジン	● 時に不眠, 幻覚, 錯乱などの精神症状	
	副腎皮質ホルモン	● ミオパチー, 精神症状	● 減量, 中止を考慮する
細菌性中毒	破傷風 (テタヌス)	● 咬筋痙攣 (トリスムス), 項部硬直, 痙笑, 後弓反張, 嚥下困難, 呼吸困難, 血圧変動などの自律神経症状	● 破傷風菌の菌体外毒素による中毒が生じる ● 治療は, ペニシリン, 抗破傷風免疫グロブリンの投与, 全身管理下に鎮静薬, 筋弛緩薬の投与を行う
	ボツリヌス中毒	● 輻輳困難, 瞳孔散大, 眼瞼下垂, 嚥下障害, 構音障害, 四肢麻痺, 呼吸筋麻痺	● ボツリヌス菌の毒素により神経筋接合部のブロックが出現する ● 治療は, 抗血清を投与し, 人工呼吸を行う
	ジフテリア	● 多発神経炎, 外眼筋麻痺, 咽頭喉頭麻痺	● ジフテリア菌の菌体外毒素により中毒が生じる
フグ中毒	テトロドトキシン	● 口舌の感覚障害, 四肢筋力低下, 構音障害, 嚥下障害が生じ, 時に, 血圧低下, 呼吸麻痺を経て死の転帰をとる	● フグに含まれるテトロドトキシンによる中毒である ● 呼吸筋麻痺に対して人工呼吸管理を行う

XIII 一般内科疾患に伴う脳・神経障害

A 循環器内科疾患に伴う脳・神経障害

1 動脈硬化

大動脈やその主要分枝, 脳動脈などの粥状動脈硬化は, アテローム血栓性脳梗塞の原因

として重要である。高血圧，糖尿病，脂質異常症，喫煙，大量飲酒などが危険因子となる。

2 心疾患

　心疾患，なかでも心房細動は心原性脳塞栓の大きな原因の一つであるが，このほかにも，左心房粘液腫，心筋症，心筋梗塞，心室瘤，種々の心弁膜症，僧帽弁逸脱症，心内膜炎，人工弁などが脳塞栓の原因となりうる。塞栓は血流が多い中大脳動脈に流入することが多い。心臓手術の合併症や不整脈などによって一過性の心停止が生じ，重度の低酸素血症の状態となった場合は，α昏睡（昏睡状態であるにもかかわらず脳波上α波が出現）や，意識回復後の激しい動作性ミオクローヌス（ランス-アダムス［Lance-Adams］症候群）がみられることがある。

3 高血圧

　高血圧は深部穿通枝の閉塞によるラクナ梗塞，頭蓋内外の主幹動脈の動脈硬化によるアテローム血栓性脳梗塞，脳出血の危険因子である。高齢者で高血圧の既往のない脳出血は，アミロイドアンギオパチーによっても起こりうる。アミロイドアンギオパチーは多発性，脳葉性の皮質下出血を側頭葉や後頭葉優位に比較的短時間に繰り返すことが特徴であるとされてきたが，非典型例も多い。急激または高度な血圧上昇が誘因となり，脳循環自動調節能が障害され，脳血管関門の破綻による脳浮腫が生じる病態を高血圧性脳症とよび，高血圧性緊急症の一つである。

B 呼吸器内科疾患に伴う脳・神経障害

1 肺性脳症

　慢性気管支炎，気管支喘息，肺気腫などの慢性閉塞性肺疾患（COPD）により呼吸不全が生じると，低酸素血症，血液中にCO_2が蓄積するCO_2ナルコーシス，呼吸性アシドーシスの状態となり，肺性脳症を引き起こす。すなわち，肺の1次性疾患または2次性の機能不全に伴う肺胞性低換気によって惹起される中枢神経系の症状を総称して肺性脳症とよぶ。CO_2ナルコーシスでは，高二酸化炭素血症による脳血管拡張，頭蓋内圧亢進，アシドーシスをきたし，各種症状が出現すると考えられている。

　一般身体症状としては，心拍増加，高血圧，低血圧，発汗，皮膚発赤，低体温，消化管出血などが出現する。精神・神経症状としては，頭痛，めまい，意識障害，情緒障害，羽ばたき振戦（アステリキシス）などがみられる。

2 慢性閉塞性肺疾患（COPD）

　慢性閉塞性肺疾患の場合は，樽状胸郭，呼吸困難，チアノーゼ，頸静脈圧上昇，浮腫を

伴う．神経症状としては，夜間から起床時の頭痛，傾眠から昏睡に至る種々のレベルの意識障害，瞳孔の縮小傾向，羽ばたき振戦（アステリキシス），ミオクローヌス，バビンスキー（Babinski）徴候，うっ血乳頭などが出現する．脳脊髄液圧は上昇し，脳波上，三相波がみられることもある．動脈血ガス分析で，アシドーシス，酸素分圧の低下，二酸化炭素分圧の上昇を確認することにより診断できる．

治療は人工呼吸などによるガス交換を行う．利尿薬，強心薬，輸液による呼吸，循環状態やアシドーシスの改善を図る．高濃度の酸素の投与により CO_2 ナルコーシスが悪化するので注意が必要である．

3 肺塞栓

静脈血中に入った塞栓子（血栓，脂肪，腫瘍細胞など）が肺動脈を閉塞した状態を肺塞栓とよび，胸痛，呼吸困難，頻呼吸，動悸，喀血，チアノーゼとともに，脳虚血による突然の意識障害や痙攣を生じることがある．

4 肺がん

肺がんはしばしば脳に転移し，転移性脳腫瘍としての神経症状をきたす．また，免疫学的機序を介する遠隔作用（remote effect）により，種々の神経・筋障害を合併し，筋無力症様症候群（ランバート-イートン［Lambert-Eaton］症候群），亜急性小脳変性症，多発筋炎，皮膚筋炎，末梢神経障害などを生じる．

5 ピックウィック症候群

ピックウィック症候群は肥満低換気症候群ともよばれ，高度の肥満と肺胞低換気を伴う睡眠時無呼吸症候群である．傾眠傾向，筋痙攣，チアノーゼ，2次性多血症，右心不全など，特有の症状を呈する．

C 代謝・内分泌内科疾患に伴う脳・神経障害

1. 糖尿病に伴う脳・神経障害

糖尿病では，かなりの高頻度で何らかの神経症状が認められる．

1 糖尿病性ニューロパチー

40歳以上の人，糖尿病のコントロールが不良の人や罹病期間の長い人に発現率が高いと考えられているが，糖尿病の重症度と相関しないことも多く，その発症機序は不明である．代謝異常，血管障害，免疫学的機序などの関与が推測されている．糖尿病3大合併症の一つであり，腎症，網膜症に比べて早期に出現し，最も高頻度なニューロパチーの一

つである。

　感覚障害，腱反射の減弱・消失，自律神経症状，運動障害，眼筋麻痺などがみられる。感覚神経の障害が中心となるものが最も多く（感覚性ニューロパチー），左右対称性の手袋・靴下型のしびれがみられ，進行例では自発痛を生じる。運動神経が障害されて近位筋の筋萎縮や筋力低下を呈するものは，糖尿病性筋萎縮症とよばれる。自律神経障害がみられる場合も多く，起立性低血圧，便秘，下痢，発汗障害，陰萎などが認められる。

　治療としては，糖尿病のコントロールが第1に重要であるが，アルドース還元酵素阻害薬による代謝改善，ビタミン B_1・B_{12} の大量療法，疼痛管理などの対症療法も行われる。急激に血糖値を正常化させると（月に1%以上のHbA1cの改善）神経障害の増悪を招くこともある（post-treatment neuropathy）。

2 低血糖発作

　血糖値が 50〜60mg/dL 以下で，血糖低下による諸症状を呈する。不安，心悸亢進，発汗，振戦，顔面蒼白などの交感神経刺激症状に始まり，痙攣，頭痛，異常行動，複視，視力障害，全身脱力，眠気，意識障害などの中枢神経症状が出現する。一過性の片麻痺や失語を生じることもある。

　治療は，ブドウ糖の経口的ないし経静脈的投与，あるいはグルカゴンの筋注が行われる。膵島腫瘍などの基礎疾患がある場合はそれに対する治療，機能性低血糖には高たんぱく食，低炭水化物食の投与が行われる。

2. 内分泌疾患に伴う脳・神経障害

　下垂体，甲状腺，副甲状腺，副腎などで，種々の内分泌疾患が生じ，神経・筋症状を呈する。原疾患の治療が重要となる。

1 下垂体腫瘍

　下垂体腫瘍の場合，様々なホルモンの過剰症（先端巨大症，下垂体性巨人症，クッシング［Cushing］病など）や欠乏症（下垂体性低身長症，無月経，陰萎，甲状腺機能低下，尿崩症など），視野障害（両耳側半盲，視神経萎縮），頭蓋内圧亢進症状をきたす。

　先端巨大症や下垂体性巨人症では，ミオパチー，手根管症候群，多発ニューロパチーを伴うことがある。

　クッシング病では，副腎皮質刺激ホルモン産生腫瘍によりコルチゾールの慢性過剰分泌が生じ，中心性肥満，満月様顔貌，水牛様脂肪沈着がみられ，精神症状，筋力低下，脳波異常などが出現する。

　抗利尿ホルモン不適合分泌症候群（syndrome of inappropriate secretion of antidiuretic hormone；SIADH）は，外傷，感染症，腫瘍などが原因となり，視床下部-下垂体系の障害をきたし，低ナトリウム血症から，脱力感，頭痛，意識障害や痙攣を生じることがある。

すが，下垂体腺腫の1〜25%に腫瘍内出血による下垂体卒中がみられ，突然頭痛，視力障害，意識障害が出現し，海綿静脈洞内の脳神経症状を伴うこともあり，緊急手術の適応となる．

2 甲状腺疾患

甲状腺機能亢進症（グレーブス［Graves］病）では，重症筋無力症や低カリウム性周期性四肢麻痺を合併することがあるが，それ以外にも，眼症（外眼筋麻痺，眼球突出，閉眼困難），手指振戦，精神症状，ミオパチーなどがみられる．

甲状腺機能低下症（粘液水腫）の場合，小児では，クレチン病（精神・身体発育遅延）やコッヘル-デブレ-セメレーニュ（Kocher-Debré-Sémélaigne）症候群（精神・身体発達遅延＋骨格筋肥大）を呈する．成人では，傾眠傾向，緩徐動作，認知症，抑うつ状態，幻覚・妄想，アキレス腱反射弛緩の遅延，発汗減少，舌肥大，寒さに対する過敏性などが認められる．様々な中枢神経症状（小脳性運動失調症状），末梢神経障害（手根管症候群），有痛性筋攣縮，ミオパチーもみられ，筋膨隆（mounding）現象は特徴的である．重症の場合，粘液水腫性昏睡に陥ることもある．

3 副甲状腺疾患

副甲状腺機能亢進症では，高カルシウム血症を呈し，骨融解，腎結石を生じ，様々な神経・筋障害を呈する．腰痛，錯感覚，全身倦怠，易疲労感，対称性で近位筋優位の筋萎縮，筋力低下，筋緊張低下がみられる．筋痛，神経痛様疼痛，筋痙攣もしばしば出現する．頭痛，精神症状（集中力低下，情緒不安定，興奮，不眠，不安，うつ症状，幻覚，妄想など），記憶障害や知的機能の低下，傾眠，昏迷，昏睡をきたすこともある．

副甲状腺機能低下症では，副甲状腺ホルモンの分泌不全が認められ，低カルシウム血症によるテタニー，痙攣発作，喉頭喘鳴，精神症状，頭蓋内圧亢進症状，うっ血乳頭，錐体外路症状，大脳基底核石灰化などがみられる．

偽性副甲状腺機能低下症では，標的臓器の副甲状腺ホルモンに対する反応不全が認められ，低カルシウム血症による神経症状のほか，短軀，手指奇形，精神発達遅延がみられるが，副甲状腺機能は正常である．偽性副甲状腺機能低下症はその不全型であり，低カルシウム血症はみられない．

4 副腎疾患

副腎機能亢進症には様々な病態が含まれ，以下，それぞれの（　）内の神経・筋障害を呈することがある．クッシング（Cusing）症候群（ミオパチー），原発性アルドステロン症（軽度から中等度の高血圧，低カリウム血症による周期性四肢麻痺やミオパチー，アルカローシスによるテタニー），褐色細胞腫（頭痛，発汗過多，頻脈，振戦，瞳孔散大，動悸，高血圧）などである．

副腎機能低下症であるアジソン（Addison）病では，易疲労性，体重減少，食欲低下，

悪心・嘔吐，起立性低血圧，色素沈着，腋毛の脱落などがみられ，うつ状態，注意・集中力低下，記憶障害も多い。まれに良性頭蓋内圧亢進症状を生じる。

D 血液内科疾患に伴う脳・神経障害

1. 貧血に伴う脳・神経障害

貧血によって赤血球が減少すると，ヘモグロビンの減少を介して酸素供給不足が生じ，皮膚蒼白，動悸，息切れとともに，頭痛，めまい，不眠，耳鳴，全身倦怠感などの神経症状が出現する。

急性の大量出血では意識障害をきたすこともある。

ビタミン B_{12} の腸管での吸収障害によって生じる悪性貧血では，ビタミン B_{12} の欠乏による末梢神経や脊髄の症状がみられ，脊髄の後索と側索の変性が主として認められることより，亜急性脊髄連合変性症とよばれる。本症では下肢のしびれ感や錯感覚，深部知覚障害がみられ，歩行は痙性，失調性となる。バビンスキー（Babinski）徴候は陽性となり，腱反射はアキレス腱で減弱ないし消失するが，膝蓋腱では亢進することが多い。

治療としてはビタミン B_{12} の非経口投与を行うが，約2か月で症状の改善がみられる。

2. 多血症に伴う脳・神経障害

多血症は，原因によって真性と2次性に分類される。

真性多血症では，血液幹細胞のエリスロポエチンに対する反応が亢進しており，血漿中のエリスロポエチンは低下する。2次性多血症では低酸素血症を慢性的にきたす病態があり，血漿中のエリスロポエチンは増加している。

真性多血症では白血球や血小板の増加も伴い，神経症状を生じやすい。頭痛，めまい（眩暈），耳鳴，易疲労性，瘙痒感，発汗増多，体重減少などが多いが，血栓傾向により脳血栓症を合併することもある。

治療としては瀉血を行う。

3. 白血病に伴う脳・神経障害

白血病では，急性白血病や慢性骨髄性白血病の急性転化に際して，神経症状をきたすことがある。

白血病細胞の浸潤により，頭痛，悪心・嘔吐，項部硬直が生じる。また，脳神経や末梢神経障害が生じたり，凝血学的異常（血小板減少，播種性血管内凝固［DIC］症候群，血管壁への白血病細胞の浸潤など）による出血および血栓症によって，意識障害，痙攣，片麻痺などをきたしたりする。

感染に対する抵抗性が減弱するため，細菌性・真菌性髄膜炎，脳膿瘍，トキソプラズマ

症,帯状疱疹,進行性多巣性白質脳症などを合併する。また,遠隔効果として,多発筋炎や末梢神経障害などが発症することも報告されている。

　化学療法薬による神経系合併症にも注意が必要であり,ビンクリスチンでは末梢神経障害が高頻度にみられ,アキレス腱反射の消失や自覚的なしびれ感が出現する。脳脊髄腔内のメトトレキサート注入では,一過性の髄膜刺激症状(頭痛,悪心・嘔吐,項部硬直)がしばしばみられ,まれに,壊死性白質脳症による発熱,痙攣,意識障害,運動失調,認知症なども生じる。

4. その他の障害

　血友病の神経系合併症は,大部分は出血によるものだが,治療に関連した血栓性合併症も知られている。悪性リンパ腫における神経系合併症は,浸潤によるものや感染によるものが多い。まれではあるが遠隔効果も報告されており,それには,皮膚筋炎,急性多発ニューロパチー,小脳皮質萎縮症などがある。多発性骨髄腫の場合,骨転移,血液粘度の増加,免疫学的な機序などにより神経症状を生じることがある。

E 消化器内科疾患に伴う脳・神経障害

　肝疾患に伴う神経障害は,病変の存在する部位によって,肝脳疾患,肝性脊髄症,肝性ニューロパチーに大別することができる。

　吸収不良症候群など,消化管の吸収不良に伴う神経症状も重要である。

1. 肝脳疾患

　肝脳疾患の代表的なものは,ウィルソン(Wilson)病と肝性脳症である。

❶ ウィルソン病

　ウィルソン病(肝レンズ核変性症)は,常染色体性劣性遺伝の銅転送ATPase遺伝子(*ATP7B*)に変異をもつ先天性銅代謝異常症であり,血中セルロプラスミン(銅結合たんぱく)の低値,肝臓や大脳基底核などへの銅の異常蓄積が認められる。発症は7～20歳に多く,錐体外路症状(構音障害,筋強剛,歩行障害,振戦,ジストニーなど),知能低下,精神症状,錐体路症状などがみられる。肝硬変,角膜周辺部の色素沈着(カイザー-フライシャー[Kayser-Fleischer]角膜輪)も特徴的な所見である。

　治療にはD-ペニシラミンや塩酸トリエンチンなどが用いられる。

❷ 肝性脳症

　肝性脳症は,慢性型としては肝硬変による門脈圧亢進症の場合が多いが,劇症肝炎で急性に生じることもある。意識障害を基盤とする精神症状,構音障害,眼振,小脳失調,羽ばたき振戦(アステリキシス)などがみられるようになる。肝機能は必ずしも明らかな異常を呈するとは限らないが,血清アンモニアは高値を示すことが多い。脳波では,三相波と

よばれる，鋭波を伴った徐波（δ波）が頻発する。

　治療としては，腸管内でのアンモニア産生・吸収を抑制するため，たんぱく制限食，ラクツロース投与のほか，カナマイシンやネオマイシンが用いられる。また，血中に上昇したアンモニアを低下させるため，特殊アミノ酸製剤が用いられる。L-ドーパやブロモクリプチンが意識障害の改善に有効なことがある。成人型シトルリン血症でも，高アンモニア血症を伴う反復する意識障害発作を呈する。

2. 肝性脊髄症

　肝性脊髄症は，肝障害（主として肝硬変）に伴い対麻痺をきたす病態であり，両下肢の腱反射亢進などが認められ，バビンスキー徴候も陽性となる。

3. 肝性ニューロパチー

　肝性ニューロパチーには，急性肝炎に合併するギラン-バレー（Guillain-Barré）症候群様のものと，肝硬変に伴ってみられる感覚障害優位のニューロパチーとがある。

4. 吸収不良症候群

　原発性のものは**スプルー症候群**＊であり，全栄養素の吸収障害が生じ，下肢のしびれや異常感覚，筋力低下，失調性歩行，アキレス腱反射の消失などを呈する。

　続発性のものには，胃切除後症候群，小腸切除後の盲管症候群や短腸症候群，クローン（Crohn）病，悪性リンパ腫，慢性膵炎，膵臓がん，肝障害，胆汁分泌障害，糖尿病，アミロイドーシスなどが含まれる。各種のビタミンやアミノ酸の吸収障害による症状が出現する。

F 免疫・アレルギー・膠原病内科疾患に伴う脳・神経障害

　免疫・アレルギー・膠原病内科疾患に伴う脳・神経障害として，膠原病や血管炎症候群に伴うものを概説する。膠原病は結合組織や血管を中心とする炎症性疾患であり，主として小血管の結合組織の変性または増殖性変化を共通の病理所見とする症候群で，原因は不明だが，自己免疫機序が考えられている。これらの疾患における神経系の障害は，主に小血管の病変による血管閉塞や出血，炎症，肉芽腫などに起因するものと考えられるが，障害部位は中枢および末梢神経系から筋肉に至るまで広範である。

＊**スプルー症候群**：経口摂取した栄養素の吸収過程自体の異常に基づく原発性吸収不良症候群の一種であり，非熱帯性のセリアックスプルー（グルテン腸症）と熱帯性スプルーに分類される。セリアックスプルーは，小麦たんぱくのグルテンに対する過敏反応によって生じ，遺伝的素因の関与が推測されているのに対し，熱帯性スプルーは感染症に起因すると考えられている。

❶ 全身性エリテマトーデス

全身性エリテマトーデス（systemic lupus erythematosus；SLE）は，膠原病のなかで最も高頻度に神経症状を呈する。発現機序については不明だが，神経系の血管病変のみでは，すべての症状を説明できない場合もある。精神症状（うつ状態，時に統合失調症様症状），見当識・記憶・認知・計算などの異常，意識障害，痙攣，脳梗塞の頻度が比較的高く，無菌性髄膜炎，アテトーゼ，**コレア**＊，視力障害，脊髄障害，ニューロパチーやミオパチーがみられることもある。

❷ 結節性多発動脈炎，強皮症（進行性全身性硬化症），関節リウマチ

これらの疾患により生じる脳・神経障害は，中枢神経障害に比して末梢神経障害が多い。末梢神経障害には，多発ニューロパチーの場合と（多発）単ニューロパチーの場合があり，感覚障害，運動障害，腱反射の低下ないし消失などがみられる。中枢神経障害は，尿毒症などの他臓器の機能不全に基づく2次的なものやステロイド治療の副作用を除けば，血管障害によるものが主であり，脳内出血，クモ膜下出血，脳血栓などである。

❸ 多発血管炎性肉芽腫症

ウェゲナー（Wegener）肉芽腫症ともよばれ，結節性多発動脈炎の近縁疾患であり，①気道の壊死性肉芽腫，②全身の壊死性血管炎，③壊死性糸球体腎炎を特徴とする。肉芽腫や血管炎による末梢神経と中枢神経の侵襲がみられる。血管炎による多発性単神経炎が最も多く，次いで肉芽腫の浸潤による眼球突出が多い。

❹ 側頭動脈炎

頭蓋周囲，特に側頭動脈を好発部位とする全身性の血管炎をきたす疾患である。拍動性頭痛，頭皮の圧痛，浅側頭動脈などの肥厚・蛇行，眼動脈の虚血による失明，動眼神経の虚血による複視，眼瞼下垂，脳血管障害による片麻痺などが生じる。

❺ 好酸球性多発血管炎性肉芽腫症

アレルギー性肉芽腫性血管炎から名称変更され，チャーグ-ストラウス（Churg-Strauss）症候群ともよばれる。気管支喘息，好酸球増加，多発性単神経炎を主とする血管炎症候群である。末梢血好酸球は2000/mL以上を示し，血清IgE増加がみられ，ミエロペルオキシダーゼ（myeloperoxidase；MPO）に対する抗体MPO-ANCAがしばしば陽性となる。

❻ シェーグレン症候群

シェーグレン（Sjögren）症候群は更年期以降の女性に多く，乾燥性角結膜炎，口腔乾燥症，関節炎を3徴とする。末梢神経障害として，血管炎による三叉神経障害，感覚運動型ニューロパチー，多発単神経炎がみられることがある。また，非血管炎性末梢神経障害として，感覚性ニューロパチー，自律神経ニューロパチーが報告されており，それぞれ，

＊**コレア**：舞踏運動のことであり，不随意運動の一種である。やや速い運動で，顔面や四肢遠位部にみられることが多く，踊っているように見える場合がある。

後根神経節と自律神経節におけるＴ細胞浸潤がみられる。

❼ 皮膚筋炎

多発筋炎の一型であり，全身性エリテマトーデスやシェーグレン症候群を合併したり，悪性腫瘍を併発したりする場合がある。四肢近位部の筋力低下が必発であり，嚥下障害をきたすこともある。皮膚症状としては，眼瞼部の浮腫を伴う紫紅色のヘリオトロープ皮疹や，手指関節背面の落屑を伴う浮腫状暗赤色紅斑であるゴットロン（Gottron）徴候が特徴的であり，しびれ感や感覚脱失などの末梢神経症状がみられる場合もある。

G 腎臓内科疾患に伴う脳・神経障害

腎臓内科疾患，とりわけ尿毒症では，多彩な精神神経症状がみられるが，脳症と末梢神経障害が主なものである。

❶ 尿毒症性脳症

尿毒症性脳症は，尿毒症毒素，脳脊髄液の酸塩基平衡の乱れ，脳内酸素消費の障害などによって生じるという説がある。

腎不全状態になると，比較的早期から倦怠感とともに集中力や判断力などの精神活動の低下が生じてくる。進行すると，意識障害や記銘力低下，抑うつ状態，錯乱状態などの精神症状が出現し，末期には幻覚や妄想も現れるようになる。神経症状としては，筋線維束性攣縮，ミオクローヌス，羽ばたき振戦，腱反射亢進，痙攣などがみられる。

急性腎不全例，血清尿素窒素の著明に高値な例，アシドーシスの顕著な例などに透析を行うと，脳内残存尿素のために脳は高浸透圧となり，浮腫をきたす。初期には，不安，頭痛，悪心・嘔吐などが生じ，さらに進行すると，精神症状，意識障害，筋線維束性攣縮などが出現してくることがある。

❷ 尿毒症性ニューロパチー

尿毒症性ニューロパチーは，尿毒症性脳症と同様に尿毒症毒素によって生じると考えられているが，下肢優位の感覚障害，腱反射の減弱ないし消失が主症状である。

感覚障害は通常，靴下型や手袋・靴下型の分布を呈し，足の異常感覚（ジセステジア[dysesthesia]），錯感覚（パレステジア[paresthesia]）で初発することが多い。高度の場合は，**バーニングフット**（burning foot）**症候群**＊や**レストレスレッグス**（restless legs）**症候群**＊を生じてくる。運動障害の頻度は少なく，一般にその程度も軽度である。感覚・運動神経伝導速度の低下，筋電図の神経原性変化，神経生検での節性脱髄と軸索変性が認められる。

＊ **バーニングフット症候群**：足が燃えるように熱くなる症状や感覚過敏，発汗増加などを呈する症候群であり，パントテン酸の欠乏，腎不全，腎透析患者などの末梢神経障害で生じることが知られている。

＊ **レストレスレッグス症候群**：脚を動かしたいという強い欲求が不快な下肢の異常感覚と関連して生じる症候群である。異常感覚は安静状態で発症ないし増悪し，運動によって改善する。日中より夕方・夜間に増強するのが特徴である。腎不全，腎透析，貧血・鉄欠乏症，パーキンソン病，妊娠，末梢神経障害，多系統萎縮症や，抗うつ薬・抗精神病薬の服用時に合併しやすい。

XIV 神経系の先天奇形・形成障害

1 脊髄空洞症，延髄空洞症

▶ **病態** 脊髄空洞症は，慢性進行性に脊髄中心管付近の空洞形成を生じる疾患であり，空洞が延髄に限局する場合は延髄空洞症とよぶ。先天性の場合と，他の疾患に続発する2次性の場合がある。先天性は，二分脊椎，扁平頭蓋症，頭蓋底陥入症，アーノルド-キアリ（Arnold-Chiari）奇形など，他の先天異常を伴うことが多い。2次性の場合，それに先行ないし併発する疾患としては，脊髄外傷，脊髄腫瘍，変形性脊椎症，脊髄循環障害，髄膜炎，脱髄疾患などがあげられる。空洞の位置や大きさは様々だが，先天性の場合は通常，脊髄の中心管付近に生じ，前後左右に拡大する。頸髄が最も多く，次いで下部延髄，腰髄に多い。すべての年齢層にみられるが，20～30歳代の発症が多い。

▶ **症状** 頸髄空洞症では，上肢の解離性感覚障害（温・痛覚低下をきたすが，触覚，振動覚，位置覚は保たれる）や筋萎縮，筋力低下，下肢の痙縮や失調，自律神経障害などがみられる。腰仙髄部の空洞症では，下肢の解離性感覚障害，筋萎縮，筋力低下，排尿障害などがみられる。延髄空洞症では，舌の萎縮，顔面の筋萎縮と解離性感覚障害，構音・嚥下障害などがみられる。症状は徐々に進行する場合が多いが，症状の進行が停止する症例もある。

▶ **診断** MRIが最も有用であり，脊髄内空洞はT1強調画像で容易に見いだすことができる。T2強調画像では，空洞よりもさらに広範囲に高信号域がみられ，浮腫やグリオーシスを示すと考えられている。

▶ **治療** しびれなどに対する薬物による対症療法が中心だが，空洞からドレナージを行う空洞短絡術や，アーノルド-キアリ奇形に対する大孔部（後頭蓋窩）減圧術が行われる場合がある。

2 頭蓋狭窄症

▶ **病態** 頭蓋縫合が早期に癒合することによって頭蓋変形を生じる病態を頭蓋狭窄症という。頭蓋縫合には，矢状縫合，冠状縫合，前頭縫合，人字縫合，鱗状縫合があるが，正常では生後5～6か月から癒合が始まり，線維性癒合を経て成人以降に骨性癒合が完成する。脳の発育は生後1年間が著しいが，このような時期に頭蓋縫合の早期骨性癒合が生じると，頭蓋骨は閉じた縫合線の延長方向へ成長し，変形をきたすのみならず，頭蓋内圧亢進や精神運動発達障害，てんかんなどを生じてくる。

▶ **分類** 主な型としては，①矢状縫合が早期に癒合したため，前後に伸びた舟状頭症（scaphocephaly）（長頭症「dolichocephaly」），②冠状縫合が癒合し左右に伸びた短頭症（brachycephaly），③前頭縫合が癒合し前額部が尖った三角頭症（trigonocephaly）があ

る。また，一側の冠状縫合または人字縫合が早期に癒合すると，上から見て斜め方向に伸びた斜頭症（plagiocephaly）となり，矢状縫合と冠状縫合または人字縫合が早期に癒合すると，大泉門側に塔状に伸びた尖頭症（oxycephaly）となる。

▶ **治療** 縫合癒合部を切開，開溝し，人工的な頭蓋縫合部を創設する。顔面骨異常を伴うものには顔面骨形成術を行う。手術は，頭蓋変形が目立つ前，頭蓋内圧亢進による知能障害が生じる前に行う。

3 二分脊椎

▶ **病態・分類** 神経系の発生では，胎生4週頃（23～25日）に神経管が形成される。神経管の閉鎖は頭端と尾端が遅れて完成するため，この部が閉鎖不全のまま残る場合がある。前神経孔閉鎖不全に関連した場合を二分頭蓋，後神経孔閉鎖に関連した場合を二分脊椎（脊椎披裂）とよぶ。神経孔閉鎖不全以外にも，脳脊髄液の動態異常により閉鎖後に破裂するという仮説もある。神経管閉鎖前の放射線曝露，母親の高熱，糖尿病，ビタミンA欠乏・過剰症，バルプロ酸服用・葉酸欠乏などが原因の候補として考えられている。皮膚の表面に陥凹や毛髪がみられることがある。脊椎棘突起や椎弓の欠損部より脊椎管の脱出がみられるものが囊胞性二分脊椎（spina bifida cystica）であり，腰仙部に好発し，脱出がなく脊椎二分のみのものが潜在性二分脊椎（spina bifida occulta）であり，仙椎部に好発する。囊胞性二分脊椎では，脱出物の内容により，神経組織を含まない髄膜瘤（meningocele），神経組織を含む脊髄髄膜瘤（myelomeningocele）に分けられる。

▶ **治療** 囊胞性二分脊椎の治療は，神経組織の圧迫解除や感染予防を目的に，早期手術が推奨される。潜在性二分脊椎では，皮下の脂肪腫様組織が硬膜内に入り込んだり，皮膚陥入の名残りである皮膚洞が硬膜内に達したりすることがあり，癒着による繫留脊髄（tethered cord）や反復する髄膜炎を生じる場合がある。治療としては，3歳頃までにこれらに対する手術が行われることが多い。

4 神経皮膚症候群

神経皮膚症候群（neurocutaneous syndrome）は母斑症（phakomatosis）ともよばれ，中枢神経系と皮膚に形成異常や腫瘍性病変を生じる遺伝性疾患群である。神経と皮膚はいずれも外胚葉起源の器官であり，両者に病変を共有する多くの疾患が含まれるが，代表的なものは以下のとおりである。

❶ 神経線維腫症

▶ **分類・病態** 神経線維腫症（neurofibromatosis）は，全身型の1型と両側聴神経腫瘍を生じる2型に分けられる。1型はフォン・レックリングハウゼン（von Recklinghausen）病ともよばれ，常染色体優性遺伝を呈し，浸透率はほぼ100％だが，表現型は様々である。17番染色体長腕（17q11）に遺伝子座位が存在する腫瘍抑制遺伝子であるニューロフィブロミン（neurofibromin）の異常によって生じる。皮膚のカフェオレ斑点（café-au-lait spot），雀卵斑様色素斑が特徴的であり，神経線維腫が多発する．神経線維腫の主座は皮膚・末梢神経であり，脊髄神経根に生じると脊髄圧迫症状をきたすこともある．中枢神経系内のグリア細胞や神経細胞の異所性に由来すると考えられている精神発達遅延や痙攣を呈する例もある．骨格系の異常としては，漏斗胸，内反膝，外反膝，脊柱変形，偽関節症，大頭蓋症がある．本症は多くの臓器の腫瘍を合併しやすく，虹彩過誤腫（Lisch結節）のほか，中枢神経系では，髄膜腫，視神経膠腫，髄膜の線維腫症などが知られている．脳血管障害や腎血管性高血圧の合併もみられる．2型は，神経堤形成時の障害により聴神経領域を中心とする病変がみられるものであり，カフェオレ斑点はまれであり，両側聴神経鞘腫をはじめとする脳神経や脊髄神経の神経鞘腫のほか，髄膜腫や上衣腫の報告がある．若年性白内障がみられることもある．常染色体優性遺伝を呈し，22番染色体長腕（22q12）上に遺伝子座位が存在する腫瘍抑制遺伝子マーリン（merlin）の異常によって生じる．皮膚の神経線維腫は比較的まれであるため，難聴が生じて初めて診断される場合が多い．

▶ 治療　1型，2型いずれも，障害をきたした場合には腫瘍の外科的切除を行う．

❷ 結節性硬化症

▶ 病態・症状　結節性硬化症（tuberous sclerosis）も常染色体優性遺伝であるが，浸透率は一定ではない．腫瘍抑制遺伝子（*TSC1* または *TSC2* 遺伝子）の異常により，男性にやや多い．ブルヌヴィーユ-プリングル（Bourneville-Pringle）病ともよばれる．顔面皮疹，てんかん発作，精神発達遅延を主徴とする．脳を含めた種々の臓器の腫瘍性病変が生じ，脳腫瘍（上衣下巨細胞性星細胞腫，まれに上衣腫），網膜過誤腫，心臓の横紋筋腫，腎臓の血管筋脂肪腫，肺のリンパ脈管筋腫症などの報告がある．皮膚所見では顔面の血管線維腫が特徴的であり，葉状の白斑（ash-leaf）がみられることもある．思春期頃から爪囲下線維腫が出現することもある．てんかん発作は通常，生後2年以内に発現し，様々な発作型を呈する．知能障害は約2/3の例にみられる．眼に脱色素斑が認められることもある．脳脊髄液たんぱくの増加がしばしばみられ，脳室壁の凹凸を呈する結節（増殖したグリア細胞とグリア線維）が認められ，一部に石灰化をみることもまれではない．

▶ 治療　治療は抗てんかん薬によるてんかんのコントロールが中心だが，結節による水頭症を生じた場合はシャント手術を行うこともある．

❸ フォン・ヒッペル-リンドウ病

▶ 病態・症状　フォン・ヒッペル-リンドウ（von Hippel-Lindau）病は，小脳・網膜・腎臓などに腫瘍が多発する常染色体優性遺伝性疾患であり，腫瘍抑制遺伝子（*VHL* 遺伝子）の異常による．小脳血管芽腫による小脳性運動失調症状がみられ，網膜血管腫，褐色細胞腫，膵嚢胞・膵腫瘍，腎細胞がん，腎嚢胞などがみられることがある．頭部の単純血管腫はまれである．MRI，CT，血管造影検査（angiography）により，小脳の嚢胞を伴う結節性病変や血管芽腫を検索する．

▶ 治療　小脳血管芽腫に対して摘出手術や放射線療法を行う．

❹ スタージ-ウェーバー症候群

▶ **病態・症状** スタージ-ウェーバー（Sturge-Weber）症候群は非遺伝性であり，脳軟膜の血管腫が生じ，精神発達遅延，痙攣，片麻痺などを呈する。皮膚所見としては，出生時からみられる顔面母斑が特徴的であり，赤色あるいは赤紫色の血管性母斑が主に一側の顔面（三叉神経第1枝または第2枝領域）に認められる。小さな母斑が頭髪の中に隠れている場合があり，注意が必要である。神経症状を呈する場合は，母斑が三叉神経第1枝領域にあるとされている。緑内障による牛眼がみられることもある。痙攣発作は半数以上の症例にみられ，通常は母斑と反対側の焦点性痙攣が多いが，全身痙攣や精神運動発作のこともある。母斑の対側の片麻痺を伴うこともあるが，多くは不全片麻痺である。頭部X線写真やCTで，脳回に沿った典型的な鉄道線路様（tramline）の石灰化像を，主として後頭部にみる場合がある。血管性母斑が体幹や四肢に及ぶ場合はクリッペル-トレノニー（Klippel-Trenaunay）症候群とよばれる。スタージ-ウェーバー症候群の脊髄型はコブ（Cobb）症候群とされている。

▶ **治療** 血管性母斑に対してレーザー療法を行う。てんかん発作に対しては抗てんかん薬の投与や，場合によっては脳外科的手術を行う。緑内障に対しては眼圧の調整を行う。

XV　認知症

1. 認知症とは

1　認知症の診断基準

　一度獲得された知的な能力が，器質的な脳の障害により阻害されて，それによって日常生活に支障をきたすようになった状態を認知症とよぶ。従来は**表4-16**に示すように，記憶障害が認知症の主な症状であると認められていた。記憶障害とは，新しい情報を学習

表4-16　認知症の診断基準（概要）

A．以下の2項目を満たす 　1．記憶障害 　2．以下の認知機能障害が1つ以上ある 　　a．失語（言語の障害） 　　b．失行（行為の障害） 　　c．失認（そのものが何であるかがわからない） 　　d．遂行機能障害（プランを立てたり，それを実行することのできない障害） B．上記の認知機能障害が，社会的または職業的機能に著明な障害をもたらし，かつ病前に比べその機能低下が著しい C．上記の症状は，せん妄時のみに現れるものではない

し，以前に学習した情報を想起する能力の障害のことである．これに加えて，ほかの認知機能障害が認められる（表4-16）．それらは，失語，失行，失認，遂行機能障害などである．

ところが，最近出版されたDiagnostic and Statistical Manual of Mental Disorders, fifth Edition（DSM-5）によれば，従来，認知症を表すために用いられてきたdementiaという語は原則として廃止され，主に認知障害をきたす疾患や状態を包括して，neurocognitive disorders（神経認知障害群）という考えを設定している．これがさらに3つに分けられ，1つはmajor neurocognitive disorder（これを認知症と以下よぶ）であり，1つは従来軽度認知障害とよばれていたものを指し，もう1つがせん妄である．このDSM-5による認知症の定義は，およそ以下のA～Dから成り立っている．

A．6つの神経認知領域を定義して，その1つ以上の領域において以前の水準から有意な認知の低下がある証拠がある．この6つとは，複合注意，実行機能（遂行機能），学習と記憶，言語，知覚-運動，社会認知を指す．

B．毎日活動において，認知欠損が自立を阻害する．

C．その認知欠損はせん妄の状況のみで起こるものではない．

D．その認知欠損は，他の精神疾患（例，うつ病，統合失調症）によってはうまく説明されない．

ここでは，複合注意，社会認知についてごく簡単に述べる．実行機能については，第2章-Ⅱ「高次脳機能障害」の「遂行機能障害」の項目を参照されたい．学習と記憶については，「記憶障害」の項目を，言語については，「失語」の項目を，知覚—運動については，「失行」と「失認」の項目を参照されたい．

注意には，ある覚醒水準を保つという持続性，ある事柄にスポットライトを当てるという選択性，さらに注意には容量制限があってそれを分配するという側面もある．この注意が障害されると，なんとなくぼんやりしていて，容易に気が散る，今与えられた情報を報告したりできないなどの症状を患者は示す．

社会的認知とは，社会のなかで適切に生活するための認知機能を指す．社会認知の障害の症状は，許容できる社会的範囲から明らかに逸脱した振る舞い，人に配慮しない行動を意図する．共感とは，相手の気持ちを知り，それに何らかの感情反応を示すことを指す．この共感の減少もみられる．

なお一言だけ，軽度認知障害について述べる．この6つの領域のうち1つ以上で以前の本人の水準から軽度であるが認知機能が低下している症候がある．しかし日常生活の遂行には，前より努力や工夫が必要ではあるものの，その程度は自立した生活を妨げない範囲にあるというものである．

2　せん妄との区別

せん妄とは，軽度から中等度の動揺性の意識障害が基盤にあり，注意障害や見当識の障

害などの症状が短期間生じる症候群である。せん妄には，精神運動興奮の強い過活動型と不活発で反応の乏しい低活動型がある。高齢者に多く，脳疾患や身体疾患などが直接因子としてあり，それに加えてたとえば身体拘束された，感覚が遮断されたなどの誘発因子が加わると生じる。その状態の一時点だけをみれば，これは認知症かせん妄かという区別はできないのであるが，認知症は持続するものである。

3 うつ病との鑑別

認知症があって，その初期にうつ状態を呈することがしばしばみられる。また，うつ状態の患者が認知症を発症することも多いといわれている。したがって，うつ病と認知症との区別は難しい。うつ病の患者は自ら「物事が覚えられない」と強く訴える。また悲哀・自責といった症状がみられ，人との応対に障害を示すことが多い。具体的な質問を重ねて返答の機会を待つなどすると，その返答内容から，病歴なども十分聞きとることが可能である。実際には問題となるほどの記憶障害はない。抗うつ薬に反応してよくなることも重要な鑑別点となる。

2. 認知症の原因疾患と分類

認知症をきたす疾患は数多い（表4-17）。

先に述べたDSM-5の認知症の下位分類では，アルツハイマー病，前頭側頭葉変性症，レヴィ小体病，血管性疾患，外傷性脳損傷，物質・医薬品の使用，HIV感染，プリオン病，パーキンソン病，ハンチントン病，他の医学的疾患，複数の病因，特定不能などに分けられている。

認知症は通常，非可逆的な疾患によるものではあるが，治療可能な認知症も含まれている。それらは，精神神経作用薬の投与など薬剤性のもの，電解質異常や甲状腺機能低下症などの内分泌障害や代謝性疾患，さらにビタミンB_{12}欠乏症などの栄養障害，膠原病や血管炎，感染症などである。

3. 認知症の診断と鑑別

認知症の診断には，病歴，身体所見，神経学的診察が必要である。まず認知症か否かということでは，先に述べたDSM-5の診断基準などを参考にする。6つの神経認知領域の1つ以上が，以前の水準より低下していることは，本人あるいは本人をよく知る家族などの情報提供者からの病歴の聴取，さらに臨床医の観察によってなされる。さらに，神経心理検査でその認知機能障害を確かめることが必要となる。

次に認知症の原因疾患を見きわめることになる。この過程においても，神経学的診察などが重要であるが，治療可能な疾患を見逃さないということにまず気をつける。頭部CTまたはMRIを一度は撮像しておく。占拠性病変や血管障害が明らかとなり，認知症の原因がそれだけで推測できることがある。また脳の萎縮や脳室の拡大があれば，それも参考

表4-17 認知症や認知症様症状をきたす主な疾患・病態

1. **中枢神経変性疾患**
   Alzheimer 型認知症
   前頭側頭型認知症
   レヴィ小体型認知症/Parkinson 病
   進行性核上性麻痺
   大脳皮質基底核変性症
   Huntington 病
   嗜銀顆粒性認知症
   神経原線維変化型老年期認知症
   その他

2. **血管性認知症（VaD）**
   多発梗塞性認知症
   戦略的な部位の単一病変による VaD
   小血管病変性認知症
   低灌流性 VaD
   脳出血性 VaD
   慢性硬膜下血腫
   その他

3. **脳腫瘍**
   原発性脳腫瘍
   転移性脳腫瘍
   がん性髄膜症

4. **正常圧水頭症**

5. **頭部外傷**

6. **無酸素性あるいは低酸素性脳症**

7. **神経感染症**
   急性ウイルス性脳炎（単純ヘルペス脳炎，日本脳炎など）
   HIV 感染症（AIDS）
   Creutzfeldt-Jakob 病
   亜急性硬化性全脳炎・亜急性風疹全脳炎
   進行麻痺（神経梅毒）
   急性化膿性髄膜炎
   亜急性・慢性髄膜炎（結核，真菌性）
   脳腫瘍
   脳寄生虫
   その他

8. **臓器不全および関連疾患**
   腎不全，透析脳症
   肝不全，門脈肝静脈シャント
   慢性心不全
   慢性呼吸不全
   その他

9. **内分泌機能異常症および関連疾患**
   甲状腺機能低下症
   下垂体機能低下症
   副腎皮質機能低下症
   副甲状腺機能亢進または低下症
   Cushing 症候群
   反復性低血糖
   その他

10. **欠乏性疾患，中毒性疾患，代謝性疾患**
    アルコール依存症
    Marchiafava-Bignami 病
    一酸化炭素中毒
    ビタミン B_1 欠乏症（Wernicke-Korsakoff 症候群）
    ビタミン B_{12} 欠乏症，ビタミン D 欠乏症，葉酸欠乏症
    ナイアシン欠乏症（ペラグラ）
    薬物中毒
    A）抗がん薬（5-FU，メトトレキサート，シタラビンなど）
    B）向精神薬（ベンゾジアゼピン系抗うつ薬，抗精神病薬など）
    C）抗菌薬
    D）抗痙攣薬
    金属中毒（水銀，マンガン，鉛など）
    Wilson 病
    遅発性尿素サイクル酸素欠損症
    その他

11. **脱髄疾患などの自己免疫性疾患**
    多発性硬化症
    急性散在性脳脊髄炎
    Behçet 病
    Sjögren 症候群
    その他

12. **蓄積病**
    遅発性スフィンゴリピド症
    副腎白質ジストロフィー
    脳腱黄色腫症
    神経細胞内セロイドリポフスチン［沈着］症
    糖尿病
    その他

13. **その他**
    ミトコンドリア脳筋症
    進行性筋ジストロフィー
    Fahr 病
    その他

になる。頻度は低いが，血液検査で特異的な異常の現れる疾患が原因の認知症もある。血算，血液生化学，甲状腺などのホルモン，電解質などの検査も行う。ビタミン B_{12} 欠乏では大球性貧血となるが，放置していると亜急性連合性変性症や認知症を起こすことがあ

る。ビタミン B_{12} を測定しておくべきである。脳脊髄液検査，脳波検査なども，以下に述べる疾患の典型例ではないと思われる場合などに検査することが推奨される。

4. 認知症の代表的疾患

以下に，認知症の代表的な疾患について，その症状を簡明に記す。

1 アルツハイマー病

▶ **アルツハイマー病の病態**　アルツハイマー（Alzheimer）病は，中枢神経系の神経細胞がしだいに消失する原因不明の疾患（変性疾患）の一つである。認知症の原因のなかで最も多い（50～60％）と推測されている。

　病理学的には，老人斑（アミロイドAβ），神経原線維変化（タウたんぱくから構成される）の2つの変化が病理学的にはみられる。大脳皮質，海馬，前脳基底部などを中心に，シナプスの減少，神経細胞死などがみられる。主要症状は，緩徐に進行するエピソードの記憶障害であり，言語の障害である失語，視空間障害などがしだいに加わってくる。このような典型例だけでなく非典型な経過をとる例（記憶障害ではなく，言語などの大脳皮質症状が先行する例など）もある。

▶ **アルツハイマー病の症状**　アルツハイマー病は進行するということが最も大事な点である。物忘れでふつう発症する。正常の老化による物忘れでは，十分な自覚があり，程度が軽いものであるが，このアルツハイマー病などの器質的病変による場合は，最近の自分の行動や身の周りに起こった出来事があったことすら忘れる，ヒントを言っても思い出せなくなるという特徴がある。そのことに対しての病識のなさや，取り繕いといって，「そういうことには関心がないから」などと答えたりすることもみられる。時間や場所に対する見当識障害などがはっきりしてきて，社会生活に混乱をきたすようになる。これらは海馬など側頭葉内側の障害に由来する。検査でこの障害を見いだすには，遅延再生課題といって，一度単語を覚えさせ，しばらくほかの課題を行わせて，その覚えた内容を答えさせるなどが鋭敏である。

　しだいに新しいことが覚えられない障害に加えて，昔のことも思い出せなくなる。簡単な図形の模写ができないなど，構成障害が明らかになってくることが多い。道にも迷うようになる。進むと失行（物が使えない），物の名前が言えない，漢字が書けないなどの言語の障害も加わる。これらは側頭葉から頭頂葉にかけての変性が進むと現れる。

　アルツハイマー病が進むと，記憶，言語，行為などの認知機能障害に加えて，抑うつ，不安，妄想，幻覚，落ち着きのなさ，無気力，などの認知症の行動・心理症状（behavioral and psychological symptoms of dementia；BPSD）とよばれる症状を呈することが多い。アパシーといって，自発性が低下して無関心になることもみられる。妄想は物取られ妄想が最も多いという。徘徊や興奮などもみられる。

　さらに進むと，ごく親しい家族のこともわからなくなり，徐々に寝たきりとなる。多

くの場合，呼吸器感染症で死亡する。

▶ **アルツハイマー病の検査所見と治療**　CT/MRIでは，海馬など側頭葉内側の萎縮がみられ，SPECT検査では，両側側頭葉から頭頂葉にかけてと帯状回後部の血流代謝の低下がみられる。保険適応外検査ではあるが，PETでは前頭葉などの大脳皮質にアミロイドの蓄積がみられる。脳脊髄液のAβ42の低下，リン酸化タウたんぱくの上昇がみられる。

アルツハイマー病では，認知機能改善のためにコリンエステラーゼ阻害薬のドネペジルなどが使用されている。

2　脳血管性認知症

▶ **脳血管性認知症の病態**　脳の血管性病変が原因で出現する認知症を指す。脳血管性認知症の病理学的基盤は様々だが，脳虚血性病変による認知症と，出血性病変による認知症に大きく分けられる。

この認知症の多くが脳虚血性病変によるものであり，原因となる血管病変は，大血管の粥硬化によるものと小血管病変によるものと大別される。小血管病変は，深部白質や，大脳基底核などで高頻度にみられる。高血圧との関連が深いので，高血圧性小血管病ともよばれる。組織学的には，細小動脈壁の肥厚，血管壊死などが観察される。ラクナ梗塞が多発し，認知症を引き起こす。

アミロイド血管症（amyloid angiopathy）は，脳の血管壁にアミロイドが沈着する病気である。大脳皮質に好発する。アルツハイマー病とこの血管病変との併存は単なる合併ではなく，病理機序として相互に影響を与えていると推定されている。

アルツハイマー病と脳血管障害は共通の危険因子を持ち合併しやすいということから混合型認知症という概念がある。初期のアルツハイマー病では認知機能障害の促進因子として脳血管障害が作用するといわれている。

▶ **脳血管性認知症の症状**　脳卒中後に認知症が発症する，脳卒中を起こすたびに認知症が階段状に増悪することが典型的である。初期から歩行障害を示し，歩行時に動揺，転倒がある。また排尿障害があり，嚥下障害や構音障害などの仮性球麻痺がある。これらの症状はアルツハイマー病では少ない。だが，脳症血管病では，緩徐進行性の変化を示すことがあり，この場合はアルツハイマー病との鑑別が困難なことがある。

▶ **脳血管性認知症の検査所見と治療**　ラクナ梗塞や白質病変が特徴的であり，MRIで確認される。その分布や時間的経過が，現在の認知症を説明しうると判断されると，脳血管性認知症と診断される。そのほか脳出血などもMRIなどでみられる。

脳血管性認知症の危険因子として，加齢，運動不足，高血圧，糖尿病，脂質代謝異常症，肥満，喫煙などがあげられる。これらのコントロールが推奨される。まだ保険適応になっていないものの，脳血管性認知症の認知機能障害には，コリンエステラーゼ阻害薬の投与も行われることがある。

3 レヴィ（Lewy）小体型認知症

Lewy 小体型認知症

概念/定義	・レヴィ小体病は，レヴィ小体の存在を特徴とする病態のすべてを包含する概念である。
原因	・αシヌクレインの神経細胞内への異常蓄積を主病変として，レヴィ小体という封入体が形成される。このレヴィ小体は病期の進行とともに，その分布も広がる。
症状	・注意や明晰さの著名な変化を伴う認知の変動，繰り返し出現する幻視，認知機能の低下にしばしば先行するレム睡眠行動異常症，パーキンソン症状，以上が中核症状である。
検査	・MRI などで側頭葉内側面が比較的保たれている。レヴィ小体型認知症では病初期には記憶障害は目立たないことが多い。
治療	・認知機能障害に対してコリンエステラーゼ阻害薬が有効との報告がなされた。

▶ **レヴィ小体型認知症の病態** 神経病理診断では，アルツハイマー病に次ぐ頻度であるといわれている。レヴィ小体病は，レヴィ小体の存在を特徴とする病態のすべてを包含する概念である。αシヌクレインの神経細胞内への異常蓄積を主病変として，レヴィ小体という封入体が形成される。このレヴィ小体は病期の進行とともに，その分布も広がる。脳幹から始まって，それが大脳皮質に上行するというパターンだと，パーキンソン病と思われていたが，それに認知症を合併してくるという過程と一致すると考えられている。

▶ **レヴィ小体型認知症の症状** ごく最近の臨床診断基準によれば，注意や明晰さの著明な変化を伴う認知の変動，繰り返し出現する幻視，認知機能の低下にしばしば先行するレム睡眠行動異常症，パーキンソン症状，以上が中核症状である。それを支持する所見として，便秘，起立性低血圧などの自律神経症状の存在，抗精神病薬に対する重篤な過敏性，転倒や一過性の意識消失などのエピソードなどがある。

▶ **レヴィ小体型認知症の検査所見と治療** MRI などで側頭葉内側面が比較的保たれている。レヴィ小体型認知症では病初期には記憶障害は目立たないことが多い。これらがアルツハイマー病との鑑別で重要となる。また MIBG 心筋シンチグラフィーでの取り込み低下がみられる。またドパミントランスポーターシンチグラフィーでの取り込み低下がみられる。

最近認知機能障害に対してコリンエステラーゼ阻害薬が有効との報告がなされた。

4 前頭側頭型認知症

▶ **前頭側頭型認知症の病態** 前頭側頭型認知症は，前頭側頭葉変性症にみられる認知症を指す。この前頭側頭葉変性症とは，ピック（Pick）病といわれていたものを原型とし

て，主として初老期に発症し，前頭葉と側頭葉の神経細胞の脱落により，行動異常，精神症状，言語の障害を特徴とする非アルツハイマー病である．病理学的には，大脳の限局性の萎縮（前頭葉や側頭葉）があり，組織学的には，同部位の神経細胞の脱落とグリオーシス*を認め，アルツハイマー病でみられる変化を欠く．

　この前頭側頭型認知症の表現型は，脳の損傷された部位とはよく対応している．現在のところ3つの臨床下位分類がある．すなわち，両側の前頭葉が萎縮して行動異常を特徴とする行動異常型前頭側頭型認知症（behavioral variant frontotemporal dementia；bvFTD），主に左前頭葉の言語野に病変を有し進行性の非流暢性あるいは失文法性失語を呈する進行性非流暢性/失文法性失語（nonfluent/agrammatic variant primary progressive aphasia），左側頭葉の極に病変を有し徐々に物の意味がしだいに失われていく意味性認知症（semantic dementia；SD）の3つである．

　近年の分子生物学的の進歩により，脳に蓄積する異常たんぱくの所見に基づいて，タウ異常症，ユビキチン異常症，そのほかに分類されている．

▶ **前頭側頭型認知症の症状と検査所見**　初期の病理学的変化が前頭葉から始まれば，行動障害，人格障害から発症する．行動障害は，社会的逸脱行為を起こす脱抑制型と，逆に過剰に抑制されて自発性が失われ，アパシーを主な症状にする型とがある．記憶や日常生活動作は比較的保たれる．言語の障害が初期から進行し，行動異常などは目立たない型がある．前頭葉の言語野から始まれば，音の歪みや連結の問題が生じ，進行性非流暢性のタイプとなる．第2章-Ⅱ「高次脳機能障害」の「失語」の項目を参照されたい．左側頭極から始まると意味性認知症となる．会話時に内容理解の障害が明らかになる．たとえば「ご出身は？」という質問に対して，「ゴシュッシンってなんですか？」と返答する．これなどが典型的な語義理解障害である．

　脳のMRIでは，両側の前頭葉，左前頭葉背外側後半部分，左側頭葉極などの萎縮に注意する．

国家試験問題

| 1 | 高血圧性脳出血で最も頻度の高い出血部位はどれか． | （102回AM28） |

1. 被殻
2. 視床
3. 小脳
4. 橋

---

* **グリオーシス**：中枢神経が障害された場合，その修復過程でグリア細胞の一種である星状細胞（アストロサイト）が細胞質内の線維を産生し，損傷のある部位でグリア細胞の線維が増加している状態のことである．

2 Parkinson（パーキンソン）病の症状で正しいのはどれか。　　　　　（104回PM61）

1. 満月様顔貌になる。
2. 腕を振らずに歩く。
3. 後ろに反り返って歩く。
4. 頭を左右に大きく振る。

3 筋萎縮性側索硬化症の患者に特徴的な症状はどれか。　　　　　（92回AM97）

1. 皮膚感覚の鈍麻
2. 睡眠時の尿失禁
3. 記憶の著明な減退
4. 嚥下した液体の鼻孔への逆流

4 多発性硬化症で正しいのはどれか。2つ選べ。　　　　　（104回AM85）

1. 脱髄病変が多発する。
2. 髄液中のIgGは低下する。
3. 視力低下は網脈絡膜炎（retinochorioiditis）による。
4. MRIは病変の検出に有用である。
5. 末梢神経が障害されることが多い。

答えは巻末

文献

1) Committee established by the director of the NINDS：Classification of cerebrovascular
2) 後藤文男, 他：臨床のための神経機能解剖学, 中外医学社, 1992, p.150.
3) 水野美邦編：神経内科ハンドブック；鑑別診断と治療 第4版, 医学書院, 2010, p.938.

参考文献

・内山真一郎：TIAの新しい定義と根拠, 臨床神経, 50, 904-906.
・大森京子, 他：てんかん発現の分子機構：難治性てんかん治療薬開発にむけて, 日薬理誌, 114（3）：161-168, 1999.
・亀井民雄, 渡辺健二：遅発性内リンパ水腫について, 耳鼻臨床, 93（3）：247-255, 2000.
・坂井文彦：頭痛の分類, 日内会誌, 82（1）：3-7, 1993.
・千葉健一, 東儀英夫：失神とは, 日内会誌, 84（6）：512-515, 1995.
・赫彰郎, 手塚博幸：頭痛の診断と治療 1. 片頭痛, 群発頭痛, 日内会誌, 82（1）：41-49, 1993.
・中野重行, 小手川勤：心身症領域における向精神薬物療法, 心身医, 36（6）：459-466, 1996.
・八木和一, 福島克之：抗てんかん薬の長期投与とその減量, 神経内科, 38：543-551, 1993.
・日本脳卒中学会 脳卒中ガイドライン委員会編：脳卒中治療ガイドライン2015〔追補2017対応〕, 協和企画, 2017.
・小林祥泰編：脳卒中データバンク2015, 中山書店, 2015.
・日本高血圧学会高血圧治療ガイドライン作成委員会編：高血圧治療ガイドライン2014, ライフサイエンス出版, 2014.
・北川一夫：Embolic Stroke of Undetermined Sourses（ESUS）の病態, 神経治療, 33(3)：382-386, 2016.
・「重症筋無力症診療ガイドライン」作成委員会編, 日本神経学会監修：重症筋無力症診療ガイドライン2014, 2014.
・埜中征哉：臨床のための筋病理 第4版, 日本医事新報社, 2011.
・武田克彦：知能障害の診かた〈平山惠造監修, 廣瀬源二郎編：臨床神経内科学 第6版〉, 南山堂, p.48-58, 2016.
・葛原茂樹：大脳変性疾患 認知症〈平山惠造監修, 廣瀬源二郎編：臨床神経内科学 第6版〉, 南山堂, p.389-406, 2016.
・「認知症疾患治療ガイドライン」作成委員会編, 日本神経学会監修：認知症疾患診療ガイドライン, 医学書院, 2017.
・Headache Classification Committee of the International Headache Society：Classification and diagnostic criteria for headache disorders, cranial neuroalgias and facial pain, Cephalalgia, 8〔Suppl 7〕：1-96, 1988. 分類の詳細はInternational Headache Societyのホームページを参照のこと.
・Hart, R.G., et al.：Embolic strokes of undetermined source：the case for a new clinical construct. Lancet Neurol 13（4）：429-438, 2014.

国家試験問題 解答・解説

1章 1 解答 4

中枢神経系は脳と脊髄からなる。脳は、終脳（大脳半球）、間脳、脳幹（中脳、橋、延髄）、小脳に分けられる。

×1：終脳（大脳半球）の表面は、灰白質（大脳皮質）で覆われており、内部に白質（大脳髄質）がある。
×2、○4：間脳は、視床、視床下部、視床上部に分かれる。視床下部は視床の腹側にあり、下垂体に連続する。
×3：脳幹は、中脳、橋、延髄と続き、脊髄に続いている。脳幹は、視覚機能、聴覚機能の中枢があるほか、体性運動や内臓運動の調節、脳神経の反射などの自律機能の中枢も存在する。

1章 2 解答 2

×1：顔面神経は、顔面の表情筋や舌骨上筋群の一部とアブミ骨筋を支配する。
○2：舌下神経は、舌の運動を司り、舌筋を支配する。
×3：動眼神経は、眼球運動を司る。外眼筋（内直筋、上直筋、下直筋、下斜筋）や上眼瞼挙筋を支配する。また、副交感神経成分は瞳孔括約筋、毛様体筋を支配する。
×4：三叉神経は、第1枝（眼神経）、第2枝（上顎神経）、第3枝（下顎神経）に分かれる。感覚成分は、顔面、口腔、鼻腔、眼窩などからの体性感覚を伝達する。運動成分は、咀嚼筋群などを支配する。

2章 1 解答 1

1：○
2、3、4：×
側頭葉にあるウェルニッケ野は感覚性言語中枢で、言葉の意味を理解する領域である。そのため、障害が起こると感覚失語となる。ウェルニッケ失語を示す重度の患者は、見たり聞いたりした言葉の意味がわからなくなり、話す言葉は意味不明で、相手の言う言葉も理解できない。

2章 2 解答 2

2：○
1、3、4：×
激しい頭痛、嘔吐、呼吸数減少・不規則、徐脈、収縮期血圧上昇、瞳孔不同から、脳ヘルニアと考えられる。

3章 1 解答 1

○1：脳脊髄液検査は、腰椎穿刺、後頭下穿刺、脳室穿刺によって行われる。髄膜炎や脳炎を疑った場合に行う。髄液の性状、圧や細胞数の測定、たんぱく、糖、塩素などの生化学的検査、細菌学的検査を行い、鑑別の補助とする。
×2：パニック障害は、検査所見では異常がない。問診で聴取した発作の状況や生活背景などの情報から DSM-5 や ICD-10 の診断基準から判断する。
×3：てんかんの発作時には特異的な波形が出現するため、診断には、脳波検査が有効である。しかし、特発性の場合は脳波検査では、原因が特定されない。
×4：パーソナリティ障害は、検査所見の異常はない。

3章 2 解答 1, 3

○1：ドパミンを受け取る神経細胞の受容体に働き活性化させる作用をもつ。
×2：心原性脳塞栓症により形成された血栓の伸展防止と心原性脳塞栓症の慢性期再発予防治療に用いられる。
○3：ドパミン減少により相対的に過剰になっているアセチルコリンニューロンの働きを抑制する作用をもつ。
×4：脳血管障害、脳性麻痺などの中枢神経の1次ニューロン障害による痙性麻痺や頸肩腕症候群などの局所性筋緊張亢進に用いられる。
×5：重症筋無力症、多発性硬化症、視神経脊髄炎、多発性筋炎、慢性炎症性脱髄性多発神経炎などに用いられる。

4章 １ 　　解答 1

高血圧性脳出血の好発部位は決まっており，およそ被殻出血29％，視床出血26％，橋出血5％，小脳出血8％とされている。

4章 ２ 　　解答 2

×１：パーキンソン病では，顔の筋肉の無動が特徴的な仮面様顔貌となる。満月様顔貌はステロイド薬の副作用である。
○２：パーキンソン病の運動障害では，突進現象，加速歩行，小刻み歩行，すくみ足などの症状がある。歩行時の腕の振りがみられなくなる。
×３：パーキンソン病では，前傾（前屈み）になる。
×４：パーキンソン病では，頭を左右に大きく振る現象はみられない。

4章 ３ 　　解答 4

筋萎縮性側索硬化症（ALS）は，上位運動ニューロン（大脳皮質—脊髄）と下位運動ニューロン（脊髄—筋）のみが障害される運動ニューロン疾患の一つである。

×１, ２, ３：感覚障害や膀胱直腸障害はみられず，記憶への著明な影響はない。
○４：筋萎縮性側索硬化症は，筋萎縮と筋力低下が進行すると構音障害や嚥下障害が起こる。そのため，摂取した液体が嚥下できず，鼻孔へ逆流することがある。

4章 ４ 　　解答 1, 4

多発性硬化症は中枢神経系の髄鞘が破壊される脱髄疾患で，原因不明の自己免疫疾患である。

○１：中枢神経系に脱髄病変が多発する。
×２：急性期には，髄液の炎症反応として免疫グロブリン（IgG）の上昇がみられる。
×３：網脈絡膜炎は網膜や脈絡膜に生じる炎症で，トキソプラズマやサイトメガロウイルスなどによる感染症である。多発性硬化症では視神経の炎症により，視力低下や視野欠損が起こる。
○４：多発性硬化症の脱髄病巣は，MRIが検出力が高く，診断に有用である。
×５：多発性硬化症では手足の運動障害や感覚障害，排尿障害などの機能障害が起こるが，これらは末梢神経の障害ではなく，中枢神経系の脱髄によるものである。

略語一覧

＊ **略語** ▶ 欧文表記／和文表記

A

- **ACE** ▶ angiotensin converting enzyme／アンギオテンシン変換酵素
- **ADA** ▶ adenosine deaminase activity／アデノシンデアミナーゼ
- **ADEM** ▶ acute disseminated encephalomyelitis／急性散在性脳脊髄炎
- **AED** ▶ automated external defibrillator／自動体外式除細動器
- **AIDP** ▶ acute inflammatory demyelinating polyradiculoneuropathy／急性炎症性脱髄性多発根神経炎
- **AIDS** ▶ acquired immunodeficiency syndrome／エイズ
- **ALS** ▶ amyotrophic lateral sclerosis／筋萎縮性側索硬化症
- **AVM** ▶ arteriovenous malformation／脳動静脈奇形

B

- **BAEPs** ▶ brainstem auditory evoked potentials／脳幹聴覚誘発電位
- **BMD** ▶ Becker muscular dystrophy／ベッカー型筋ジストロフィー
- **BSE** ▶ bovine spongiform encephalopathy／ウシ海綿状脳症
- **BSMA** ▶ bulbospinal muscular atrophy／球脊髄性筋萎縮症

C

- **CBD** ▶ corticobasal degeneration／大脳皮質基底核変性症
- **CEA** ▶ carotid endarterectomy／内頸動脈内膜剝離術
- **CIDP** ▶ chronic inflammatory demyelinating polyradiculoneuropathy／慢性炎症性脱髄性多発根神経炎
- **CKD** ▶ chronic kidney disease／慢性腎臓病
- **CPEO** ▶ chronic progressive external ophthalmoplegia／慢性進行性外眼筋麻痺
- **CPR** ▶ cardiopulmonary resuscitation／心肺蘇生法
- **CSF** ▶ cerebrospinal fluid／髄液
- **CTA** ▶ CT angiography／3次元CT血管造影
- **CVR-R** ▶ coefficient of variation of R-R intervals／心電図R-R間隔変動係数

D

- **DBS** ▶ deep brain stimulation／深部脳刺激
- **DMD** ▶ Duchenne muscular dystrophy／デュシェンヌ型筋ジストロフィー
- **DSA** ▶ digital subtraction angiography／デジタルサブトラクション法
- **DWI** ▶ diffusion weighted image／拡散強調画像

E

- **EDAS** ▶ encephalo-duro-arterio-synagiosis／大脳硬膜浅側頭動脈縫着術
- **EEG** ▶ electroencephalography／脳波検査
- **ELISA** ▶ enzyme linked immunosorbent assay／酵素結合免疫吸着測定法
- **EMG** ▶ electro-myography／筋電図検査
- **ERPs** ▶ event-related potentials／事象関連電位

F

- **FAP** ▶ familial amyloid polyneuropathy／家族性アミロイドポリニューロパチー

G

- **GCS** ▶ Glasgow Coma Scale／グラスゴー・コーマ・スケール

H

- **HAM** ▶ HTLV-I associated myelopathy／HTLV-I関連脊髄症
- **HMSN** ▶ hereditary motor sensory neuropathy／遺伝性運動感覚性ニューロパチー
- **HNPP** ▶ hereditary neuropathy with liability to pressure palsies／遺伝性ニューロパチー
- **HSAN** ▶ hereditary sensory autonomic neuropathy／遺伝性感覚性自律神経性ニューロパチー

I

- **ICH** ▶ intracerebral hemorrhage／脳出血
- **iNPH** ▶ idiopathic normal pressure hydrocephalus／特発性正常圧水頭症

J

- **JCS** ▶ Japan Coma Scale／ジャパン・コーマ・スケール

L

- **LCCA** ▶ late cortical cerebellar atrophy／晩発性皮質性小脳萎縮症
- **LEMS** ▶ Lambert-Eaton myasthenic syndrome／ラン

バートーイートン症候群
LGMD ▶ limb-girdle muscular dystrophy／肢帯型筋ジストロフィー

M

MCV ▶ motor nerve conduction velocity／運動神経伝導速度
MJD ▶ Machado-Joseph disease／マシャド‐ジョセフ病
MMN ▶ multifocal motor neuropathy／多巣性運動ニューロパチー
MMSE ▶ mini-mental state examination／ミニメンタルステート検査
MMT ▶ manual muscle testing／徒手筋力テスト
MPA ▶ microscopic PN／顕微鏡的多発血管炎
MPO ▶ myeloperoxidase／ミエロペルオキシダーゼ
MRSA ▶ methicillin-resistant Staphylococcus aureus／メチシリン耐性黄色ブドウ球菌
MRV ▶ magnetic resonance venography／磁気共鳴静脈造影
MS ▶ multiple sclerosis／多発性硬化症
MSA ▶ multiple system atrophy／多系統萎縮症
MUP ▶ motor unit potential／運動単位電位

N

NCS ▶ nerve conduction study／末梢神経伝導検査
NPH ▶ normal pressure hydrocephalus／正常圧水頭症

O

OPCA ▶ olivopontoocerebellar atrophy／オリーブ橋小脳萎縮症

P

PCR ▶ polymerase chain reaction／ポリメラーゼ連鎖反応
PEG ▶ percutaneous endoscopic gastrostomy／経皮内視鏡的胃瘻造設術
PET ▶ positron emission computed tomography／ポジトロン断層撮影法
PET ▶ positron emission tomography／陽電子放射断層撮影
PLEDs ▶ periodic lateralized epileptiform discharges／周期性一側てんかん型放電
PML ▶ progressive multifocal leukoencephalopathy／進行性多巣性白質脳症
PN ▶ polyarteritis nodosa／結節性多発動脈炎
PSD ▶ periodic synchronous discharge／周期性同期性放電
PSP ▶ progressive supranuclear palsy／進行性核上性麻痺

R

RA ▶ rheumatoid arthritis／関節リウマチ
RBD ▶ REM sleep behavior disorder／レム睡眠行動異常症

S

SAH ▶ subarachnoid hemorrhage／クモ膜下出血
SAS ▶ sleep apnea syndorme／睡眠時無呼吸症候群
SCD ▶ spinocerebellar degeneration／脊髄小脳変性症
SDAT ▶ senile dementia of Alzheimer type／アルツハイマー型老年認知症
SEP ▶ sensory evoked potential／体性感覚誘発電位
SEPs ▶ somatosensory evoked potentials／体性感覚誘発電位
SIADH ▶ syndrome of inappropriate secretion of antidiuretic hormone／抗利尿ホルモン分泌異常症候群
SLE ▶ systemic lupus erythematosus／全身性エリテマトーデス
SMA ▶ spinal muscular atrophy／脊髄性筋萎縮症
SND ▶ striatonigral degeneration／線条体黒質変性症
SPECT ▶ single photon emission computed tomography／単一光子放射断層撮影
SPS ▶ stiff person syndrome／スティッフパーソン症候群
SRS ▶ stereotactic radiosurgery／定位手術的照射
SRT ▶ stereotactic radiotherapy／定位放射線治療
SSPE ▶ subacute sclerosing panencephalitis／亜急性硬化性全脳炎

T

TIA ▶ transient［cerebral］ischemic attack／一過性脳虚血発作
t-PA ▶ tissue plasminogen activator／組織プラスミノーゲンアクチベーター

V

VEP ▶ visual evoked potential／視覚誘発電位
VEPs ▶ visual evoked po-tentials／視覚誘発電位

W

WG ▶ Wegener granulomatosis／ウェゲナー肉芽腫症

索引

欧文

ADC-map … 113
AED … 140
Airway … 139
ALS … 134
ASL … 113
Breathing … 140
CIDP … 101
Circulation … 140
COPD … 276
CPR … 139
CT … 111
CTA … 112
CTミエログラフィー … 116
DSA … 115
DWI … 113
EEG … 103
EMG … 106
ESUS … 173
GCS … 93, 240
HDS-R … 120
HIV脳症 … 200
HLA … 228
HMSN … 250
HSAN … 251
HTLV-I関連脊髄症 … 200
ICH … 176
JCS … 93
JCウイルス … 202
LCAP … 136
L-Pシャント … 237
L-ドーパ … 127
MDCT … 111
MMSE … 93, 120
MMT … 95
MRA … 112
MRI … 112
MUP … 106
NMO … 207
PEG … 135
PET … 119
PET-CT … 119
PET-MRI … 120
PML … 203
PPRF … 68
RBD … 86
RRMT … 121
SAS … 86
SSPE … 202
T1強調像 … 113
T2強調像 … 113
t-PA … 126
V-Aシャント … 237
V-Pシャント … 237
WAIS Ⅲ … 121
wearing off現象 … 128
WMS-R … 120
X連鎖劣性拡張型心筋症 … 264

和文

あ

アーガイル・ロバートソン徴候 … 201
アーチファクト … 192
亜急性硬化性全脳炎 … 202
アダムス-ストークス症候群 … 65
圧迫性ニューロパチー … 254
アディー症候群 … 76
アテトーシス … 50
アテローム血栓性脳梗塞 … 165
アルツハイマー病 … 210, 292
安静時振戦 … 213
暗点 … 66
アンビューバッグ … 140

い

医原性プリオン病 … 205
意識障害 … 34, 93
意識清明 … 93
意識の評価 … 93
異常運動治療薬 … 128
異常感覚性大腿神経痛 … 256
痛み … 79
1次性頭痛 … 57
一過性脳虚血発作 … 39, 174
遺伝子診断 … 99
遺伝性運動感覚性ニューロパチー … 250
遺伝性運動ニューロパチー … 251
遺伝性感覚性自律神経性ニューロパチー … 251
遺伝性代謝障害 … 269
遺伝性ニューロパチー … 250
遺伝性プリオン病 … 204
胃瘻 … 135
咽頭期 … 56
インフォームドコンセント … 149

う

ウィリス動脈輪 … 28
ウィリス動脈輪閉塞症 … 189
ウイルス抗体価 … 100
ウイルス性髄膜炎 … 198
ウイルス性脊髄炎 … 198
ウイルス性脳炎 … 198
ウィルソン病 … 281
ウェクスラー記憶検査改訂版 … 120
ウェクスラーの成人知能検査-Ⅲ … 121
植込み型除細動器 … 113
うっ血乳頭 … 60
うつ病 … 290
運動経路 … 46
運動失調 … 52
運動終板 … 18
運動神経 … 2
運動神経系 … 20
運動線維 … 16
運動単位電位 … 106
運動麻痺 … 46

え

エイズ … 200
鋭波 … 105
エプスタイン-バーウイルス脳炎 … 199
エポン包埋 … 124
エメリ・ドレフュス型筋ジストロフィー … 264
遠位型ミオパチー … 265
嚥下障害 … 56, 213
嚥下造影 … 133
嚥下内視鏡検査 … 133
遠心性神経 … 2
延髄 … 2, 11
延髄空洞症 … 285

お

横静脈洞血栓症 … 186
横紋筋 … 18

オープンバイオプシー…261
オリーブ橋小脳萎縮症…216
温熱性発汗…85

か

下位運動ニューロン…46, 107
介護保険制度…153
外傷後健忘…242
外傷性健忘…242
外側溝…6
改訂長谷川式簡易知能評価スケール…93, 120
外転神経…15, 94
外転神経麻痺…60, 72
回転性めまい…64
開頭血腫除去術…179
開頭術…142
灰白質…11
開放生検…123
化学シナプス…5
核医学検査…117
核磁気共鳴現象…112
下斜筋…69
下垂体機能…102
下垂体系ホルモン検査…102
下垂体腫瘍…278
下垂体腺腫…232
仮性球麻痺…55
仮性肥大…48
画像診断…110
家族性アミロイドポリニューロパチー…251
家族歴…92
片眼複視…67
下直筋…69
滑車…94
滑車神経…15
滑車神経麻痺…71
下部腕神経叢障害…256
過分極…5
感覚障害…76
感覚神経…2
感覚線維…16
眼球…94
眼筋の障害…73
眼瞼下垂…74
肝性脊髄症…282
肝性ニューロパチー…282
肝性脳症…281

関節リウマチ…283
感染性筋炎…268
感染性プリオン病…204
完全麻痺…245
間脳…2, 9
肝脳疾患…281
陥没骨折…241
ガンマグロブリン大量静注法…130
ガンマナイフ…147
顔面肩甲上腕型筋ジストロフィー…264
顔面神経…15, 94

き

既往歴…91
記憶障害…45
気道確保…139
企図振戦…50
逆向性健忘…242
救急…138
救急蘇生法…139
救急治療…138
吸収不良症候群…282
嗅神経…14
求心性神経…2
急性灰白髄炎…199
急性化膿性髄膜炎…195
急性間欠性ポルフィリア…251
急性硬膜下血腫…243
急性散在性脳脊髄炎…207
急性髄膜炎…194
急性脳炎…194
球脊髄性筋萎縮症…220
球麻痺…54
橋…2
狭窄…66
橋出血…179
胸髄…11
橋被蓋…10
強皮症…283
局在神経症状…139
局在病変型…187
棘波…105
虚血性障害…162
ギラン-バレー症候群…248
起立性低血圧による失神…39
筋萎縮…48, 96
筋萎縮性側索硬化症…134, 219
筋強剛…213

筋強直性ジストロフィー…265
筋緊張…96
筋緊張症候群…265
筋痙攣…264
筋弛緩薬…129
筋生検…123
緊張型頭痛…58
筋痛…264
筋電図検査…105
筋肉…18
筋力…94

く

クッシング現象…60
クモ膜…11
クモ膜下出血…162
グラスゴー・コーマ・スケール…36, 93, 240
グリオーマ…231
クリプトコッカス髄膜炎…197
クロイツフェルト-ヤコブ病…204
群発呼吸…83
群発頭痛…58

け

経管栄養法…134
痙縮…96
鶏状歩行…53
頸神経叢…17
頸髄…11
痙性片麻痺歩行…54
痙性歩行…54
経皮内視鏡的胃瘻造設術…134
痙攣…49
血圧日内変動…109
血液検査…98
結核性髄膜炎…197
血管芽腫…234
血管造影…115
血管内手術…142
血管迷走神経反射性失神…39
血漿交換療法…135
血清クレアチンキナーゼ…98
血清セルロプラスミン…98
血清銅…98
血清乳酸…98
血清ビタミンB_{12}…99
結節性硬化症…287
結節性多発動脈炎…283

血栓溶解療法…126
ケルニッヒ徴候…191
幻覚妄想…214
検体検査…98
腱反射…25, 97
現病歴…91

こ

抗うつ薬…132
構音…54
構音障害…54, 213
効果器…2
後角…11
交感神経…16
交感神経幹…18
交感神経節…18
交感神経節前線維…18
交感神経皮膚反応…109
高吸収値…111
抗凝固薬…126
口腔期…56
高血圧…160, 276
高血圧性脳症…184
抗血小板薬…126
後根…16
後根神経節…11
後索…11
好酸球性多発血管炎性肉芽腫症…283
高次脳機能の評価…93
高次脳機能障害…40, 93
甲状腺機能…102
甲状腺疾患…279
抗精神病薬…132
酵素学的診断…99
抗てんかん薬…127
後天性代謝障害…271
後天性免疫不全症候群…200
後頭葉…7
抗トロンビン薬…126
抗不安薬…132
興奮…5, 19
興奮性シナプス…6
鉤ヘルニア…62
後方到達法…145
硬膜…11
硬膜外血腫…243
硬膜静脈洞…28
抗めまい薬…131

絞扼性ニューロパチー…254
抗攣縮薬…139
コーティング…182
呼吸…82
呼吸管理…144
呼吸の異常…82
国際10-20法…105
固縮…96
個人歴…91
孤発性プリオン病…204
コレア…283
昏睡…139

さ

サーモグラフィー…109
細菌学的検査…103
最小視角…65
在宅障害者…151
在宅療養…150
サイバーナイフ…147
サルコイドーシス…208
三叉神経…15, 94
三叉神経痛…79, 227
散瞳…76

し

シェーグレン症候群…283
視覚…23
視覚失認…44
視覚性認知機能…122
視覚野…23
軸索…4
自己抗体…100
自己免疫性末梢神経障害…101
四肢…22
支持細胞…4
脂質異常症…162
四肢麻痺…245
視床…9, 22
視床下部…9
事象関連電位検査…108
視床出血…179
視床上部…9
視床痛…81, 227
視神経…14, 93
視神経脊髄炎…207
ジスキネジア…214
ジストニア…50, 96
姿勢時振戦…50

姿勢保持障害…213
ジゼステジア…77
肢体…22
肢帯型筋ジストロフィー…264
失外套症候群…37
失語…40, 93
失行…43, 93
失語症…121
失神…38, 82, 225
失調性呼吸…83
失認…43, 93
シデナム舞踏病…209
自動体外式除細動器…140
シナプス伝達…5
しびれ…76
視野…93
シャイ-ドレーガー症候群…216
ジャクソン-リース…140
視野欠損…66
視野障害…65, 66
ジャパン・コーマ・スケール…35, 93
シャルコー関節…201
シャント術…142
重症筋無力症…130, 258
縮瞳…76
手根管症候群…80, 254
手術…142
手術療法…141
樹状突起…4
主訴…90
出血性障害…162
術後合併症…144
受容器…2
上位運動ニューロン…46
障害者自立支援法…152
小血管病変型…187
上行性テント切痕ヘルニア…62
上斜筋…69
症状経過…91
上直筋…69
小児皮膚筋炎…267
小脳…2, 9, 22
小脳失調…95
小脳出血…179
小脳障害…55
小脳性失調…52
小脳扁桃ヘルニア…62, 239
小舞踏病…209
上部腕神経叢障害…256

情報の伝達…5
食事療法…133
食道期…56
植物状態…38
自律神経機能検査…109
自律神経…2, 14
自律神経系…25, 97
自律神経系作用薬…132
自律神経系失調症…229
自律神経障害…82
自律神経症状…213
視力…65, 93
視力障害…65
視力低下…66
腎機能低下…112
真菌性髄膜炎…197
針筋電図検査…106
神経学的診察法…92
神経筋接合部…18
神経筋接合部疾患…100
神経系の3大エマージェンシー…140
神経膠腫…231
神経鞘腫…234
神経心理学的検査…120
神経線維…5
神経線維腫症…286
神経組織…3
神経痛…80, 227
神経伝達物質…6
神経梅毒…201
神経皮膚症候群…286
神経ベーチェット病…209
心血管性失神…39
心原性脳塞栓症…169
人工呼吸…140
進行性核上性麻痺…216
進行性筋ジストロフィー…262
進行性全身性硬化症…283
進行性多巣性白質脳症…203
人工内耳…114
深昏睡…93
診察…90
診察の方法…92
心疾患…276
心身症…229
振戦…50
振戦治療薬…128
心臓ペースメーカー…113

心電図R-R間隔変動…109
心肺蘇生法…139
深部感覚…22
心房細動…162
心マッサージ…140

す

髄液…29
遂行機能障害…46, 123
髄鞘…5
錐体路…20, 46
水頭症…236
水分・電解質バランス…144
髄膜…13
髄膜刺激症状…59
髄膜腫…232
睡眠時無呼吸症候群…86
睡眠障害…85
睡眠薬…132
スタージ-ウェーバー症候群…288
頭痛…56, 59
頭痛治療薬…131

せ

生化学的診断…98
静止時振戦…50
正常圧水頭症…236
生殖腺被曝…110
精神症状…213
精神性発汗…85
脊髄…2, 11
脊髄空洞症…285
脊髄血管障害…191
脊髄血管造影…116
脊髄硬膜外膿瘍…198
脊髄腫瘍…235
脊髄障害…78
脊髄小脳変性症…218
脊髄神経…2, 14
脊髄性筋萎縮症…220
脊髄性失調…52
脊髄・脊椎の手術…142
脊髄造影…116
脊髄損傷…244
脊髄痛…81
脊髄膿瘍…198
脊柱管…13
舌咽神経…15
舌咽神経痛…79

舌咽・迷走神経…94
舌下神経…16, 94
セルジンガー…116
線維束性収縮…48
前角…11
全眼筋麻痺…73
閃輝暗点…226
全血総ビタミンB_1…99
仙骨神経叢…17
前根…16
前索…11
線状骨折…240
線条体…8, 21
線条体黒質変性症…216
全身診察法…92
全身性エリテマトーデス…283
仙髄…11
前庭性失調…53
先天性筋強直性ジストロフィー…266
先天性筋ジストロフィー…265
先天性脳腫瘍…234
先天性パラミオトニア…266
先天性ミオトニア…266
先天性ミオパチー…266
穿頭術…142
前頭側頭型認知症…294
穿頭定位的血腫吸引術…180
前頭葉…6
セントラルコア病…267
前方到達法…146
せん妄…289

そ

造影CT…112
臓器の移植に関する法律…38
臓性神経…2
側索…11
側頭動脈炎…283
側頭葉…7
側脳室…30
続発性正常圧水頭症…236
組織プラスミノーゲンアクチベーター…126
粗大筋力…94

た

体位変換試験…109
体幹失調…96

大後頭孔ヘルニア…239
対応法…93
代謝性ミオパチー…268
帯状回ヘルニア…63
帯状疱疹後神経痛…227
体性神経…2
大腿四頭筋ミオパチー…264
大脳基底核…8, 21
大脳基底核障害…50
大脳脚…10
大脳生検…125
大脳半球…2, 6
大脳皮質…6, 8, 22
大脳皮質基底核変性症…216
多系統萎縮症…216
多血症…280
立ちくらみ…82
立直り反射障害…213
多発筋炎…267
多発血管炎性肉芽腫症…283
多発神経炎…247
多発性硬化症…205
多発性腫瘍…235
多発性脳梗塞型…187
多発単ニューロパチー…256
多発ニューロパチー…247
単純X線撮影…110
単純ヘルペス脳炎…198
単ニューロパチー…252

ち

地域医療ネットワーク…150
蓄尿機能…83
チック…217
チネル徴候…80
知能障害と人格障害…217
中間質…11
中心核病…266
中心溝…6
中心後回…7
中心静脈栄養…134
中心性テント切痕ヘルニア…62
中心前回…6
中枢神経…2
中枢神経系…6
中枢性過呼吸…83
中枢性感覚障害…78
中脳…2
中脳蓋…10

肘部管症候群…255
超音波検査…116
聴覚…24
蝶形骨縁ヘルニア…63
聴神経…94
聴神経腫瘍…234
聴性脳幹誘発反応…24
跳躍伝導…5
治療準備…149
治療目標…149
鎮痛薬…131

つ

椎骨動脈…27
椎骨脳底動脈系…28
対麻痺…245

て

定位手術的照射…147
定位脳手術…145
定位放射線治療…142, 147
低還流型…187
低吸収値…111
低血糖発作…278
低体温治療法…137
デジタルサブトラクション法…115
デュシェンヌ型筋ジストロフィー…263
転移性脳腫瘍…235
てんかん…51, 221
電気シナプス…5
テント切痕ヘルニア…62, 239

と

島…8
頭蓋円蓋部骨折…240
頭蓋外血管の手術…142
頭蓋狭窄症…285
頭蓋骨骨折…240
頭蓋底骨折…241
頭蓋内圧降下薬…125
頭蓋内圧亢進症状…59
頭蓋内血腫…242
動眼…94
動眼神経…15
動眼神経麻痺…69
等吸収値…112
頭頸部…22
瞳孔…75, 94

瞳孔の障害…85
橈骨神経麻痺…255
動作時振戦…50
透析療法…135
頭頂後頭溝…6
頭頂葉…7
糖尿病…162
糖尿病性ニューロパチー…248, 277
頭皮の外傷…240
頭皮部の血腫…240
頭部後屈顎先挙上法…139
頭部神経痛…227
動脈硬化…275
動脈瘤…116
同名半盲…67
動揺性歩行…53
特発性腕神経叢炎…256
徒手筋力テスト…95
特発性正常圧水頭症…236
トラッピング…182
トリガーエリア…79
トリガーゾーン…227
ドレナージ…144
トロザーハント症候群…73
頓挫療法…227

な

内頸動脈…27
内耳神経…15
内側縦束症候群…68
内直筋…69
内分泌検査…102
ナルコレプシー…85, 228
難病対策…151
軟膜…11

に

2次性頭痛…58
日内変動…128
二分脊椎…286
日本語版WAB失語症検査…122
日本脳炎…199
ニューロン…4
尿毒症性脳症…284
尿毒症性ニューロパチー…284
認知症…93, 288

ね

ネマリンミオパチー…266

の

脳…2
脳幹…2, 10
脳幹網様体…11
脳血管系…27
脳血管障害…160
脳血管性認知症…187, 293
脳血管造影…116
脳血流量シンチグラフィー…118
脳梗塞…126, 162
脳挫傷…242
脳死…38
脳室…30
脳室-心房短絡術…237
脳室ドレナージ…145
脳室-腹腔短絡術…237
脳死判定…105
脳出血…162, 176
脳腫瘍…230
脳腫瘍シンチグラフィー…119
脳静脈洞血栓症…185
脳神経…2, 14
脳震盪…242
脳脊髄液…29, 30
脳脊髄液検査…102
脳槽シンチグラフィー…118
脳卒中…133
脳損傷…241
脳動静脈奇形…116, 183
脳動脈瘤…180
脳内出血型…187
脳膿瘍…196
脳波検査…104
脳浮腫…125
脳ヘルニア…61, 236
脳ヘルニア切迫症…238
脳保護療法…126
ノンレム睡眠…86

は

パーキンソン症候群…55, 215
パーキンソン病…133, 212
パーキンソン病治療薬…127
パーキンソン病様歩行…54
バーニングフット症候群…284

肺がん…277
排出機能…83
肺性脳症…276
肺塞栓…277
梅毒トレポネーマ…201
排尿機能検査…109
排尿障害…245
排尿の異常…83
白質…11
白質病変…163
発汗試験…109
白血球除去療法…136
白血病…280
発症様式…91
バビンスキー反射…97
ハム…200
バリスム…50
針生検…123
バレー徴候…95
パレステジア…77
反射…25, 97
半側空間無視…44
ハンチントン病…217
半盲…66

ひ

非回転性めまい…65
被殻出血…179
非感染性炎症性疾患…208
腓骨神経麻痺…255
皮質延髄路…21
皮質下出血…179
皮質脊髄路…21
尾髄…11
ヒステリー性言語障害…55
ピックウィック症候群…277
ピック病…212
ヒト主要組織適合抗原…228
皮膚筋炎…267, 284
腓腹神経生検…124
皮膚生検…125
表在感覚…22
表在反射…26
標準失語検査…122
病巣診断…93
病的反射…97
表面筋電図検査…106
病歴聴取…90
ヒョレア…50

ピルビン酸…98
貧血…280

ふ

封入体筋炎…267
フォン・ヒッペル・リンドウ病…287
副交感神経…14, 16
副交感神節前線維…18
副甲状腺機能…102
副甲状腺疾患…279
複視…67
副腎機能…102
副神経…16, 94
副腎疾患…279
副腎髄質ホルモン…25
副腎皮質ステロイド薬…130
不随意運動…49, 55, 96
不全麻痺…245
舞踏病様不随意運動…217
プリオン病…204
ブルジンスキー徴候…194
フレア画像…184

へ

平滑筋…20
閉塞性水頭症…236
ベッカー型筋ジストロフィー…263
変異型プリオン病…204
辺縁葉…8
便失禁…83
片頭痛…57, 131, 226
便秘…83

ほ

放射線療法…137
傍正中橋網様体…68
歩行障害…53
歩行状態…96
ポジトロン断層撮影法…119
ホフマン反射…97
ポリオ…199
ポリソムノグラフィー…86

ま

末梢神経…2, 25
末梢神経障害…77
末梢神経生検…124
末梢神経伝導検査…106
末梢神経の手術…142

本態性顔面神経麻痺…252
慢性炎症性脱髄性多発根神経炎
　…249
慢性硬膜下血腫…243
慢性閉塞性肺疾患…276

み

ミオキミア…48
ミオクローヌス…51
ミオグロビン尿症候群…264
ミオトニア…49
水飲みテスト…133
ミニメンタルステート検査…93, 120

む

無症候性脳梗塞…163
無髄線維…5
無動…213
無動性無言…37
無抑制収縮…109

め

迷走神経…15
メニエール症候群…228
メニエール病…65
めまい（眩暈）…63
免疫学的検査…100
免疫吸着療法…135
免疫抑制薬…130

も

もやもや病…189

や

薬物療法…125

ゆ

有髄神経…5
有髄線維…5
誘発筋電図検査…106
誘発電位検査…108

よ

腰神経叢…17
腰髄…11
腰椎穿刺…102
腰椎-腹腔短絡術…237
腰部神経叢障害…257
ヨードアレルギー…112
翼状肩甲…49
抑制性シナプス…6

ら

ラクナ梗塞…167
ラセーグ徴候…80
ラッピング…182
ランバート-イートン症候群…261

り

リニアック…147

リバーミード行動記憶検査…121
リハビリテーション…144, 148
リハビリテーション医療…149
リハビリテーションカンファレンス…
　150
リハビリテーション治療計画…148
両耳側半盲…66
両眼複視…67
リンパ球除去療法…136

れ

レイの複雑図形…122
レヴィ小体型認知症…294
レーヴン色彩マトリックス検査…121
レストレスレッグス症候群…284
レトロウイルス感染症…200
レボドパ製剤の効果減弱…214
レム睡眠…86
レム睡眠行動異常症…86
レルミット徴候…81
レンズ核…8

ろ

肋間神経…17
ロンベルグ徴候…53

わ

腕神経叢…17
腕神経叢障害…256

新体系看護学全書

疾病の成り立ちと回復の促進❼　疾病と治療4

脳・神経

2018年11月30日　第1版第1刷発行　　　　　　　定価（本体2,500円＋税）

編　集｜黒岩　義之 ©　　　　　　　　　　　　　〈検印省略〉

発行者｜小倉　啓史

発行所｜株式会社 メヂカルフレンド社

http://www.medical-friend.co.jp
〒102-0073　東京都千代田区九段北3丁目2番4号　麹町郵便局私書箱48号
電話｜(03) 3264-6611　振替　00100-0-114708

Printed in Japan　落丁・乱丁本はお取り替えいたします
ブックデザイン｜松田行正＋日向麻梨子
印刷｜大盛印刷(株)　製本｜(有)井上製本所
ISBN 978-4-8392-3332-7　C3347　　　　　　　　　　000693-075

本書の無断複写は，著作権法上での例外を除き，禁じられています．
本書の複写に関する許諾権は，(株)メヂカルフレンド社が保有していますので，複写される場合はそのつど事前に小社（編集部直通 TEL 03-3264-6615）の許諾を得てください．

新体系看護学全書

専門基礎分野

人体の構造と機能❶ 解剖生理学
人体の構造と機能❷ 栄養生化学
疾病の成り立ちと回復の促進❶ 病理学
疾病の成り立ちと回復の促進❷ 微生物学・感染制御学
疾病の成り立ちと回復の促進❸ 薬理学
疾病の成り立ちと回復の促進❹ 疾病と治療1 呼吸器
疾病の成り立ちと回復の促進❺ 疾病と治療2 循環器
疾病の成り立ちと回復の促進❻ 疾病と治療3 消化器
疾病の成り立ちと回復の促進❼ 疾病と治療4 脳・神経
疾病の成り立ちと回復の促進❽ 疾病と治療5 血液・造血器
疾病の成り立ちと回復の促進❾
疾病と治療6 内分泌／栄養・代謝
疾病の成り立ちと回復の促進❿
疾病と治療7 感染症／アレルギー・免疫／膠原病
疾病の成り立ちと回復の促進⓫
疾病と治療8 運動器
疾病の成り立ちと回復の促進⓬
疾病と治療9 腎・泌尿器／女性生殖器
疾病の成り立ちと回復の促進⓭
疾病と治療10 皮膚／眼／耳鼻咽喉／歯・口腔
健康支援と社会保障制度❶ 現代医療論
健康支援と社会保障制度❷ 公衆衛生学
健康支援と社会保障制度❸ 社会福祉
健康支援と社会保障制度❹ 関係法規

専門分野Ⅰ

基礎看護学❶ 看護学概論
基礎看護学❷ 基礎看護技術Ⅰ
基礎看護学❸ 基礎看護技術Ⅱ
基礎看護学❹ 臨床看護総論

専門分野Ⅱ

成人看護学❶ 成人看護学概論／成人保健
成人看護学❷ 呼吸器
成人看護学❸ 循環器
成人看護学❹ 血液・造血器
成人看護学❺ 消化器
成人看護学❻ 脳・神経
成人看護学❼ 腎・泌尿器
成人看護学❽ 内分泌／栄養・代謝
成人看護学❾ 感染症／アレルギー・免疫／膠原病
成人看護学❿ 女性生殖器
成人看護学⓫ 運動器
成人看護学⓬ 皮膚／眼
成人看護学⓭ 耳鼻咽喉／歯・口腔
経過別成人看護学❶ 急性期看護：クリティカルケア
経過別成人看護学❷ 周術期看護
経過別成人看護学❸ 慢性期看護
経過別成人看護学❹ 終末期看護：エンド・オブ・ライフ・ケア
老年看護学❶ 老年看護学概論／老年保健
老年看護学❷ 健康障害をもつ高齢者の看護
小児看護学❶ 小児看護学概論／小児保健
小児看護学❷ 健康障害をもつ小児の看護
母性看護学❶
母性看護学概論／ウィメンズヘルスと看護
母性看護学❷
マタニティサイクルにおける母子の健康と看護
精神看護学❶ 精神看護学概論／精神保健
精神看護学❷ 精神障害をもつ人の看護

統合分野

在宅看護論
看護の統合と実践❶ 看護実践マネジメント／医療安全
看護の統合と実践❷ 災害看護学
看護の統合と実践❸ 国際看護学

別巻

臨床外科看護学Ⅰ
臨床外科看護学Ⅱ
放射線診療と看護
臨床検査
リハビリテーション看護
生と死の看護論
病態と診療の基礎
治療法概説
看護管理／看護研究／看護制度
看護技術の患者への適用
ヘルスプロモーション
機能障害からみた成人看護学❶
呼吸機能障害／循環機能障害
機能障害からみた成人看護学❷
消化・吸収機能障害／栄養代謝機能障害
機能障害からみた成人看護学❸
内部環境調節機能障害／身体防御機能障害
機能障害からみた成人看護学❹
脳・神経機能障害／感覚機能障害
機能障害からみた成人看護学❺
運動機能障害／性・生殖機能障害

基礎分野

基礎科目 物理学
基礎科目 生物学
基礎科目 心理学
基礎科目 社会学
基礎科目 教育学